10 MINUTEN
HAIRSTYLES

Über 50 Looks Step by Step

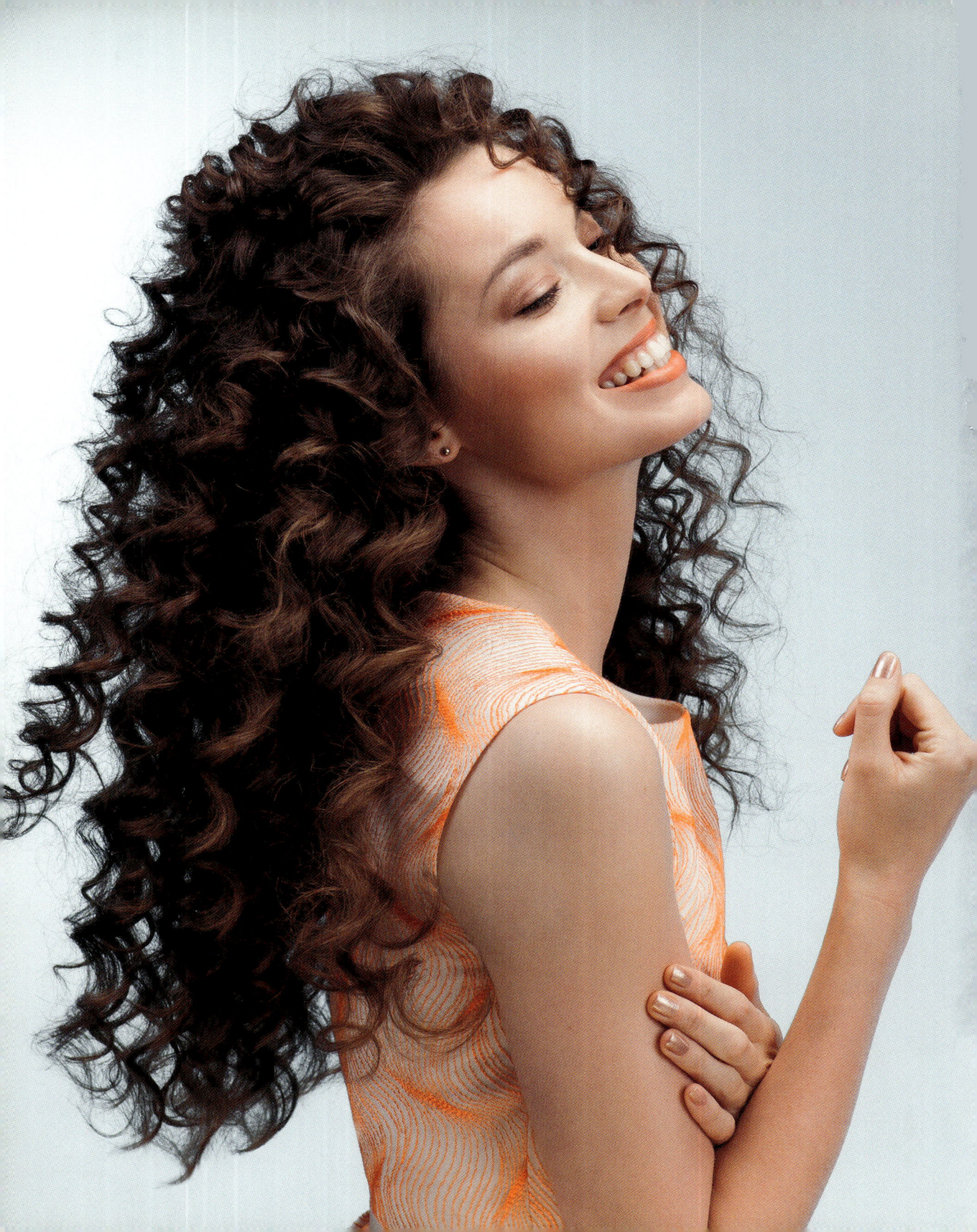

André Märtens

10 MINUTEN HAIRSTYLES

Über 50 Looks Step by Step

Fotos von Eugen Mai

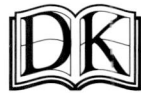

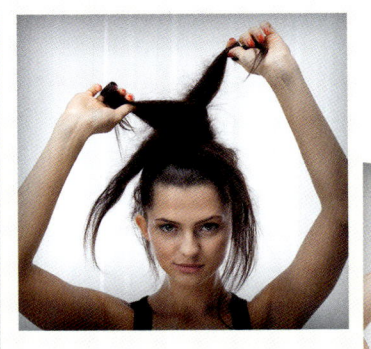
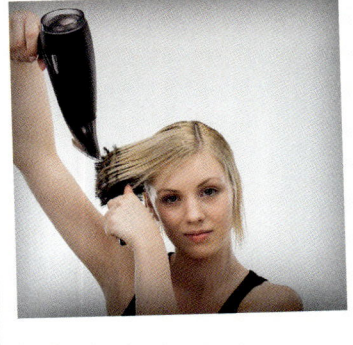
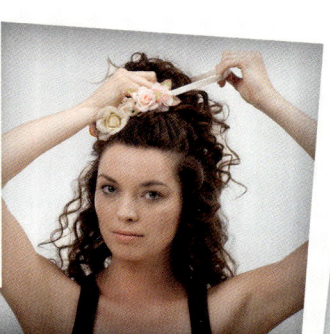
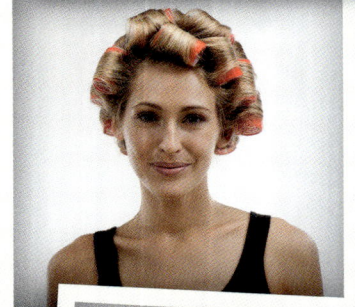
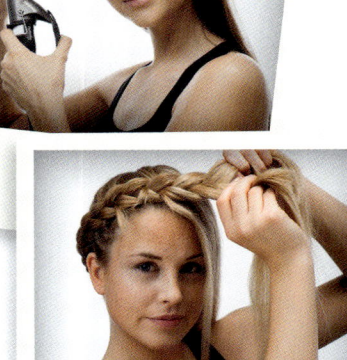
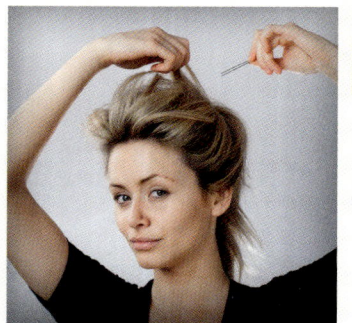
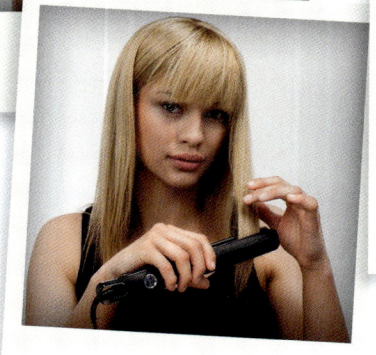

INHALT

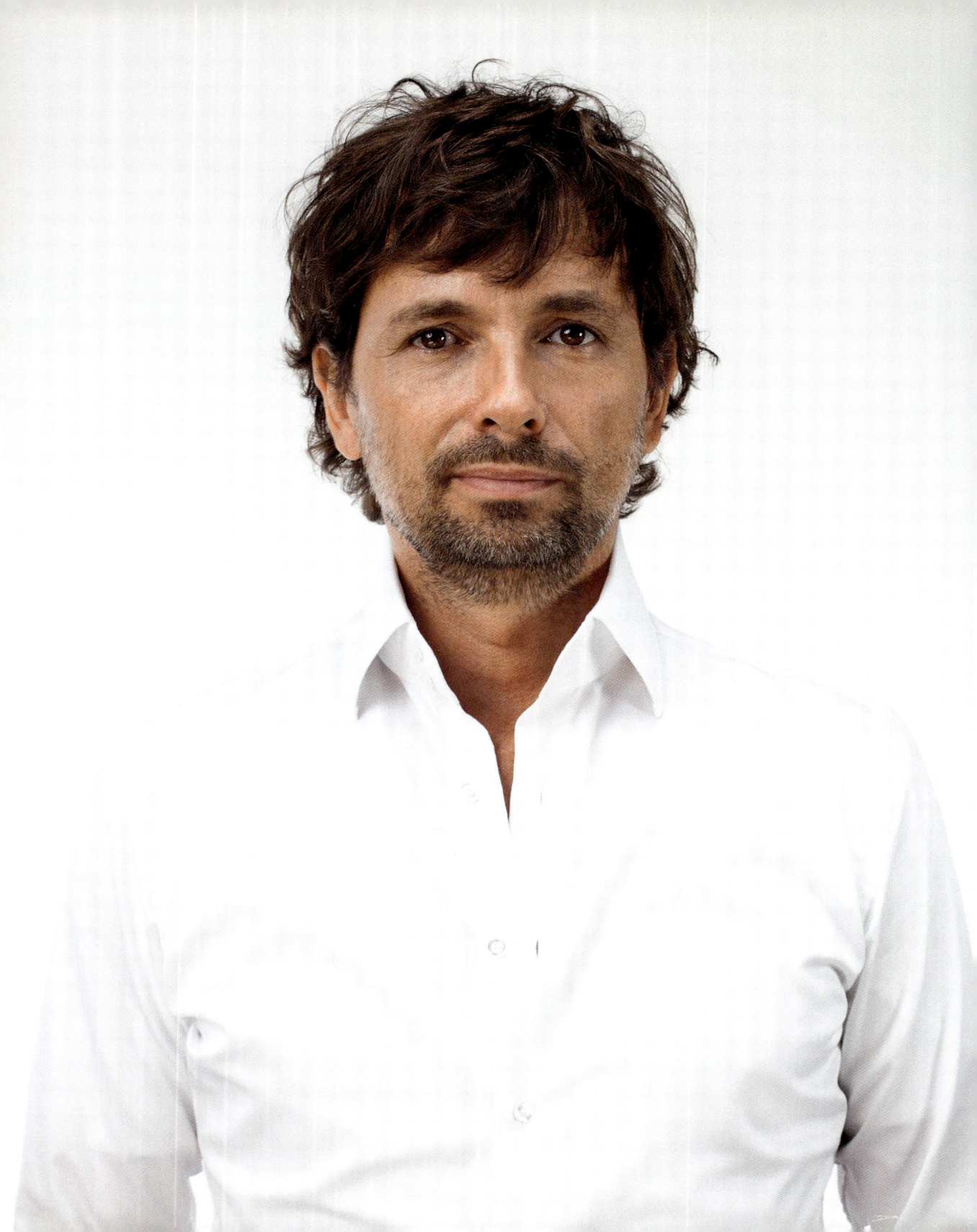

VORWORT

Zur Zeit meiner Ausbildung ging man nicht zum »Frisör«, man ging zur »Dauerwelle«. Inzwischen fast ein No-Go, zeigt es, wie stark sich Geschmack und Mode permanent verändern. Heute sollen Haare möglichst natürlich aussehen, man respektiert, ja unterstützt die vorhandene Struktur und setzt neben aktuellen Trends vor allem auf einen typgerechten Look. Doch, Hand aufs Herz, wie oft waren Sie schon auf der Suche nach dem idealen Haarschnitt oder dem perfekten Styling für Ihren Typ? Haben Ihr Haar mühsam lang gezüchtet, nur um sich angesichts von Spliss und dünnen Spitzen wieder davon zu trennen – meist in einer Ich-kann-die Zotteln-nicht-mehr-sehen-und-muss-heute-noch-zum-Friseur-Aktion. Oder haben sich das brünette Haar spontan erdbeerblond gefärbt, weil das unter Celebrities gerade die In-Farbe war – um dann festzustellen, dass der Ton sehr unvorteilhaft mit Ihrem rosigen Teint kollidierte?

Mein Rat: Es müssen gar nicht immer große Veränderungen sein, die einen Look neu beleben. Hat man einmal einen guten Basisschnitt mit einer auch in Bezug auf das Styling alltagstauglichen Länge gefunden, gibt es unzählige Möglichkeiten, sich und seinen gesamten Auftritt fast täglich neu zu erfinden. Das kann eine neue Scheitelvariante oder ein sanfter Farbkick sein, reicht vom trendigen Chignon über raffinierte Flechtfrisuren bis zu temporären weichen Wellen, wo von Natur aus eigentlich Sleek angesagt ist.

Durch meine langjährige Arbeit auf der Berliner Fashion Week sehe ich viele aktuelle Trends und muss dabei häufig in kürzester Zeit Hairstyles umsetzen. Inspiriert davon zeige ich Ihnen auf den folgenden Seiten die schönsten Stylings für jede Länge, Haarbeschaffenheit und -struktur – vom Business-Look bis zum glamourösen Abend-Updo, dank klarer Schritt-für-Schritt Anleitungen allesamt ganz leicht umsetzbar und in rund zehn Minuten fertig.

Die Bürsten-Symbole zeigen Ihnen übrigens den Schwierigkeitsgrad eines Stylings an. Eine Bürste bedeutet »ganz leicht – auch für absolute Anfängerinnen«, zwei Bürsten stehen für »mittelschwer – ein wenig Erfahrung ist hier gefragt« und drei Bürsten deuten auf ein anspruchsvolleres Styling hin, das aber mit etwas Übung locker hinzubekommen ist.

Ich wünsche Ihnen viel Spaß beim Ausprobieren, Mutigsein und Sich-Neu-Erfinden.

Herzlich
Ihr

HAARPFLEGE

Das A und O für schönes Haar sind die richtigen Pflegeprodukte. Shampoo, Conditioner und Maske sind kleine Zauberkünstler. Sie können Frizz glätten, splissige Spitzen zumindest temporär kitten oder eine gereizte Kopfhaut beruhigen. Feines Haar bekommt durch sie Volumen, strapazierte Mähnen glänzen wieder.

SHAMPOO/HAARBAD

Besteht in erster Linie aus Salz, Wasser, Duftstoffen und waschaktiven Substanzen, auch Tenside genannt. Diese Tenside sind heute meist so mild, dass man die Haare täglich waschen kann. Bei der Wahl des richtigen Shampoos sollte man sich an den Bedürfnissen der Kopfhaut orientieren. Ist sie eher fettig, trocken oder schuppig? Probleme der Haarstruktur wie Spliss, Haarbruch, Frizz oder trockene Spitzen sind eher ein Fall für den Conditioner oder eine pflegende Haarmaske von Zeit zu Zeit. Wichtig: Haare vor dem Shampoonieren richtig durchfeuchten, einen Klecks Shampoo mit etwas Wasser in der Handfläche aufschäumen und sanft in die Kopfhaut einmassieren. Das Shampoo-Wasser, das beim Ausspülen herunterrinnt, reicht für die Reinigung der Spitzen aus. Shampoo immer sehr gründlich ausspülen, besonders am Haaransatz. Reste können das Haar stumpf wirken lassen oder sogar zu Juckreiz auf der Kopfhaut führen. Es gibt für alle Haartypen das richtige Shampoo, im Zweifelsfalls den Experten fragen.

PEELINGSHAMPOO

Peelingshampoos sind eine Art Tiefenreinigung für das Haar. Mikrokügelchen, besonders gründliche Tenside oder auch Fruchtsäuren befreien Haar und Kopfhaut von Stylingproduktrückständen und Silikonaufbau und entfernen sogar überschüssige Pigmente, wenn die Heim-Coloration mal zu dunkel oder zu rot ausgefallen ist. Da Peelingshampoos kaum Pflegewirkung haben und das Haar leicht austrocknen können, sollte man sie nur von Zeit zu Zeit verwenden.

TWO-IN-ONE-SHAMPOO

Dieses Shampoo ist ein Relikt aus den 1980er-Jahren. Two-in-one-Shampoos vereinen Shampoo und Spülung. Das Problem: Früher enthielten sie häufig wasserunlösliche Silikone, die sich bei jeder Haarwäsche mehr und mehr am Haar anlagerten. Nach einer Weile machte das Haar buchstäblich schlapp, war schwer und strähnig. Heute stecken in solchen Produkten meist wasserlösliche Silikone, die sich auswaschen lassen. Tipp: Werfen Sie einen Blick auf die sogenannte INCI-Liste, das ist die Liste der Inhaltsstoffe. Zu den wasserunlöslichen Silikonen gehören Dimethicone, Cyclomethicone, Cyclopentoxilase oder auch Dimethiconol. Zu den wasserlöslichen, also unproblematischen Silikonen zählen Amodimethicone, Polysiloxane, PEG/PPG-14/4 Dimethicone und Dimethicone Copolyol.

TROCKENSHAMPOO

Das Haarwunder aus den 1970er-Jahren erlebt gerade ein großes Comeback. Trockenshampoos sind im Handel meist als Sprays erhältlich, sie enthalten Reisstärke und Silizium. Die Stärke nimmt überschüssigen Talg von der Kopfhaut auf, das Haar sieht so auch nach einem Tag ohne Haarwäsche frisch aus. Angenehmer Nebeneffekt von Trockenshampoos: Sie geben dem Haar Volumen, Stand und eine gewisse Griffigkeit. Wichtig: Produkt sparsam aufsprühen, vor allem auf den Haaransatz, mit den Fingern etwas einmassieren und mit einer Bürste sehr gründlich ausbürsten. Bleiben Trockenshampooreste im Haar zurück, wirkt das Haar schnell matt oder wie mit einem Grauschleier überzogen.

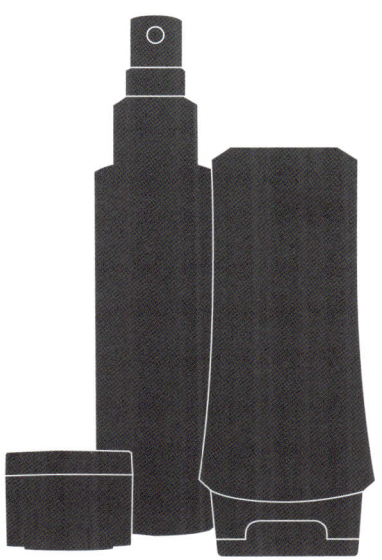

CONDITIONER / SPÜLUNG

Conditioner und Spülung sollen den Zustand des Haares optimieren. Sie wirken an der Oberfläche. Indem sie die Schuppenschicht glätten, wird das Haar geschmeidiger, besser kämmbar und glänzender. Sie werden direkt nach der Wäsche im feuchten Haar angewendet. Conditioner gehören in die Längen und Spitzen des Haares, aber niemals auf den Ansatz. Die meisten Conditioner sind so konzipiert, dass ein bis drei Minuten Einwirkzeit ausreichend sind. Hinterher gründlich mit warmem Wasser ausspülen, damit keine Rückstände im Haar bleiben, die es unnötig beschweren oder zu einem strähnigen Look führen können.

HAARMASKE / -KUR

Haarmasken und -kuren sind in ihrer Pflegewirkung intensiver als ein Conditioner. Mittlerweile gibt es für jede Haarbeschaffenheit Kuren, die auf Haar- und Kopfhautzustand abgestimmt sind. Sie enthalten feuchtigkeitsspendende und rückfettende Inhaltsstoffe sowie teilweise auch Silikone für ein geschmeidiges Haargefühl. Entscheidend bei der Auswahl der richtigen Haarkur ist, dass sie zum aktuellen Haarzustand passt. Eine Haarmaske sollte immer ins handtuchtrockene Haar eingearbeitet werden und die auf der Packung angegebene Zeit einwirken. Bitte nicht über Nacht auftragen, das könnte zu Hautreaktionen führen. Bei dünnen Haaren, die schnell in sich zusammenfallen, sollte man eine Maske nur in den Längen und Spitzen auftragen. Bei sehr strapaziertem Haar kann man diese Produkte mehrmals in der Woche anwenden, bei normalem Haar genügt eine Intensivkur pro Woche.

LEAVE-IN-KUR

Diese Pflegeprodukte verbleiben, wie der Name schon sagt, im Haar und müssen nicht mehr ausgespült werden. Praktisch, wenn morgens die Zeit für aufwendige Pflegemaßnahmen fehlt, aber auch wenn das Haar eher fein und strapaziert ist und deshalb eine Light-Pflege braucht, die es nicht beschwert. Wichtig: Unbedingt an die Mengenvorgaben des Herstellers halten. Weniger ist oft mehr und nachlegen kann man immer noch. Eine Leave-in-Kur kann allerdings keine Haarmaske ersetzen.

HAARÖL

Öle gehören zu den ältesten Haarpflegeprodukten überhaupt. Momentan erleben diese Elixiere einen wahren Boom, fast jede Haarkosmetikfirma bietet inzwischen ein Haaröl an. Man muss zwischen natürlichen, pflanzlichen Ölen und »trockenen« Silikonölen unterscheiden. In den meisten Produkten steckt ein Mix aus beiden. Das hat den Vorteil, dass das Haar ausreichend Pflege bekommt, das Produkt – bei richtigem Gebrauch – aber nicht zu fettigen Strähnen führt. Überdosieren sollte man ein Haaröl nicht, ein bis zwei Sprühstöße oder Pumphübe, in den Spitzen und Längen verteilt, reichen in der Regel aus. Reine Pflanzenöle sollten auf die Haarbeschaffenheit abgestimmt sein. Enscheidend für die Schwere eines Öls ist der Ölsäureanteil. Für feineres, glattes Haar sind leichte Öle aus Wildrose, Hanf, Brokkolisamen, Jojoba und Aprikosenkernen geeignet. Schwere Öle wie Oliven-, Mandel-, Avocado- sowie Argan- und Kokosöl sind etwas für dickeres und lockiges Haar.

WIRD TREUE BELOHNT?

Seit Jahren das gleiche Shampoo? In der Haarpflege ist Treue nicht unbedingt sinnvoll. Denn der Zustand des Haares verändert sich von Zeit zu Zeit. Manchmal ist es trocken, manchmal splissanfällig oder die Kopfhaut fettet plötzlich. Die Ursachen sind vielfältig. Das Klima, das Alter, Ernährungsgewohnheiten aber auch hormonelle Veränderungen können der Auslöser sein. Bemerken Sie eine Veränderung der Haarstruktur, sollte das Haarbad darauf abgestimmt werden.

WERKZEUG

Zur Umsetzung all der schönen Looks in diesem Buch braucht man neben ein ganz klein wenig Geschick die richtigen Styling-Tools. Dies hier sind die Basics und kleinen Helferlein, mit denen Frisuren garantiert im Handumdrehen gelingen.

1. PADDELBÜRSTE
Die Paddelbürste gleitet besonders leicht durch nasses Haar. Durch die abgerundeten Borsten wird die Kopfhaut massiert. Ideal fürs Föhnstyling von längerem Haar.

2. FRISIERBÜRSTE MIT VERSTÄRKUNG
Unverzichtbar für tägliche Langhaarpflege. Achten Sie auf das Bürstenbett – ideal sind flexibel in Naturkautschuk eingebettete Nylonborsten. Sie entwirren das Haar, ohne an ihm zu reißen, und sorgen zudem für viel Glanz.

3. FRISIERBÜRSTE UNVERSTÄRKT
Zum Hochstecken wie ein Profi brauchen Sie für den Frisurenaufbau eine weiche Frisierbürste mit Naturborsten ohne Verstärkung. Sie beruhigt die Haaroberfläche, bändigt die Haarenden und lässt das Haar schimmern.

4. RUNDBÜRSTE
Sie sorgt für weiche Bewegung, Volumen und viel Glanz im Haar. Der Durchmesser entscheidet, ob das Haar nur einen leichten Schwung oder stärkere Locken bekommt. Die Bürste sollte idealerweise Naturborsten mit einer Nylonverstärkung haben. Rundbürsten mit Keramikkörper verteilen die Föhnhitze besonders gut.

5. KAMM
Hochwertige Kämme bestehen aus Naturkautschuk oder Horn. Wichtig ist eine gute Verarbeitung ohne scharfe Kanten, die das Haar schädigen könnten. Grobzinkige Kämme sind ideal zum Entwirren nasser und trockener Haare, mit einem Frisierkamm legt man das Haar in Form.

6. HAARNADELN
Auch Postich-Nadeln genannt. Perfekt zum Fixieren von Hochsteckfrisuren. Ältere Nadeln, die verbogen sind, rutschen leicht wieder aus der Frisur heraus – entsorgen!

7. HAARKLEMMEN
Zum Fixieren einzelner Partien während des Stylings geeignet, aber auch als Haarschmuck.

8. HAARGUMMI
Transparente Haargummis aus Naturkautschuk sind ein Must-have. Stoffummantelte Gummis sollten keine Metallverschlüsse haben, sie strapazieren das Haar unnötig.

9. KLETTWICKLER
Je nach Durchmesser (14 bis 70 mm) zaubern sie kleine Locken oder großzügige Wellen samt Volumen ins Haar.

10. HAARTROCKNER/FÖHN
Sollte über mindestens 1000 Watt und mehrere Temperatur- und Gebläsestufen verfügen. Wenig Eigengewicht und ein langes Kabel erleichtern das Föhnen. Eine Stylingdüse lenkt den Luftstrom gezielt auf einzelne Partien, ein Diffusoraufsatz verhindert, dass lockiges Haar sich aufplustert.

11. LOCKENSTAB
Gibt es in unterschiedlichen Durchmessern für kleine Locken oder großzügige Wellen. Ideal sind eine digitale Temperatureinstellung und ein Modell, das man an beiden Enden anfassen kann, ohne sich die Finger zu verbrennen.

12. GLÄTTEISEN
Nicht nur zum Glätten, sondern auch zum Lockendrehen geeignet. Unbedingt ein hochwertiges Glätteisen mit verschiedenen Hitzestufen und einer haarschonenden Beschichtung, am besten aus Keramik, verwenden.

13. STIELKAMM
Dient zum Ab- und Unterteilen des Haares in Passées, beispielsweise beim Styling von Hochsteckfrisuren. Und selbstverständlich auch zum Toupieren.

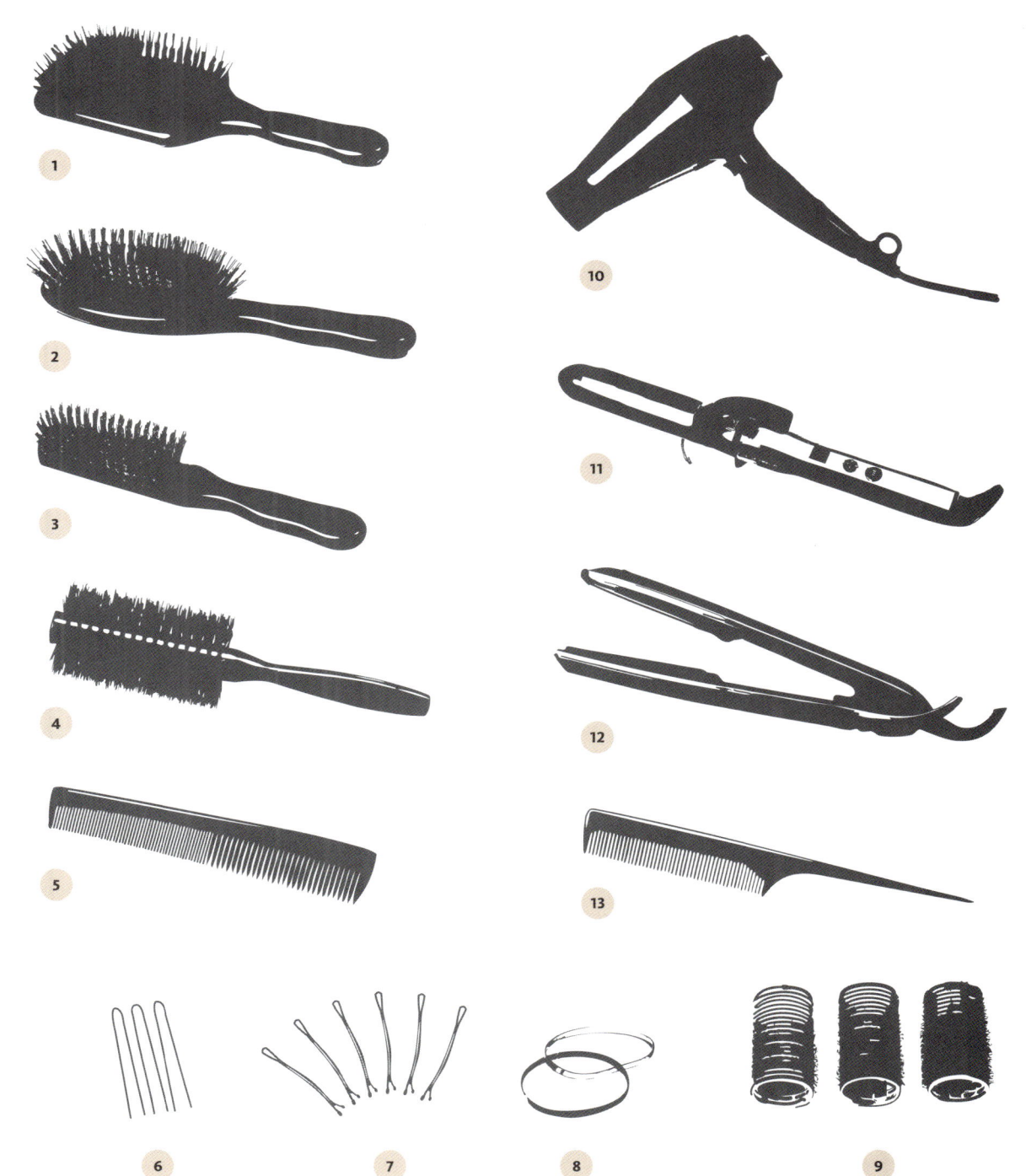

STYLINGPRODUKTE

Föhnlotion, Haarlack, Wachs, Volumenpuder oder Strukturspray: Im Dschungel der Stylingprodukte ist es teilweise ganz schön unübersichtlich. Hier eine kleine Übersicht über die wichtigsten Haarexperten, was in ihnen steckt, was sie wirklich können und welche Special Effects man mit ihnen erzielen kann.

FÖHNLOTION

Hat mittlerweile den guten alten Flüssigfestiger ersetzt, besteht hauptsächlich aus Alkohol und festigenden Harzen, manchmal stecken auch pflegende Inhaltsstoffe wie Vitamine oder Kollagen in der Formulierung. Eine Föhnlotion gibt Halt und Volumen und erleichtert das Styling mit Föhn und Rundbürste. Gute Produkte sollten das Haar nicht verkleben, sondern mit einem ausbürstbaren, flexiblen, festigenden Film umhüllen. Es gibt sogenannte thermoaktive Föhnlotionen. Das bedeutet: Durch Zugabe von Hitze (Föhn, Glätteisen, Heizwickler) verstärkt sich der Festigungseffekt noch. Anwendung: Das Produkt auf das gesamte handtuchtrockene Haar sprühen, mit dem Föhn etwas vortrocknen und mit Rund- oder Paddelbürste in Form bringen.

SCHAUMFESTIGER/STYLINGMOUSSE

Schaumfestiger und Stylingmousse gibt es für verschiedene Haarbeschaffenheiten. Je nach Inhaltsstoffen wirken sie als Push-up für feines Haar, pflegen strapaziertes Haar oder geben Locken mehr Definition. Zudem sorgen sie für gute Kämmbarkeit und verhindern, dass sich das Haar elektrostatisch auflädt. Schaumfestiger sind in mehreren Festigungsstufen erhältlich und sollten das Haar nicht verkleben. Anwendung: Je nach Haarlänge eine walnuss- bis mandarinengroße Menge mit einer Skelettbürste im Haar verteilen, mit dem Föhn vortrocknen und je nach Styling mit einer Bürste formen, über den Lockenstab einrollen oder auf Wickler drehen. Wählen Sie besonders bei feinem Haar einen Schaum, der eher luftig als zu fest ist, das erleichtert das Föhnen.

HAARSPRAY/HAARLACK

Das flüssige Haarnetz besteht aus Kunstharzen, Lösungsmitteln und Duftstoffen. Es soll das Haar vor Feuchtigkeit schützen und so dem Frizz-Effekt vorbeugen und der Frisur längeren Halt geben. Haarspray kann auch zum Styling verwendet und beispielsweise auf eingedrehte Haare oder während des Toupierens leicht auf den Ansatz gesprüht werden. Haarlack ist im Grunde Haarspray für eine besonders starke und langanhaltende Festigung, etwa für einen eng an den Kopf frisierten Sleek-Look. Spraydose dazu sehr dicht an den Ansatz halten, großzügig sprühen und sofort in Form bürsten. Das Haar bekommt dadurch einen »feuchten«, gegelten Look. Anwendung: Haarspray und Haarlack können sowohl von oben auf das Deckhaar gesprüht werden als auch für mehr Volumen von unten eingearbeitet werden, am besten mit einem Abstand von 20 cm. Beide Produkte sollten vor der Haarwäsche gut ausgebürstet werden, sonst hinterlassen die Harze unter Umständen weiße Rückstände im Haar.

HAARGEL

Gibt es in unterschiedlichen Härtegraden. Grundlage der Formulierung sind natürliche oder synthetische Pektine, also Zuckerverbindungen. Haargel kann je nach gewünschter Wirkung ins trockene oder feuchte Haar gegeben werden. Bei einer lockigen Haarstruktur kann man das Gel ins nasse Haar geben und das Haar in Form schieben. Nach dem Trocknen sehen die Locken dann sehr plastisch und definiert aus. Für einen sanften Wet-Look in kurzem Haar etwas Gel in den Handflächen verteilen und damit in leicht wedelnden Bewegungen über das Deckhaar fahren.

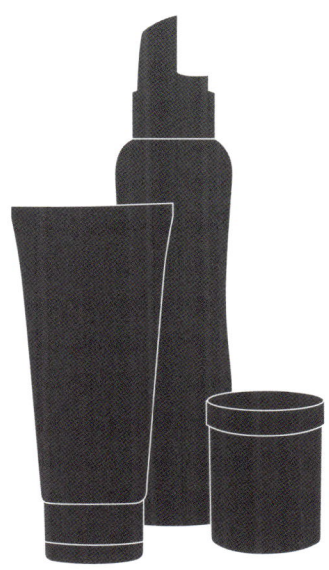

STYLINGCREME/HAARWACHS

Im Gegensatz zu Haargel machen diese Produkte das Haar nicht fest und hart, sondern belassen es weich und geschmeidig. Wachs und Stylingcreme gibt es in unterschiedlichen Varianten, die meisten sorgen für Glanz, manche geben dem Haar auch einen gewollt matten Look. Wichtig beim Auftragen: Grundsätzlich eine möglichst geringe Menge verwenden, um das Haar nicht unnötig zu beschweren. Bei kurzen Haaren ein wenig Creme oder Wachs in den Handflächen verreiben und damit anschließend in einer Strubbelbewegung über den Kopf fahren. Ist das Haar länger und lockig, Stylingcreme oder Wachs zwischen den Fingerspitzen verreiben und damit die Spitzen auf Hochglanz bringen. Hat man wirklich einmal zu viel Wachs erwischt, hilft nur Waschen oder – bei langem Haar – zum Zopf zusammenbinden.

STRUKTURSPRAY

Noch ein relativ junges Produkt auf dem Markt der Stylingprodukte. Struktursprays, auch Micro-Pudersprays und Mineral-Fixiersprays genannt, enthalten das mineralische Salz Calciumcarbonat samt eines fixierenden Polymers. Das Mineralsalz hat eine texturierende Wirkung und verleiht dem Haar eine Art matten Zuckerwatte-Effekt, allerdings ohne raues Haargefühl. So lässt es sich leichter toupieren. Besonders Hochsteckfrisuren bekommen so mehr Volumen samt Struktur und halten besser, weil das Haar weniger glatt ist. Wichtig: Spray vor jeder Anwendung gut schütteln und zur Volumenverstärkung auf den Ansatz sprühen. Bei kürzerem Haar kann man das Spray für einen wilderen Look auch in die Längen und Spitzen sprühen.

VOLUMENPUDER

Volumenpuder gibt es in kleinen Streudöschen, ähnlich wie Babypuder. Inhaltsstoffe sind Mineralien sowie Zuckerverbindungen, die im Haar für mehr Griffigkeit und am Ansatz für Fülle sorgen. Ähnlich wie Mineralpudersprays eignen sie sich ideal zur Beseitigung platter Ansätze bei längerem Haar, sind aber auch perfekte Helfer beim Styling von Chignons und Flechtfrisuren. So geht's: Für mehr Volumen am Ansatz eine kleine Menge (!) Puder auf den Oberkopf stäuben und mit den Fingern einarbeiten. Zusätzlicher Vorteil: Durch das Extravolumen bekommt das Haar ein wenig Abstand von der Kopfhaut und fettet so weniger schnell nach. Für einen perfekten Dutt oder eine langhaltende Flechtfrisur den Volumenpuder in die Längen einarbeiten. Gut zu wissen: Der Zauberstaub aus der Dose macht das Haar immer ein wenig matt. Wer einen ultraglänzenden Look bevorzugt, sollte daher Volumenpuder meiden.

HITZESCHUTZPRODUKTE

Föhnhitze und die 220 Grad, die ein Glätteisen erreicht, können dem Haar ganz schön zusetzen. Auf Dauer wird es strapaziert, kann trocken, stumpf und spröde werden. Die Hitze kann zudem Spliss und Haarbruch verursachen. Hitzeschutzprodukte in Form von Spray oder Gel bewahren davor. Sie legen einen hauchfeinen Schutzmantel aus Polymeren um jedes einzelne Haar und schirmen es so von der Hitze ab. Ein gutes Hitzeschutzprodukt sollte das Haar weder hart noch fettig machen, sondern weich und glänzend belassen. Achtung: Neueste Erkenntnisse haben ergeben, dass 185 Grad die optimale Hitze ist, um Haare zu formen, ohne sie zu beschädigen. Hochwertige Geräte verfügen über eine entsprechende Regelungsmöglichkeit.

MEHR SCHWUNG FÜR LOCKEN

Seit einiger Zeit werden zahlreiche Produkte speziell für Locken und Wellen angeboten. Sie enthalten Inhaltsstoffe, die dem Haar viel Feuchtigkeit spenden – und sie dort auch halten. So hat das Haar weniger Frizz (abstehende Härchen), bekommt einen schönen Glanz und die Locken wirken gebündelter und sind gut definiert. Die Produkte machen das Haar weder hart noch verkleben sie es, die Locken bleiben weich und flexibel.

IMMER WIEDER SCHÖN: FRISURENKLASSIKER

Es gibt sie, die Frisurenklassiker, die seit Jahrzehnten nicht aus der Mode kommen und stets neu an aktuelle Trends adaptiert werden. Aus diesen vier Grundschnitten lassen sich zahlreiche Varianten für jeden Typ und jede Gesichtsform zaubern.

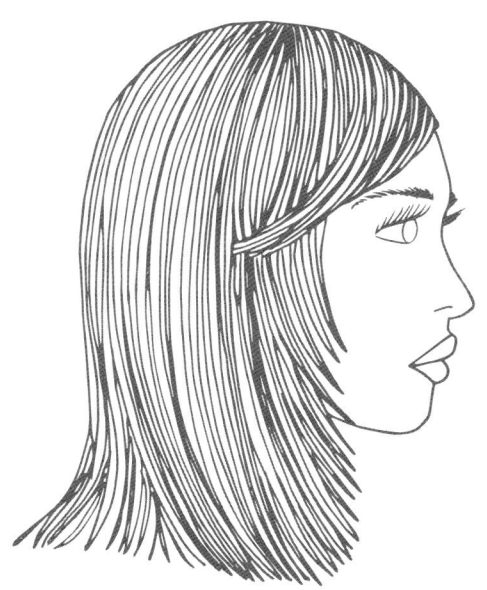

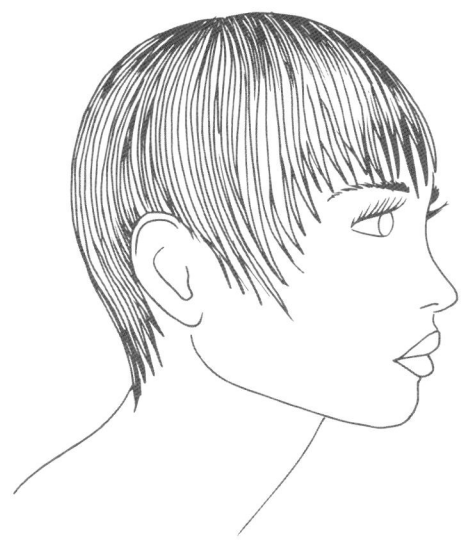

FRECH & FRANSIG: DER SHAG

Jane Fonda begeisterte mit diesem Stufenschnitt bereits in den 1970er-Jahren. Von Meg Ryan kennen wir die Kurzversion, die wohl unzählige Male von Frauen in aller Welt kopiert wurde. Der Shag ist im Grunde ein schmal an den Kopf frisierter Stufenschnitt. Er lässt sich auf fast jeder Länge tragen – von ohrläppchenkurz bis schulterlang (auch Clavi-Cut genannt). Sein Merkmal ist ein weicher seitlicher Pony, der gern frech in die Stirn fallen darf. Das Styling ist easy: Waschen und trocken föhnen, mit den Fingern verwuscheln und dabei etwas Stylingcreme einkneten – mehr braucht es nicht. Der Schnitt wirkt am schönsten bei glattem Haar oder bei Haaren, die von Natur aus eine leichte Bewegung haben. Für starke Locken ist dieser Look ungeeignet.

KURZ & GUT: DER GARÇON-CUT

Zugegeben, ein wenig Mut braucht man für einen radikalen Kurzhaarschnitt. Der Short Cut im Garçon-Stil wirkt durch sein relativ langes Deckhaar, die weich in die Schläfen fallenden fransigen Seiten und die freie Ohrpartie. Er lässt sich mit Seitenscheitel oder einem fransigen Pony tragen. Das Styling könnte einfacher nicht sein: Lufttrocknen lassen oder kurz mit dem Föhn anpusten, etwas Haarwachs in den Handflächen verreiben und damit das Haar nach vorn ins Gesicht zupfen. Gut zu wissen: Wer sich für einen solch extremen Look entscheidet, muss in Sachen Make-up etwas mehr tun. Lippen in Knallrot oder starke Smokey Eyes setzen feminine Kontraste zum leicht burschikosen Haarschnitt. Auch besondere Ohrstecker oder größere Creolen passen gut dazu.

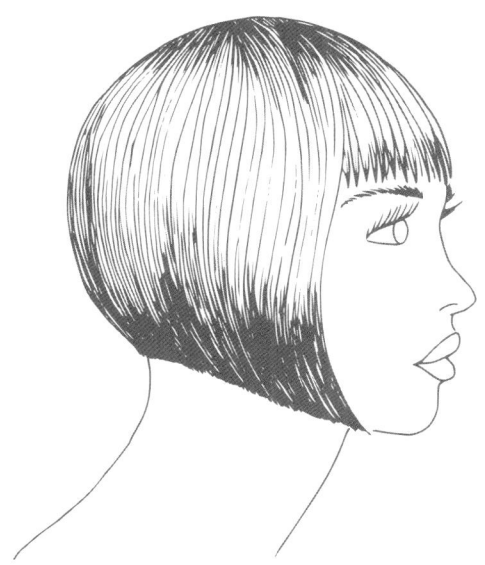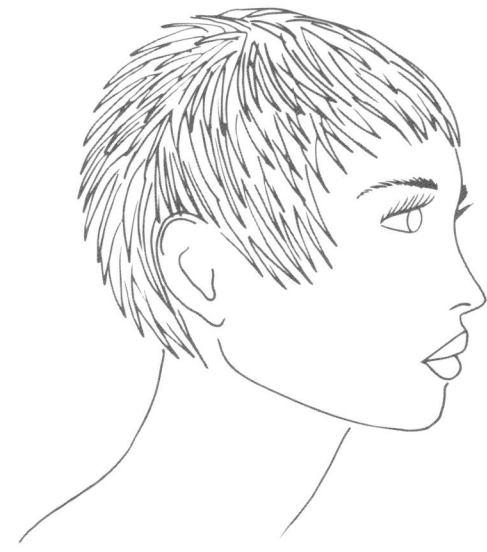

GEOMETRISCH & GLÄNZEND: DER CARRÉE

Modern war der Carrée, Bob oder Pagenkopf bereits im alten Ägypten. In den 1920er-Jahren erlebte er sein großes Revival. Und mit den Pilzköpfen der Beatles wurde der Cut zu einem Aufbruchsignal einer rebellischen Generation. Beim Carrée sind exakte, geometrische Konturen wichtig. Der Schnitt ist variantenreich: Das gesamte Haar kann auf einer einheitlichen Länge getragen werden, interessant ist aber auch die Variante mit der kürzeren, angeschnittenen Nackenpartie wie in der Zeichnung oben. Von der Länge ist von Ohrläppchen bis Schlüsselbein (Lob = Long Bob) alles möglich, auch asymmetrische Carrées wirken toll. Meist wird der Carrée mit einem vollen Pony getragen, aber auch eine leicht fransige Stirnpartie oder ein seitlicher Pony sehen gut dazu aus.

WEICH & STUFIG: DER PIXIE

Stars wie Jean Seberg oder Mia Farrow haben den Pixie in den 1960er-Jahren hollywoodreif gemacht. Pixie ist das englische Wort für Kobold oder Elfe. Und genau diesen frechen Touch samt einem kleinen Augenzwinkern hat der Short Cut auch. Im Gegensatz zum Garçon-Cut ist das Haar stark durchgestuft und wirkt trotz der Kürze relativ weiblich. Am allerschönsten sieht der Kurzhaarschnitt aus, wenn das Haar von Natur aus eine ganz leichte Welle hat. Das Styling ist simpel: Mit dem Föhn trocken pusten, etwas Stylingcreme oder Wachs zwischen den Handflächen verreiben und mit den Fingern ins Haar einkneten. Das gibt die nötige Struktur. Das Make-up zum Pixie darf ruhig ein wenig dramatischer sein. Stark betonte Augen sind besonders wichtig.

PONY IM WANDEL

Für einen Pony gibt es viele gute Gründe: Er betont schöne Augen, kaschiert eine hohe Stirn, lässt viele Frisuren frecher wirken und lenkt sogar von feinen Fältchen ab. Doch Pony ist nicht gleich Pony. Schon erstaunlich, welche Wirkung man mit unterschiedlichen Varianten erzielen kann ...

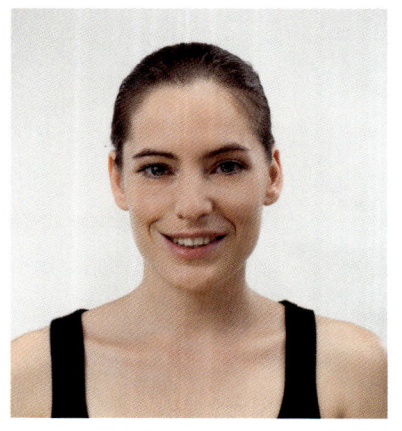

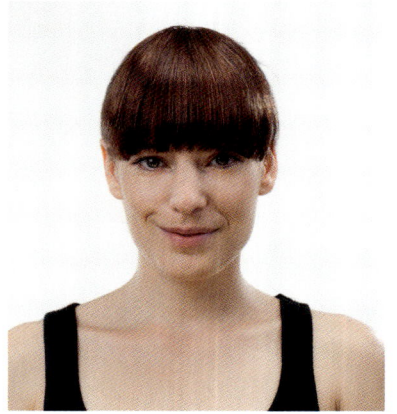

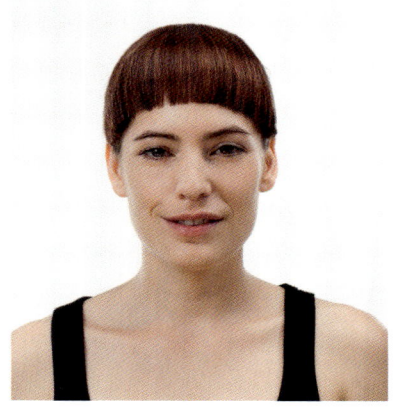

OFFEN
Unser Model mit zurückgekämmtem Haar. Ein schönes ovales Gesicht mit großen Augen und einer relativ großflächigen Stirn. Der Blick fällt vor allem auf die Mundpartie.

TIEF
Ein sehr tiefer, extrem voller Pony verbessert die Proportionen des Gesichts und betont vor allem die Augenpartie. Tipp: Über eine dicke Rundbürste föhnen.

TRENDIG
So ein ultrakurzer, trendiger Pony braucht Mut, denn er wirkt wie ein Ausrufezeichen. Wichtig dafür sind betonte Augenbrauen. Styling: Mit dem Glätteisen glatt ziehen.

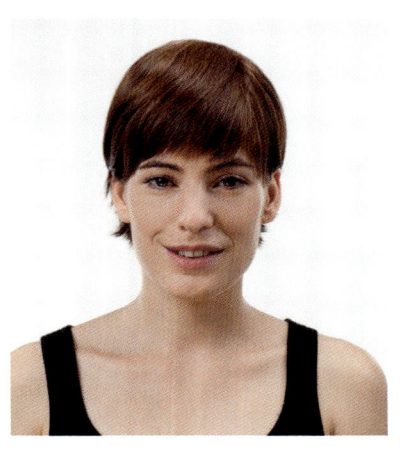

FRECH
Ein fransiger, nicht zu kurzer Seitenpony wirkt lässig und überhaupt nicht brav. Beim Föhnen mit den Fingern etwas verwuscheln und einen Hauch Stylingcreme einkneten.

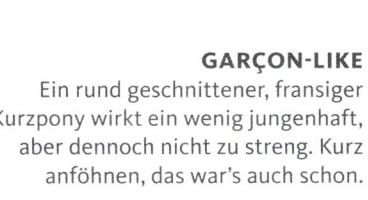

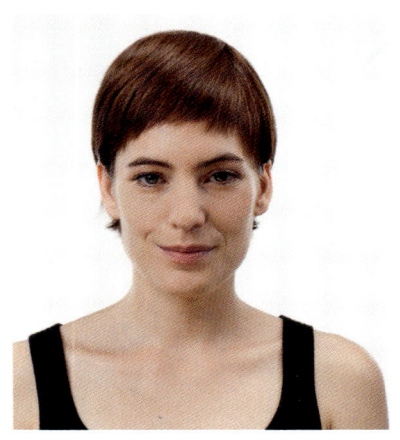

GARÇON-LIKE
Ein rund geschnittener, fransiger Kurzpony wirkt ein wenig jungenhaft, aber dennoch nicht zu streng. Kurz anföhnen, das war's auch schon.

SCHEITEL NACH MASS

Ob madonnenhaft mit Mittelscheitel, klassisch mit Seitenscheitel oder extravagant im Zickzack-Look: Durch das Styling des Scheitels lässt sich vor allem bei längerem Haar ein Look mit einer ganz neuen Wirkung zaubern.

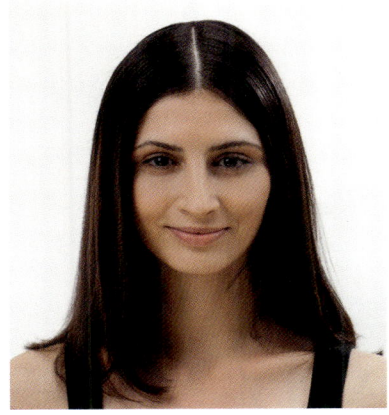

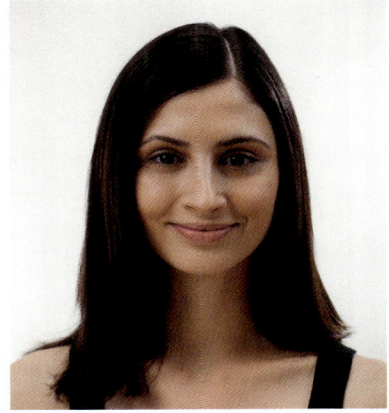

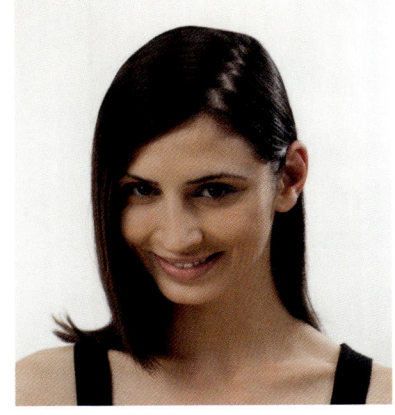

ELEGANT
Der Mittelscheitel sorgt für einen edlen Look. Er betont das Gesicht, die Gesichtszüge sollten symmetrisch sein. Achtung: Schmale Gesichter wirken dadurch noch schmaler.

KLASSISCH
Ein Seitenscheitel steht den meisten Frauen gut, kann die Schokoladen- seite betonen und von der anderen ablenken. Beim Ziehen des Scheitels Gesichtsausschnitt berücksichtigen.

BESONDERS
Für den Zickzackscheitel das Haar nach hinten kämmen und mit einer Hand zusammenhalten. Mit einem Stielkamm von vorn nach hinten eine Zickzacklinie ziehen.

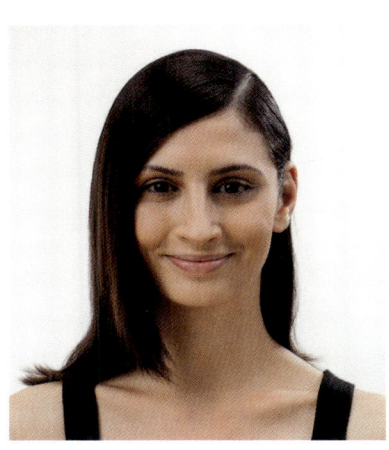

TRENDY
Ein sehr tief angesetzter Seitenscheitel kaschiert eine hohe Stirn und lässt runde Gesichter länglicher wirken. Passt gut dazu: Die eine Seite im Wet- Look eng an den Kopf frisieren.

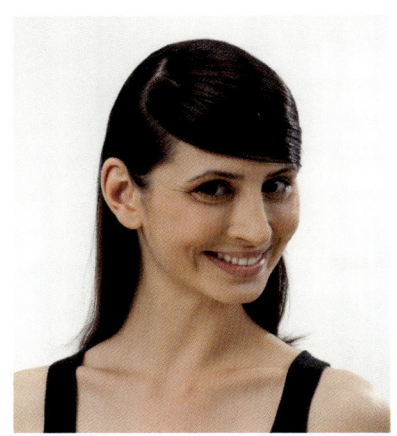

STYLISH
Ein extrem tiefer, halbrunder Scheitel wirkt fast wie ein seitlicher Pony. Über eine Paddelbürste ganz glatt föhnen und einen Hauch von Glanzspray darübergeben.

DIE LOOKS

Tragbar und trendy, elegant und stylish:
Diese Frisuren sind besonders und alltagstauglich zugleich.

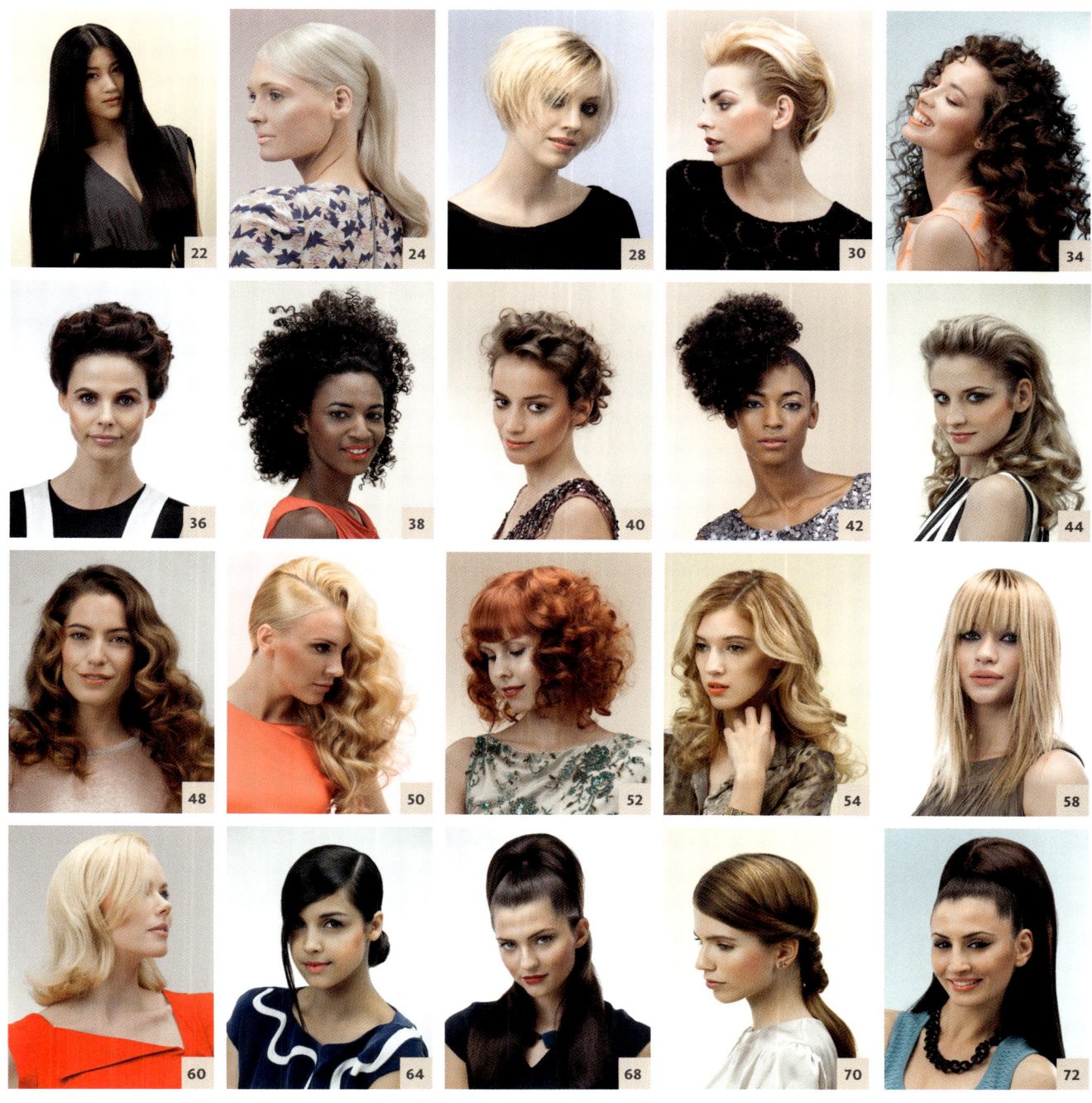

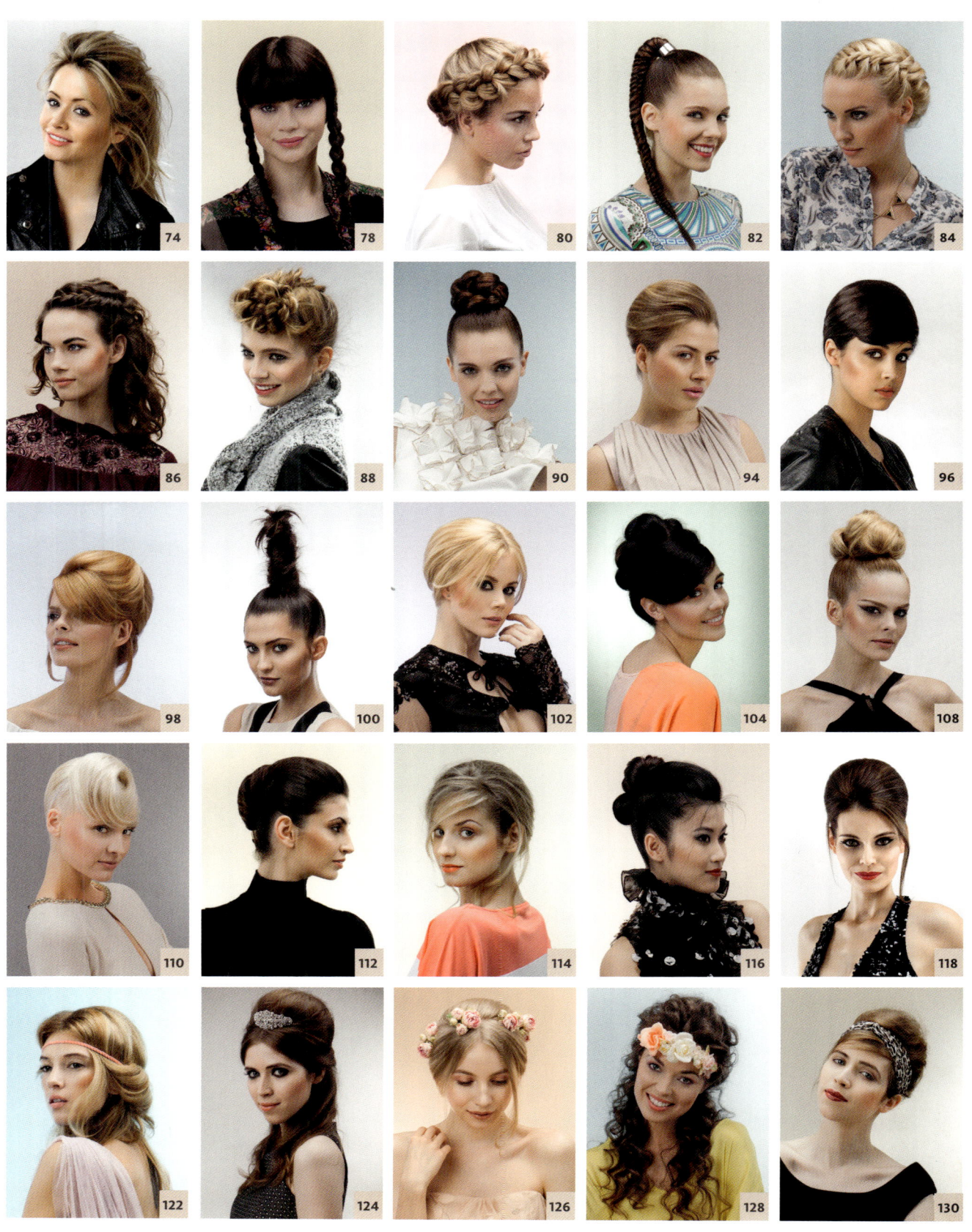

GRUNDTECHNIKEN
VOLUMEN

Deutlich mehr Fülle im Haar – wer wünscht sich das nicht?
Die Basis sind ein perfekter Schnitt und clevere Stylingtricks, die
auch aus feinem Haar eine opulente Mähne zaubern können.

RUNDBÜRSTE

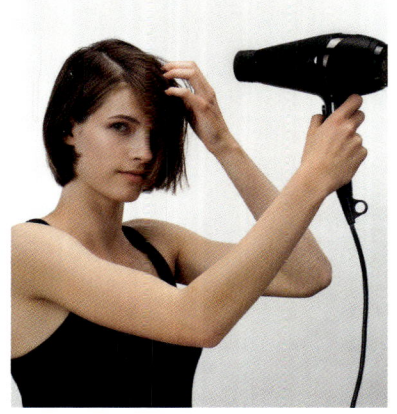

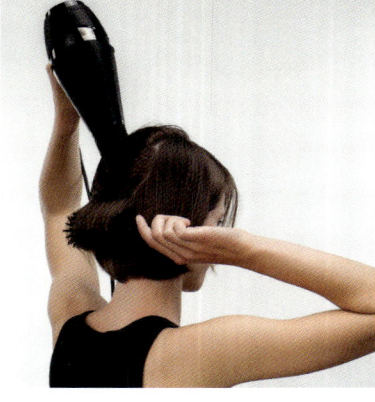

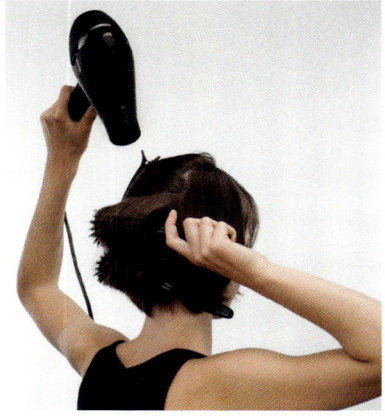

1. TROCKNEN
Das frisch gewaschene Haar gut
durchkämmen, Festiger hineingeben
und mit dem Föhn gut vortrocknen.
Wenn es zu feucht ist, dauert das
Styling ewig.

2. AUFDREHEN
Das Haar in nicht zu dicke Passées
abteilen. Nicht benötigtes Haar in
die entgegengesetzte Richtung wegclippen. Der Bürstendurchmesser
bestimmt, wie viel Volumen entsteht.

3. ANFÖHNEN
Wenn man mit mehreren Rundbürsten gleichzeitig arbeitet, geht das
Styling deutlich schneller. Während
man eine neue Strähne anföhnt, kann
die andere auf der Bürste auskühlen.

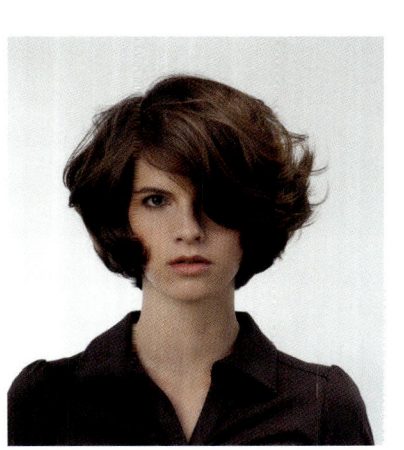

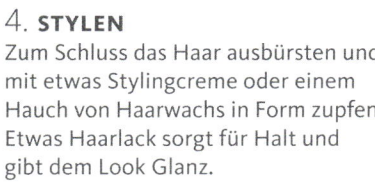

4. STYLEN
Zum Schluss das Haar ausbürsten und
mit etwas Stylingcreme oder einem
Hauch von Haarwachs in Form zupfen.
Etwas Haarlack sorgt für Halt und
gibt dem Look Glanz.

GLANZ UND STAND

Für schönen Glanz die Rundbürste im Haar bis zu den Spitzen ziehen. Beim Eindrehen die Enden nicht abknicken. Arbeiten Sie beim Bürstenstyling mit der Schwerkraft, das heißt, neigen Sie beim Föhnen den Kopf leicht zur anderen Seite beziehungsweise nach vorn. Für Stand am Ansatz diesen gut vortrocknen, da sich die Feuchtigkeit sonst in die Längen und Spitzen zieht und das Haar dann zusammenfällt oder krisselt. Die Bürste nach Möglichkeit im Haar auskühlen lassen. Alternativ das geföhnte Passée mit Clips befestigen oder es auf Haftwickler drehen, föhnen und auskühlen lassen.

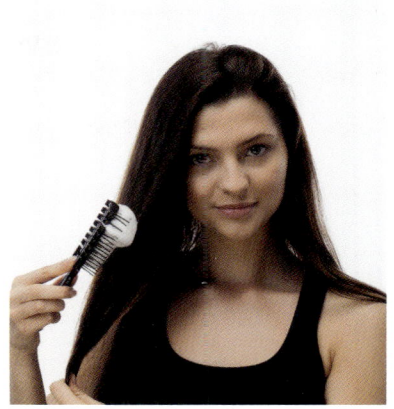

1. EINBÜRSTEN

Eine Portion Schaumfestiger oder Stylingmousse auf eine Skelett- oder Haarbürste geben und vom Ansatz bis in die Spitzen in das Haar einarbeiten.

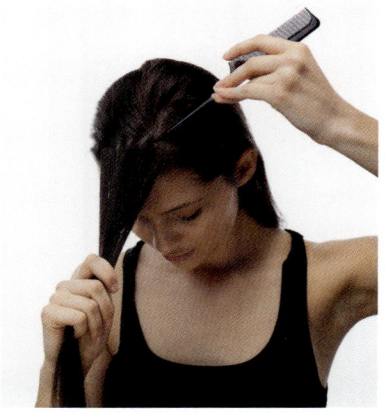

2. ABTEILEN

Das Haar mit dem Stielkamm in Zickzacklinien in gleichmäßige, nicht zu dicke Passées abteilen. Das Volumenstyling mit der Partie am vorderen Oberkopf beginnen.

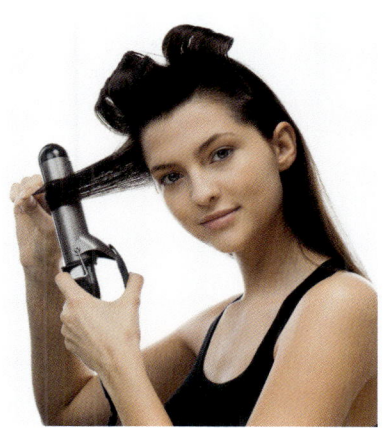

3. AUFWICKELN

Strähne für Strähne über einen Lockenstab mit gewünschtem Durchmesser wickeln. Spitzen dabei nicht abknicken und jede Strähne als Locke am Oberkopf festclippen.

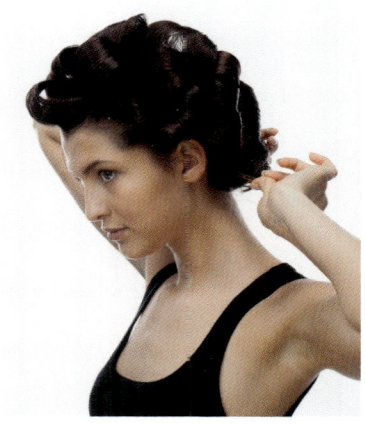

4. FIXIEREN

So weiterverfahren, bis das ganze Haar aufgedreht ist. Die festgesteckten Locken gut auskühlen lassen, das sorgt für besonders langen Halt und Elastizität.

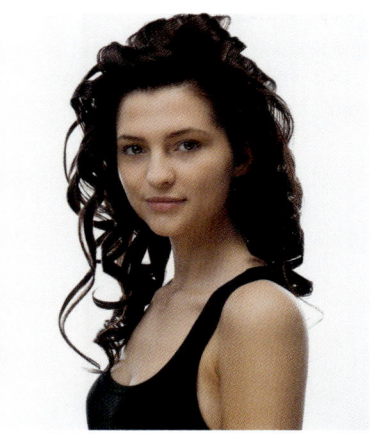

5. ABSCHLIESSEN

Die Clips nach dem Auskühlen vorsichtig lösen, das Haar mit einer Frisierbürste ausbürsten und mit den Händen auflockern. Ein Hauch von Haarlack sorgt für noch mehr Fülle.

MEGAMÄHNE

Sehr langem, dickem Haar fehlt es durch die Schwere manchmal ein wenig an Volumen am Ansatz. Mit den richtigen Styling-produkten und dem Toupier-Trick kommt Fülle auf den Kopf.

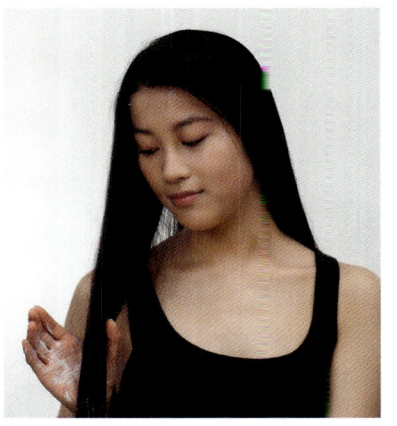

1. GLÄTTEN

Damit das Haar schön glänzt, etwas glättende Stylingcreme in die Längen und Spitzen geben. Am besten in den Handflächen verreiben und damit durch das Haar fahren.

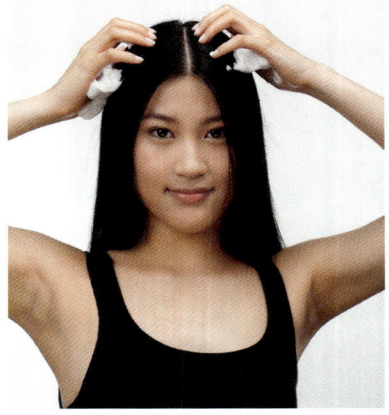

2. SCHÄUMEN

Für mehr Fülle am Oberkopf eine golfballgroße Menge Schaumfestiger mit allen zehn Fingern in den Ansatz kneten. Bei thermoaktiven Produkten kurz mit dem Föhn darüberpusten.

SEIDIGER GLANZ

Sehr langes Haar leidet häufig unter Glanzverlust, da die Längen und Spitzen schon viele Jahre alt sind und einiges an Strapazen mitgemacht haben. Die schnelle Lösung: Glanzsprays. Sie werden sehr sparsam (!) auf das Haar gesprüht und sorgen durch eine Mischung aus natürlichen Ölen und Silikonölen für schönen Instant-Schimmer.

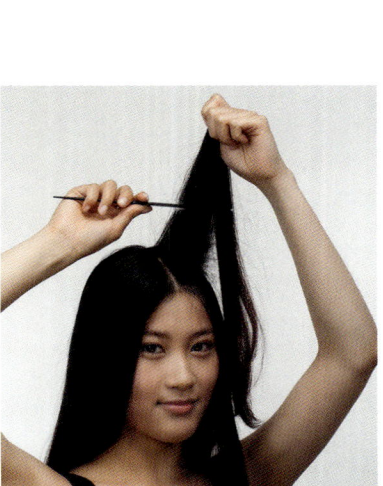

3. TOUPIEREN

Das Haar partienweise mit der Hand anheben und mit einem Stielkamm toupieren. Dann mit einer Frisier-bürste oberflächlich durchbürsten, damit das Haar wieder glatt ist.

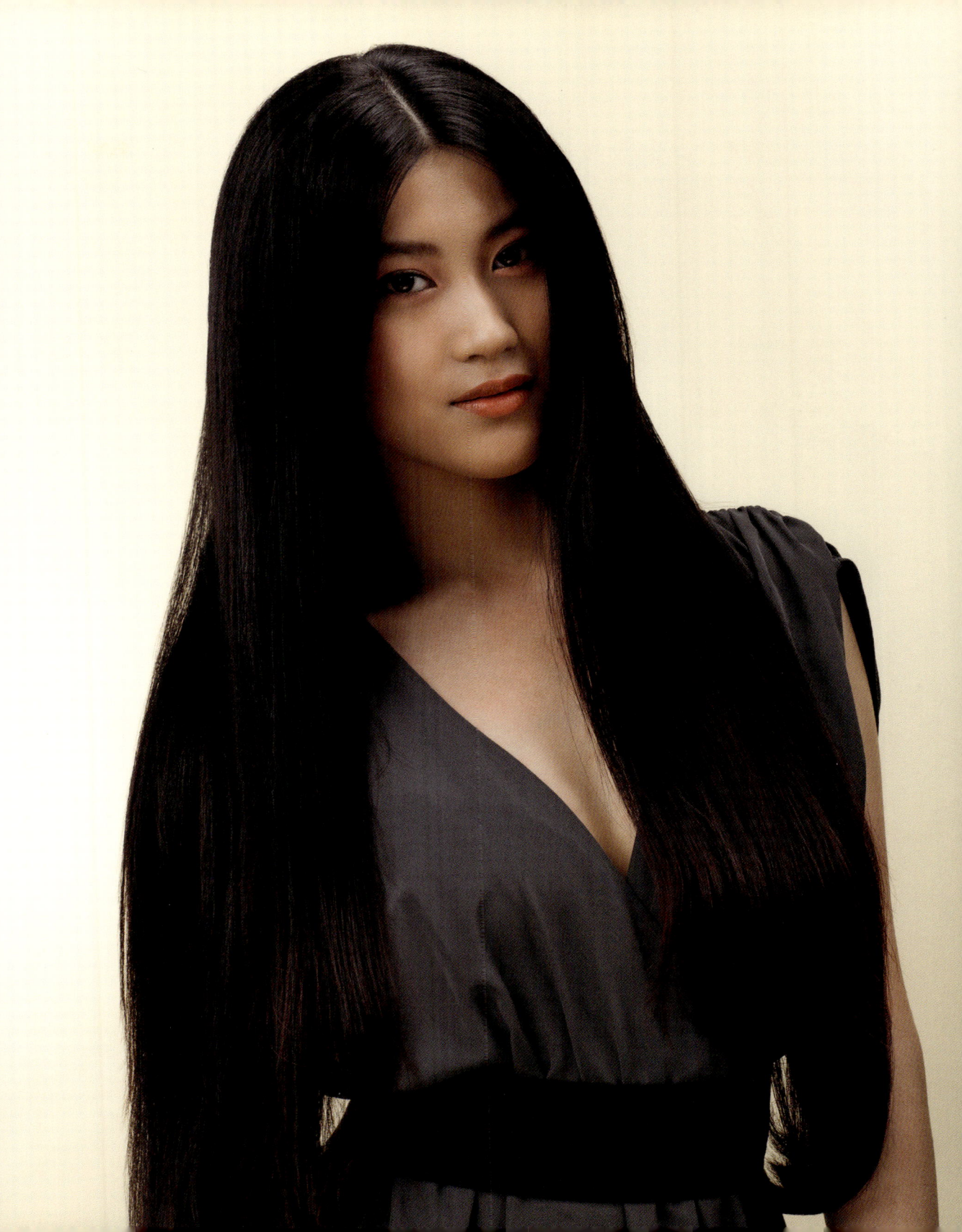

VOLUMENDREH MIT EINSCHLAG

Zu platinblondem Haar passt ein Look, der nicht alltäglich ist.
Dieses Styling wirkt futuristisch und sehr cool. In der Updo-Variante
mit der festgesteckten Schnecke am Hinterkopf bekommt das
Ganze einen klassisch-römischen Touch.

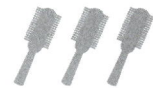

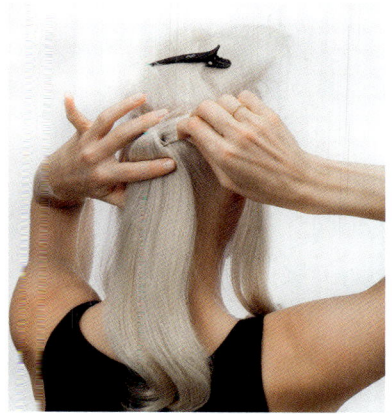

1. ABTEILEN
Unterhalb des Wirbels mit dem Kamm
eine Abteilung von Ohr zu Ohr ziehen
und das Nackenhaar hoch am Hinterkopf mit einem transparenten Haargummi abbinden.

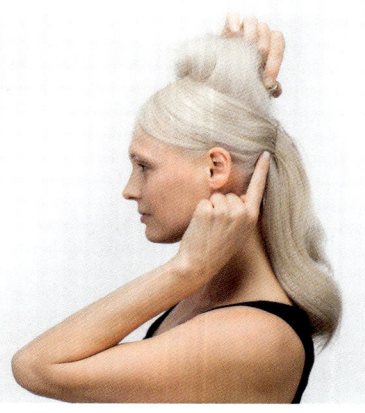

2. FIXIEREN
Einen tiefen, kurzen Seitenscheitel
ziehen, das Haar an der Kontur entlang rechts und links um den Kopf
führen und jeweils seitlich vom Zopf
am Hinterkopf fixieren.

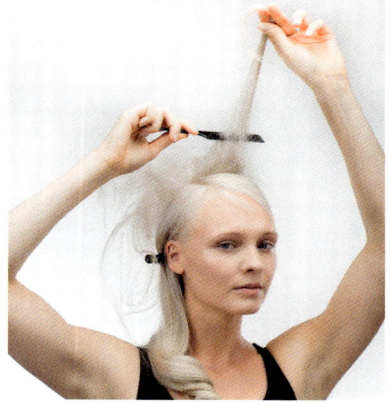

3. TOUPIEREN
Das Mittelstück des Oberkopfes mit
dem Stielkamm stark antoupieren.
Mit etwas Strukturspray wird das
Haar deutlich griffiger und lässt sich
leichter stylen.

SO WIRD TOUPIERT
Eine Strähne an der Spitze hoch-
halten, Stielkamm knapp über
dem Ansatz ins Haar schieben und
mehrfach gegen die Haarwuchs-
richtung nach unten durchziehen.
Die einzelnen Haarschuppen ver-
drahten sich miteinander, dadurch
wird das Haar griffiger und
voluminöser. Wichtig: Wer täglich
toupiert, sollte das Haar auch
intensiv pflegen.

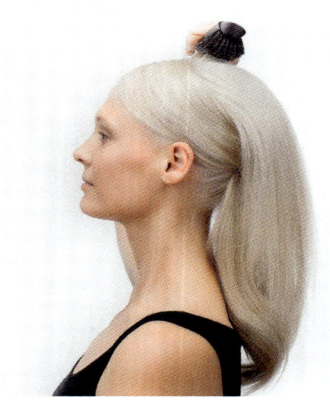

4. GLATT BÜRSTEN
Das toupierte Haar auf dem Oberkopf
mit einer Frisierbürste oberflächlich
glatt bürsten und über die festgesteckten Partien am Hinterkopf fallen
lassen. Mit Haarlack gut fixieren.

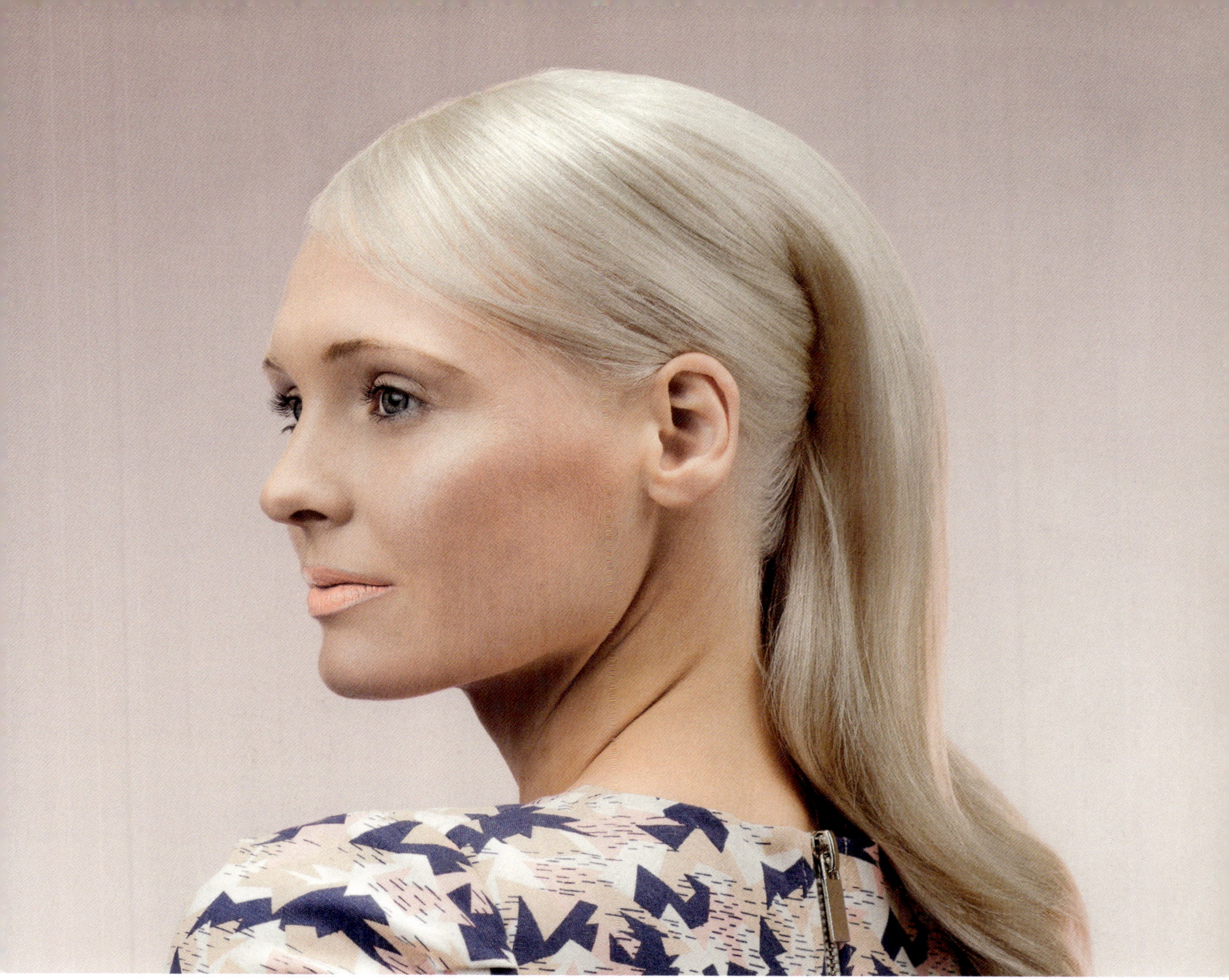

*Variante:
Den Zopf am
Hinterkopf zu einer
lockeren Schnecke
legen und fest-
stecken. Die Spitzen
bleiben sichtbar.*

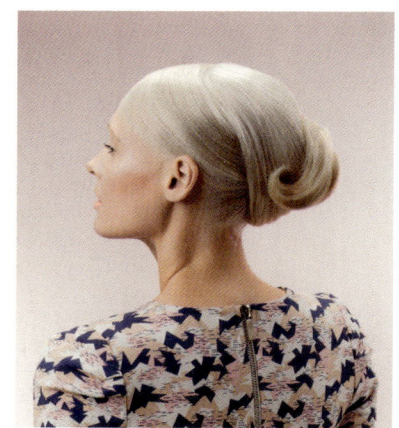

1 SCHNITT – 4 LOOKS
ABWECHSLUNGSREICHER PIXIE

Kurz, aber alles andere als langweilig: So lässt sich der Klassiker Pixie wohl am besten beschreiben. Obwohl er durch die Länge festgelegt und wenig wandelbar erscheint, hat er es in sich. Hier sind die schönsten Variationen für den zeitlosen Short Cut.

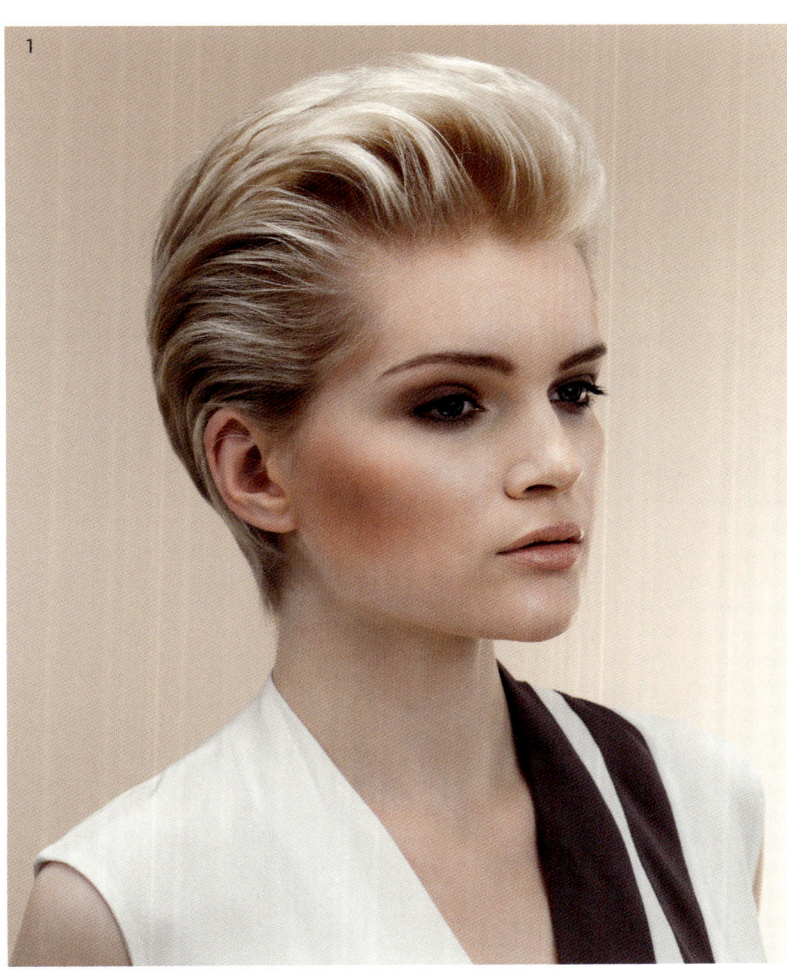

1. ELEGANT
Komplett aus dem Gesicht gestylt wirkt der Pixie so edel wie glamourös und hat das Zeug zum extrem eleganten Abendbegleiter. So funktioniert das Styling: Föhnschaum oder Festigerspray ins feuchte Haar einarbeiten und das Ganze mit einer Paddel- oder Skelettbürste über den Kopf nach hinten föhnen. Etwas Stylingcreme zwischen den Handflächen verreiben und damit die Seitenpartien eng an den Kopf frisieren. Eventuell die Vorderpartie für mehr Fülle noch ein wenig toupieren und mit viel Haarlack fixieren.

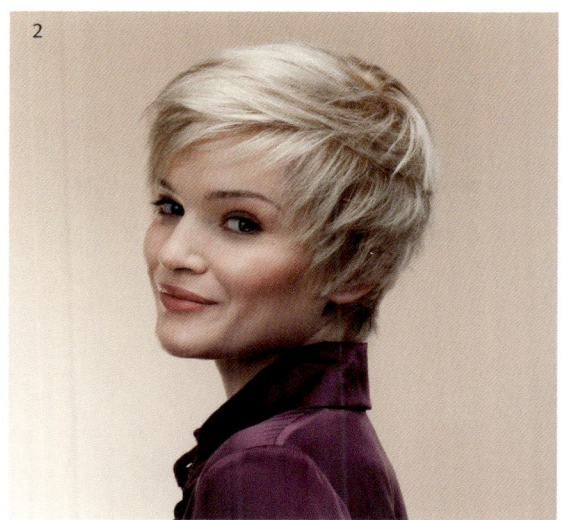

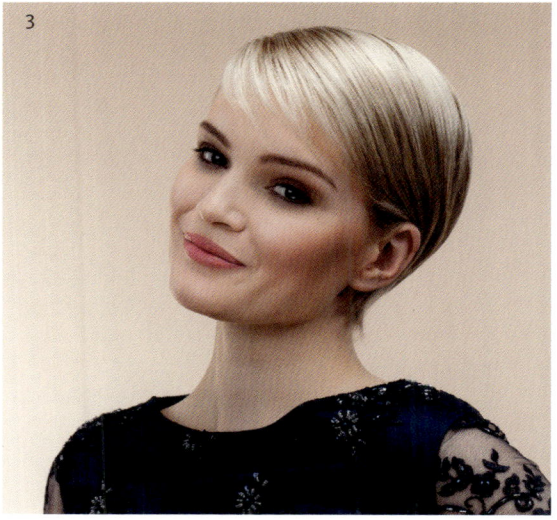

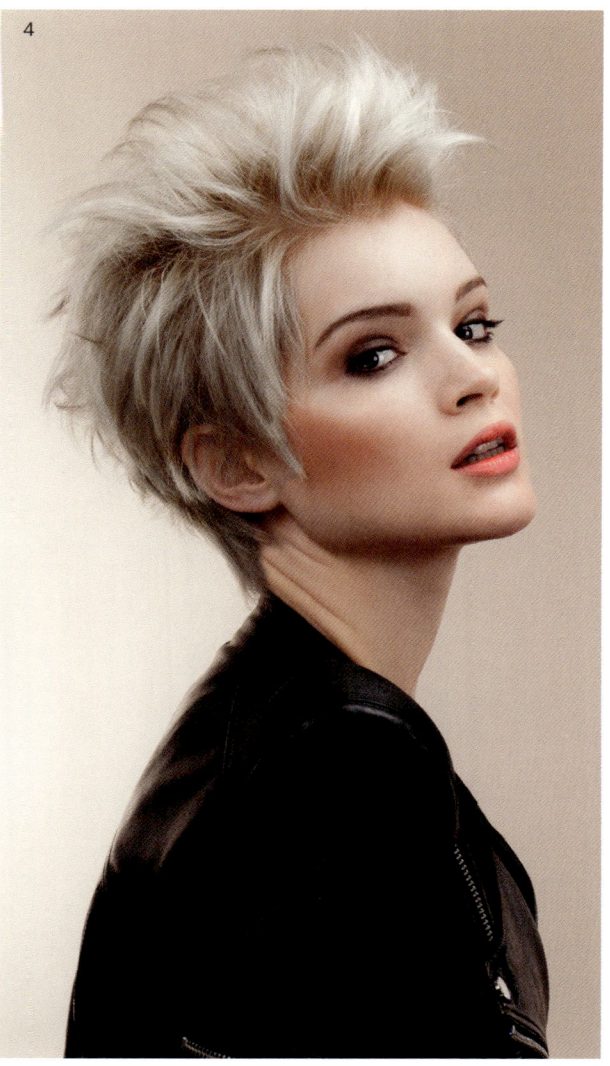

2. WUSCHELIG

Dieser Look wirkt frech und lässig, das Styling ist zudem super unkompliziert und funktioniert auch, wenn morgens die Uhr tickt: Haare mit dem Föhn trocken pusten, dabei die Düse mal rechts, mal links, mal von vorn und mal von hinten auf das Haar halten. Etwas Haarwachs in den Handflächen verreiben und mit wuschelnden Bewegungen durch das Haar fahren.

3. SLEEKY

Ein toller und trendiger Style, der sowohl auf die Party als auch ins Büro passt. So geht's: Haare beim Föhnen mit der Paddelbürste glatt und eng an den Kopf frisieren, bei Haaren mit leichter Naturbewegung eventuell vorher ein Glättungsprodukt hineingeben. Etwas Stylingcreme zwischen den Handflächen verreiben und damit über das Haar streichen.

4. PUNKIG

Ein bisschen Rebellion steht jeder Frau: Hier präsentiert sich der Pixie als wilder, rockiger Short Cut. Das Styling ist easy: Schaumfestiger im Haar verteilen und mit dem Föhn trocken pusten. Die Mittelpartie am Oberkopf kräftig mit dem Stielkamm toupieren, zwischendurch immer wieder Strukturspray für mehr Volumen einsprühen. Mit Haarlack fixieren.

MINI-CARRÉE IM UNDONE-STIL

Ein gestufter Bob oder Carrée in Ohrhöhe ist die Basis für diesen Look. Wie wandelbar so ein Short Cut ist, zeigt unser Beispiel. Das Styling geht bei dieser Haarlänge ruck, zuck.

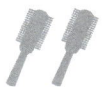

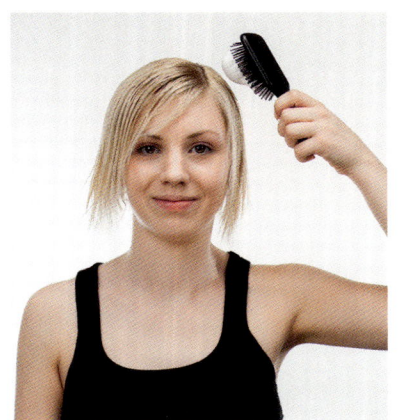

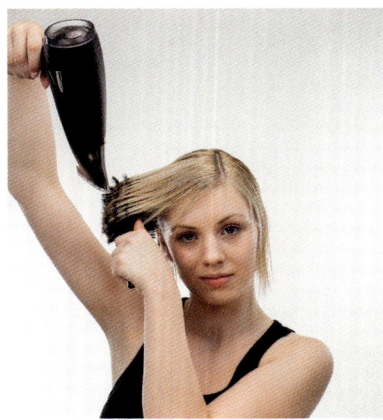

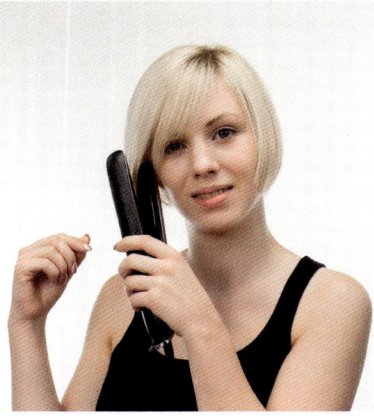

1. EINBÜRSTEN
Eine golfballgroße Menge Styling-schaum nehmen und auf eine Paddel-bürste geben. Damit vom Ansatz bis zu den Spitzen über das handtuch-trockene Haar fahren.

2. FÖHNEN
Das Haar zunächst mit dem Föhn vortrocknen. Wenn es fast trocken ist, über eine Rundbürste mit großem Durchmesser föhnen – so entsteht ein schöner Glanz im Haar.

3. GLÄTTEN
Ein Hitzeschutzprodukt in die Spitzen geben und mittels eines Glätteisens mit einem ganz leichten Innen-schwung glätten. Den Look mit den Händen ein wenig verwuscheln.

SPIEL MIT FARBE
Eine tolle Haarfarbe mit viel Glanz bringt den Carrée-Schnitt voll zur Geltung. Bei blondem Haar kön-nen unterschiedliche Farbnuancen den Schopf optisch auflockern. Achtung: Lowlights, also dunklere Strähnen, können im blonden Haar schnell schmutzig aussehen. Ein bewusst dunkler Ansatz gibt dem Haar mehr Tiefe und lässt es voller wirken.

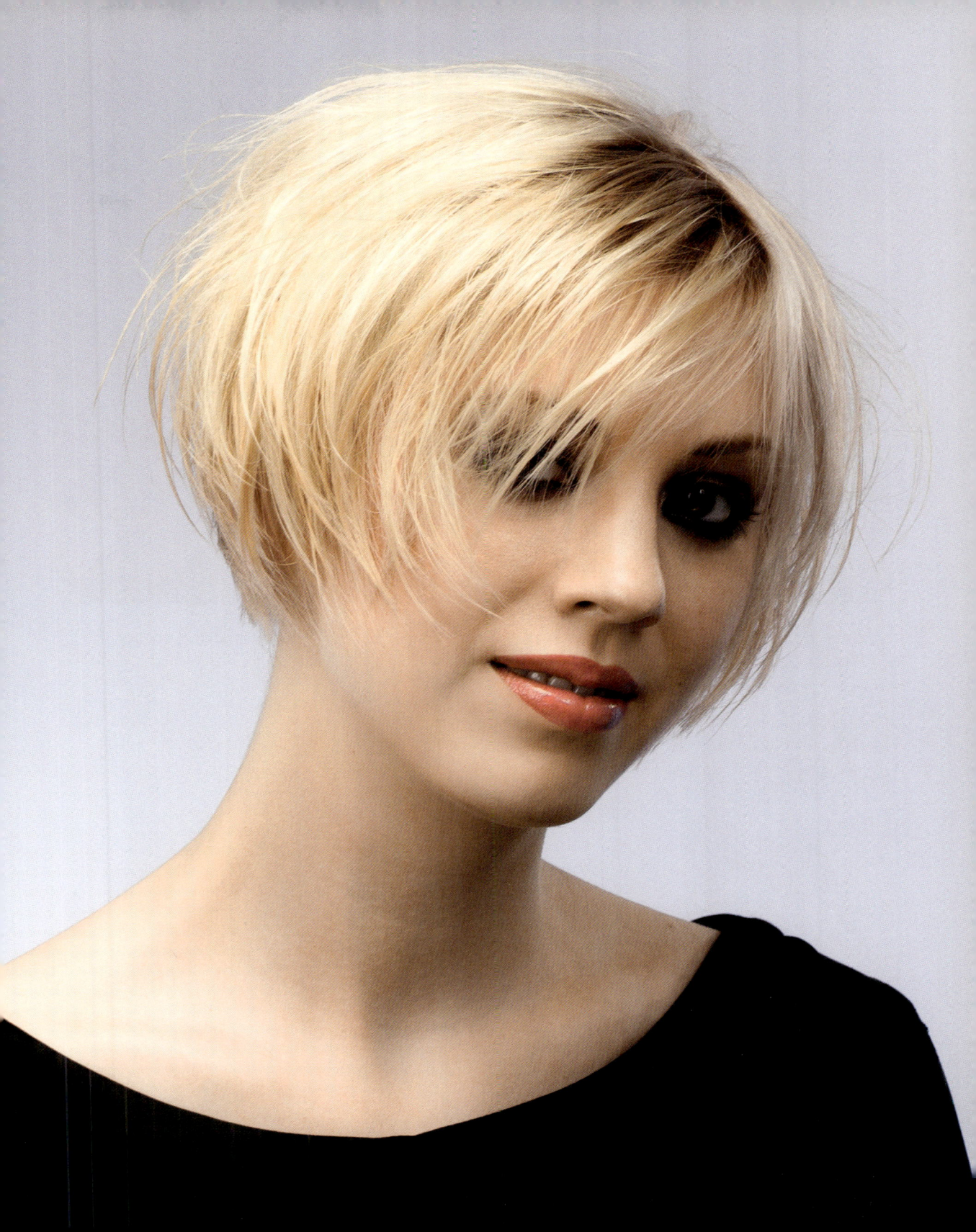

FLOWING UPDO

Kontrastprogramm: Eine Hochsteckfrisur, die von vorn und von der Seite fast die Anmutung eines eher maskulinen Short Cuts hat, in der Rückansicht aber weich und feminin daherkommt.

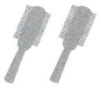

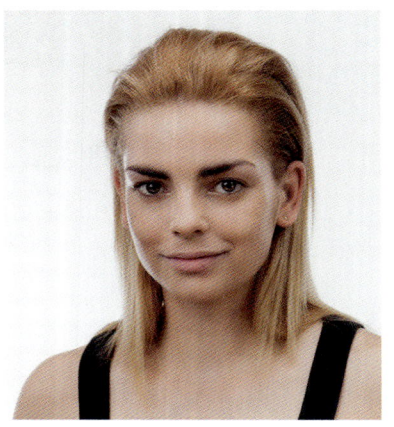

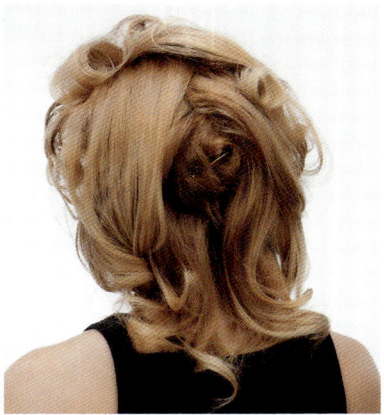

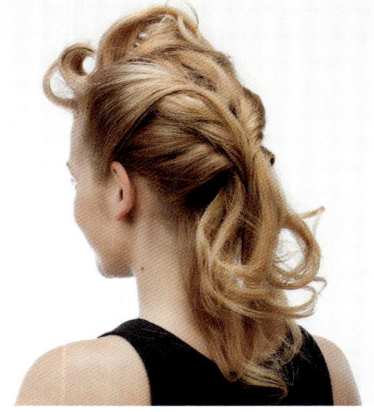

1. VORBEREITEN
Für diesen Look sollte das Haar mindestens schulterlang sein, Wellen sind kein Problem. Die Vorderpartie aus der Stirn nach hinten kämmen, übriges Haar glatt bürsten.

2. FESTSTECKEN
Am Hinterkopf eine nicht zu dünne Strähne toupieren, über den Finger einrollen und mit zwei Klemmen über Kreuz zu einem Miniknoten feststecken. Er dient als Polster.

3. DRAPIEREN
Das übrige Haar in einzelne Strähnen unterteilen und mit Haarnadeln möglichst unsichtbar auf dem Polsterknoten feststecken. Ab der Mitte fällt das Haar glatt nach unten.

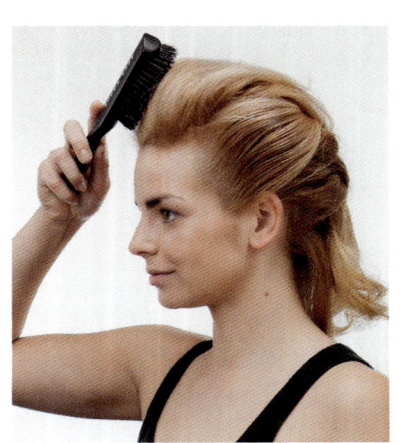

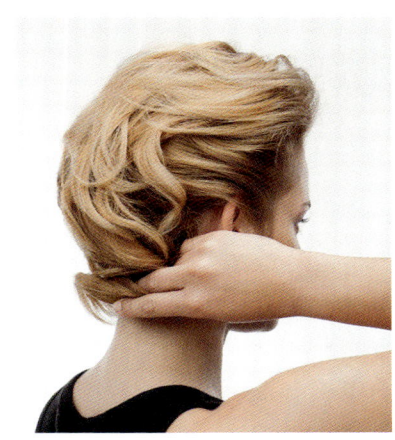

4. BÜRSTEN
Vorderpartie kräftig toupieren und nach hinten bürsten. Etwas Haarspray definiert den Ansatz. Etwas Wachs zwischen den Fingerspitzen verreiben und vorsichtig durchs Haar fahren.

5. FIXIEREN
Die losen Haarenden am Hinterkopf über zwei Finger locker nach innen einschlagen und tief mit Haarnadeln feststecken. Eventuell einzelne Strähnen mit Haarwachs strukturieren.

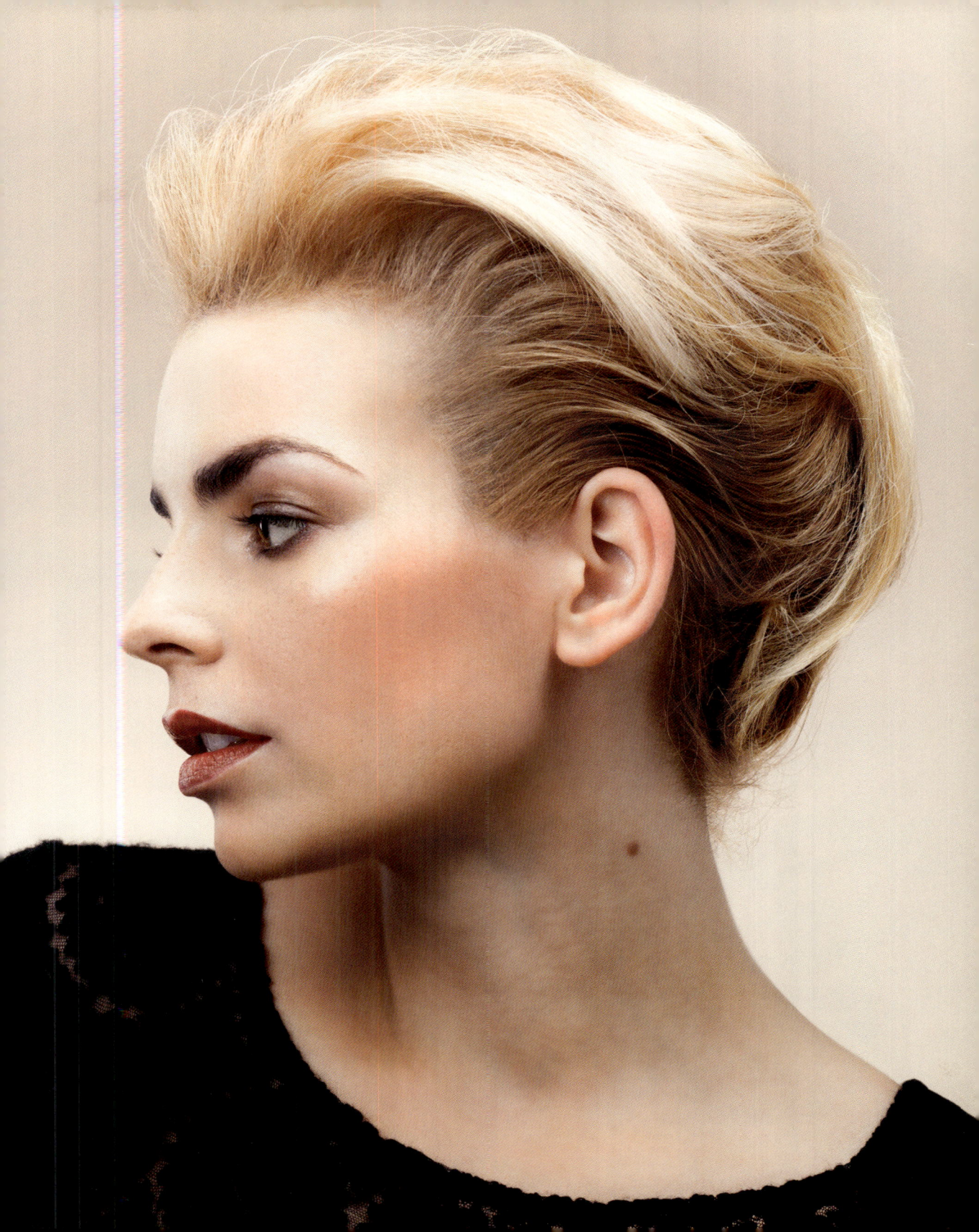

GRUNDTECHNIKEN
LOCKEN

Von romantisch-weich bis lässig-undone: Locken stehen eigentlich jeder Frau, weil sie dem Gesicht schmeicheln. Mit diesen Techniken gelingt die richtige Welle buchstäblich im Handumdrehen.

FINGERTWIST MIT HAARCLIPS

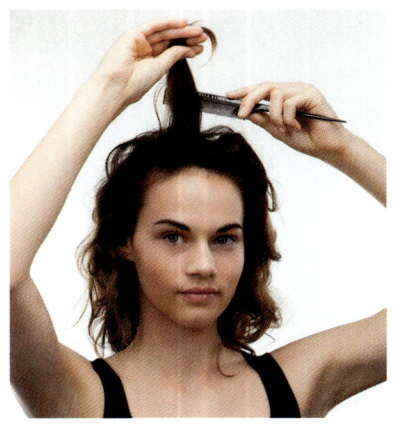

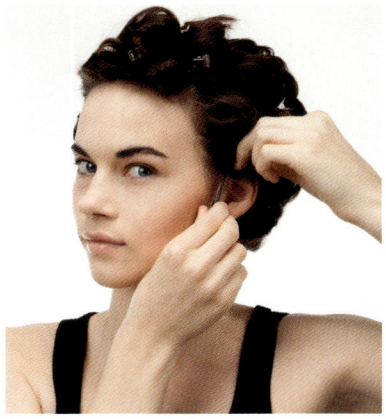

1. ABTEILEN

Jeweils eine relativ dünne Strähne mit dem Stielkamm abteilen, mit etwas Föhnfestiger besprühen und mit dem Kamm gut durchkämmen, damit das Produkt die ganze Strähne benetzt.

2. TWISTEN

Jede Strähne über einen Finger um sich selbst drehen und dann über zwei Finger zu einer nicht zu strammen Locke eindrehen. Mit einem Haarclip direkt am Ansatz fixieren.

3. FIXIEREN

Mit dem übrigen Haar genauso verfahren, bis alle Strähnen zu Locken gedreht und am Kopf festgesteckt sind. Noch einmal etwas Föhnfestiger über das Ganze sprühen.

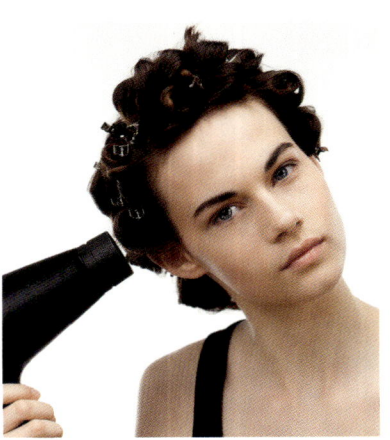

4. TROCKNEN

Die getwisteten Locken mit einem Föhn auf mittlerer Heizstufe gleichmäßig anföhnen und gut auskühlen lassen – je länger, desto besser.

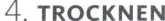
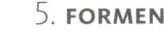

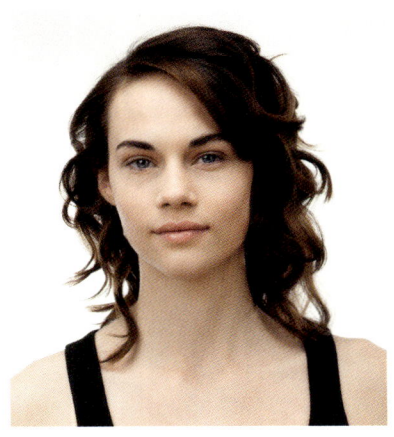

5. FORMEN

Die Haarclips nacheinander vorsichtig lösen. Die Locken nicht ausbürsten, sondern nur mit den Fingern einzeln aufziehen.

CURLS ÜBER NACHT

Wellen nach Wunsch kann man sich sogar im Schlaf zaubern. Für sogenannte Rag-Curls dreht man das Haar über Nacht auf länglich zusammengefaltete Kosmetik- oder Papiertaschentücher auf. Das Haar mit etwas Föhnfestiger oder Haarspray anfeuchten. Im Nacken einen Mittelscheitel abteilen und rechts und links davon jeweils zwei Partien über Papiertücher wickeln und deren Enden verknoten. Vier weitere Partien im Stirnbereich und über den Ohren ebenfalls auf Papier- wickler drehen. Am Morgen lösen und vorsichtig auskämmen. Etwas Haarspray darüber, fertig!

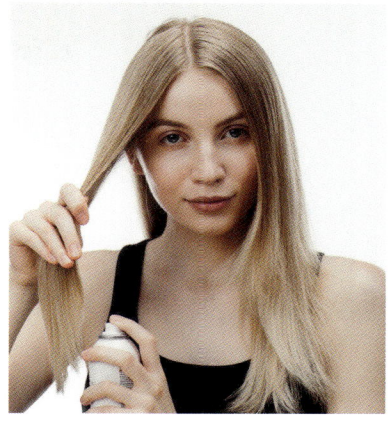

1. VORBEREITEN

Einen Seitenscheitel ziehen und das Haar in vier dicke Passées ab- teilen. Strähne für Strähne mit Haar- lack oder extrastarkem Haarspray ausreichend benetzen.

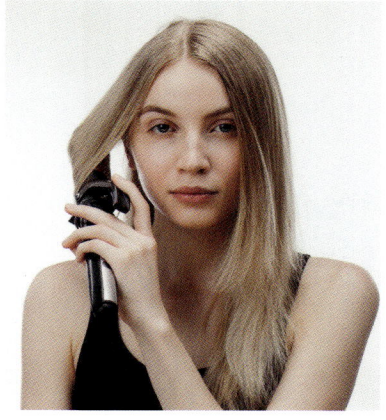

2. EINDREHEN

Jeweils eine dicke Strähne über einen Lockenstab mit großem Durchmesser wickeln. Achtung: Die Spitzen beim Eindrehen nicht abknicken, das sieht im Ergebnis unschön aus.

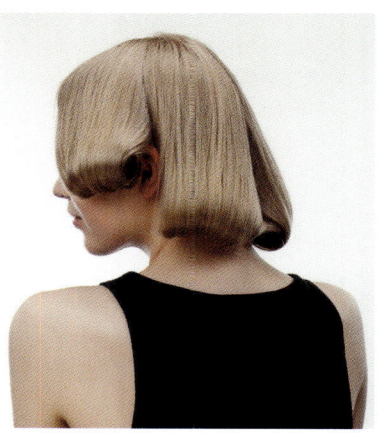

3. AUSKÜHLEN

Die großen Locken direkt am Haar- ansatz mit jeweils mehreren Clips feststecken und gründlich auskühlen lassen. Je länger, desto haltbarer ist der Look.

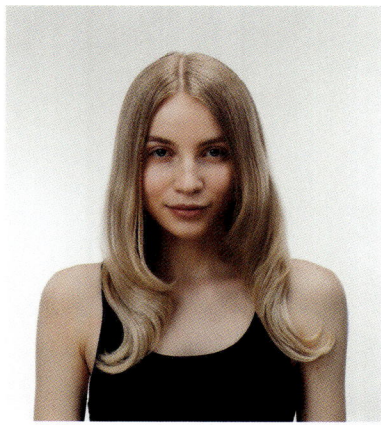

4. STYLEN

Nach der Auskühlzeit die Clips vor- sichtig lösen und das Ganze für weiche Locken in Form bürsten, für strukturierte Korkenzieherlocken nur mit den Fingern formen.

OPULENTE LOCKEN

Es ist einfach so: Wer glattes Haar hat, wünscht sich nichts mehr als Locken, und Frauen mit Wellen träumen von einem Sleek-Look. Mit diesem Superdreh lässt sich selbst ultraglattes Haar Strähne für Strähne in ganz natürlich wirkende Spiral-Curls verwandeln.

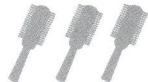

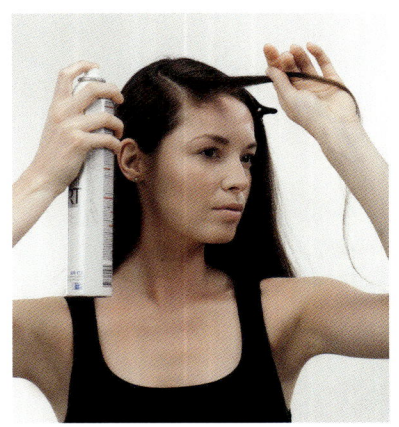

1. BESPRÜHEN

Einen Seitenscheitel ziehen und eine dünne Strähne mit Haarlack besprühen, bis sie leicht feucht glänzt. Das übrige Haar auf der Seite wegclippen, so arbeitet es sich leichter.

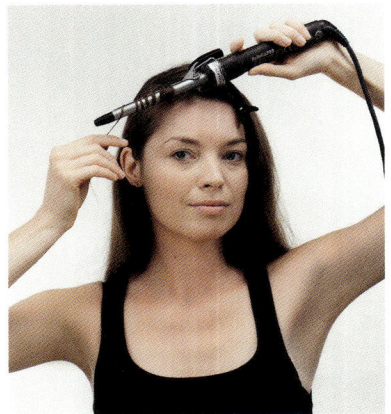

2. CURLEN

Die abgeteilte Haarsträhne mit den Fingern um sich selbst drehen und so getwistet sorgfältig über einen Lockenstab mit kleinem Durchmesser wickeln.

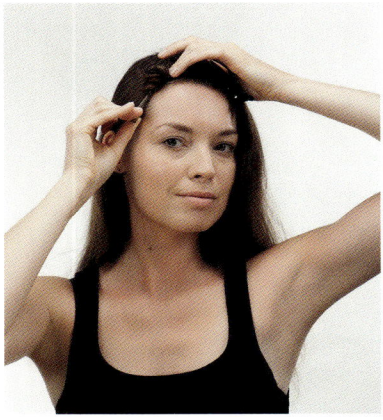

3. FESTCLIPPEN

Den Lockenstab ganz vorsichtig herausziehen, die Locke gut mit der Hand festhalten und mit einem Haarclip direkt am Ansatz sicher befestigen.

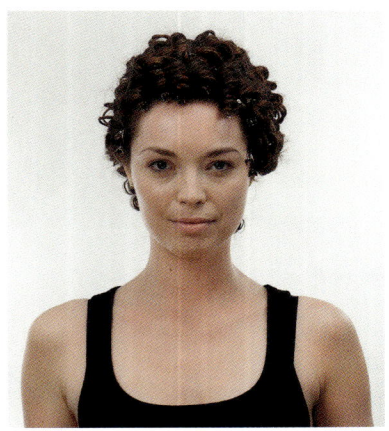

4. TROCKNEN

So weiterverfahren, bis das gesamte Haar in feinen Strähnchen eingedreht und am Kopf festgeclippt ist. Ist die letzte Locke ausgekühlt, kann es weitergehen.

5. LÖSEN

Nach dem Auskühlen der Haare die Clips lösen. Achtung: Das Haar danach nicht bürsten, sondern nur mit den Fingern aufziehen, damit die Lockenstruktur erhalten bleibt.

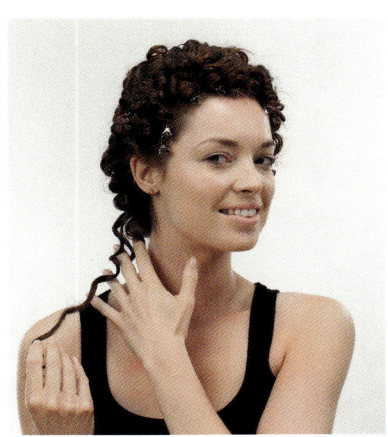

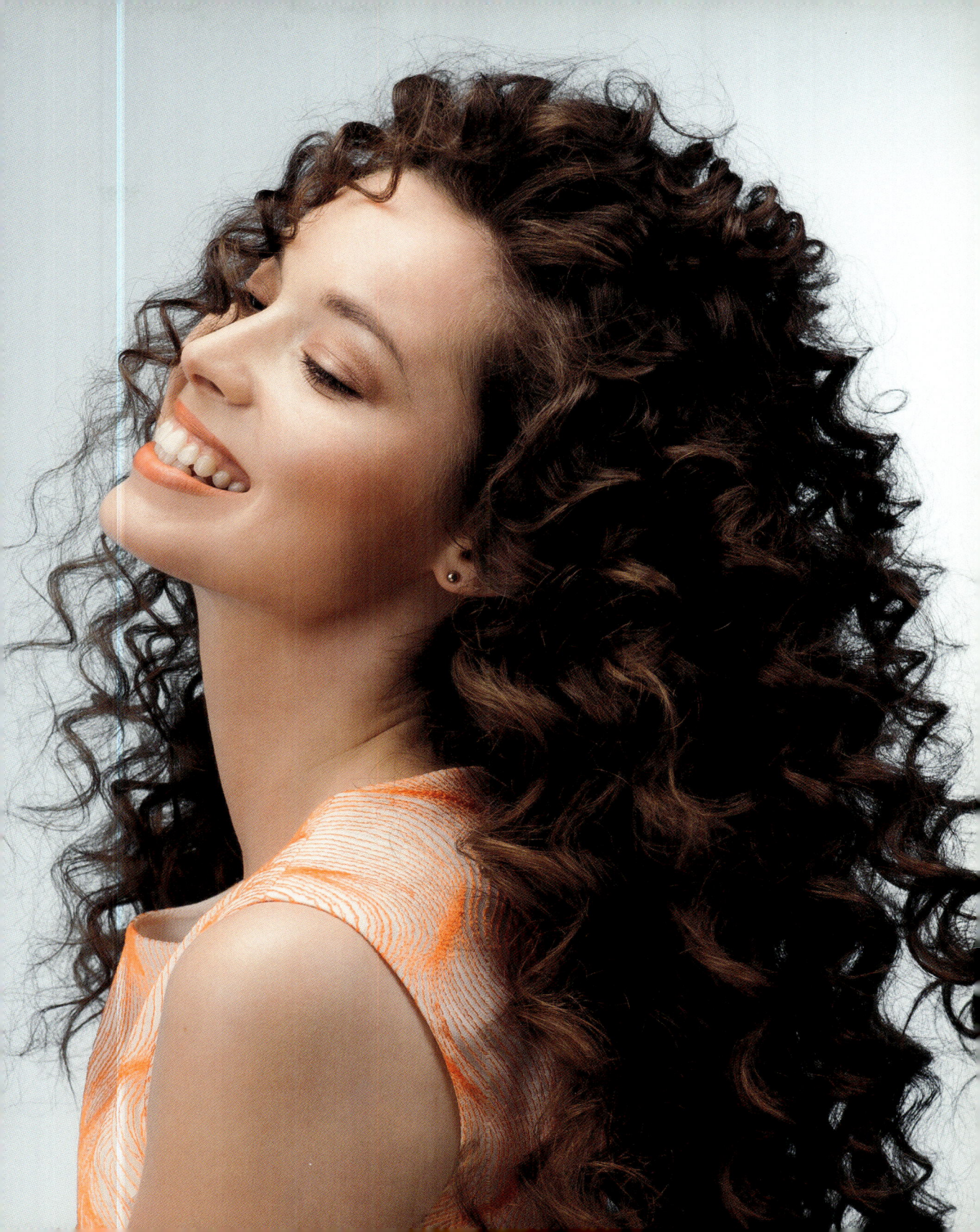

UPDO MIT CURLY TOUCH

Dieser Dreh ist toll für mindestens schulterlanges Haar und hat einen besonderen Pfiff: Kleine Passées werden über den Finger zu weichen Curls gedreht und am Oberkopf festgesteckt. Sehr feminin – und äußerst glamourös.

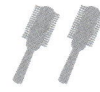

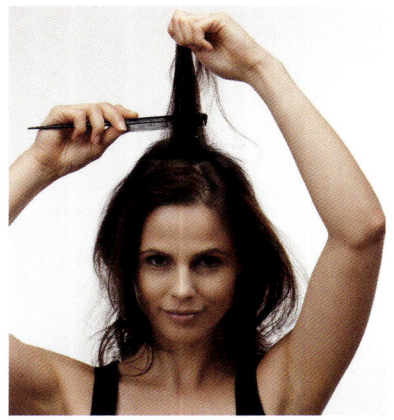

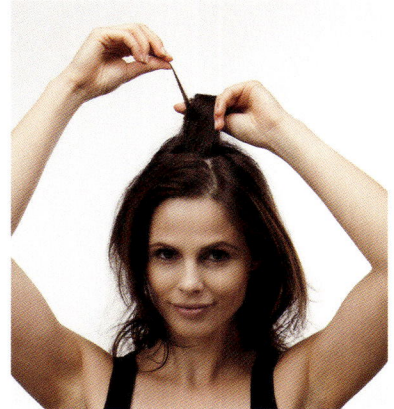

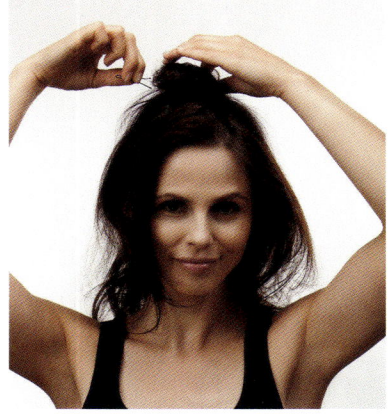

1. TOUPIEREN
Einen Seitenscheitel ziehen und eine relativ dünne Strähne am Oberkopf mit einem Stielkamm kräftig toupieren. Bei sehr weichem Haar etwas Strukturspray verwenden.

2. DREHEN
Die toupierte Strähne über zwei Finger nicht zu stramm einrollen – Spitzen dabei nicht abknicken. Rolle mit der anderen Hand festhalten und die Finger vorsichtig herausziehen.

3. FESTSTECKEN
Mit mehreren Haarnadeln oder -klemmen fixieren. Dabei darauf achten, dass sie unsichtbar in der Frisur verschwinden und die Haarrolle nicht platt gedrückt wird.

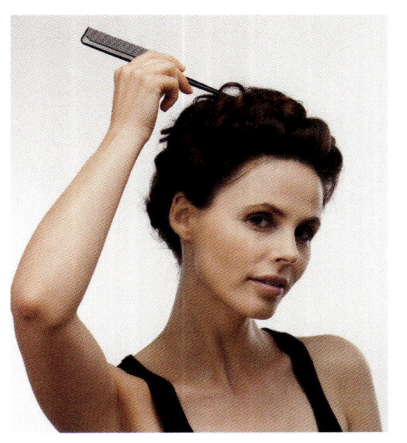

4. AUFLOCKERN
Das restliche Haar wie in Schritt 1 bis 3 beschrieben Strähne für Strähne einrollen. Zum Schluss die Curls mit der Spitze des Stielkamms ein wenig heben und auflockern.

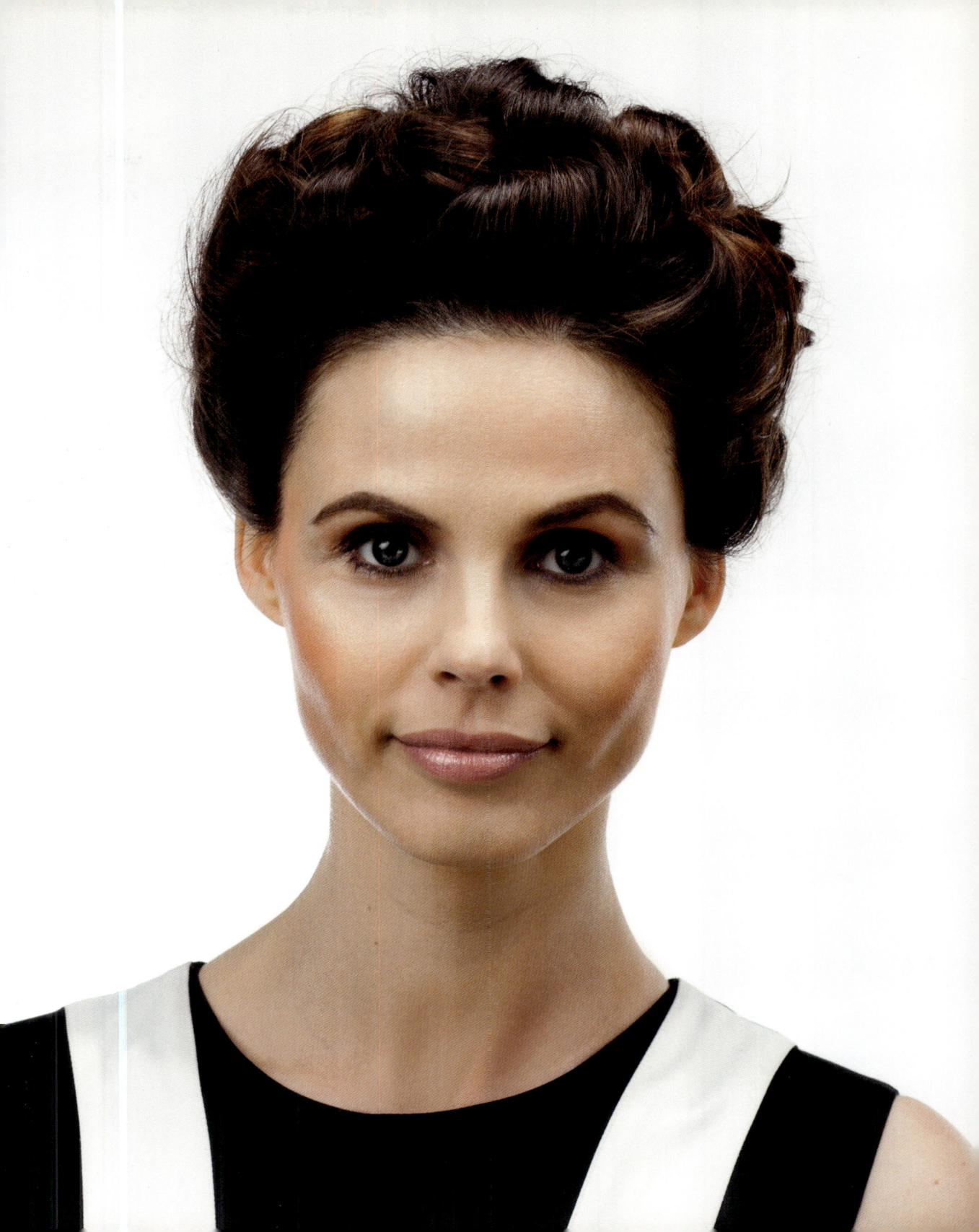

AFRO-VOLUMEN

Das typische Problem bei Afro-Locken und Naturkrause: Das Haar wirkt wie eine undefinierte Masse. Diesem Zuckerwatte-Look kann man entgegenwirken. Diffusoraufsatz und Stylingprodukte sorgen für definierte und gebändigte Ansätze.

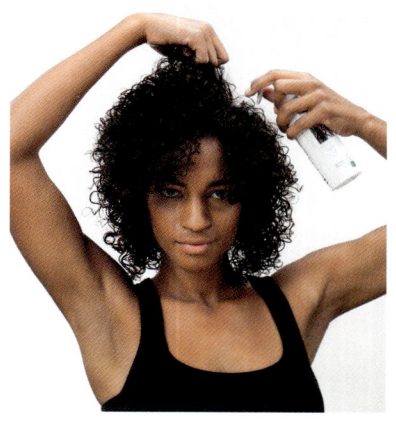

1. FESTIGEN

Nach der Wäsche ein thermoaktives Föhnspray in die feuchten Locken sprühen. Es sorgt für Volumen, gibt Glanz und Struktur und schützt das Haar vor der Föhnhitze.

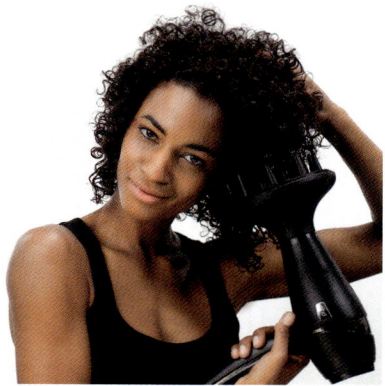

2. TROCKNEN

Haare mit einem Föhn mit Diffusoraufsatz trocken. Er wird nur ans Haar gehalten und verhindert, dass sich die Locken durch den starken Luftstrom aufplustern.

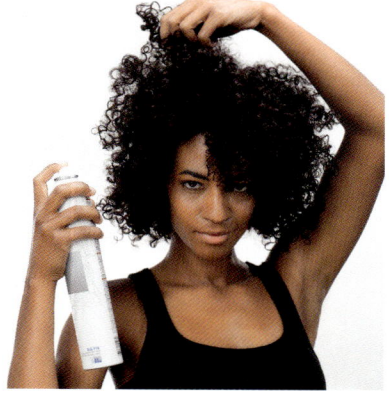

3. AUFLOCKERN

Einzelne Partien mit den Fingern anheben und von unten etwas Haarspray oder Haarlack einsprühen. Dabei das Volumen nach Belieben verteilen.

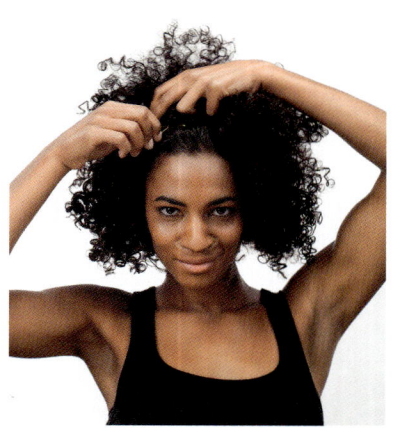

4. FESTSTECKEN

Ansatz an der Stirnpartie nach hinten bürsten und zweifingerbreit vom Ansatz entfernt mit Haarklemmen feststecken. Mit Haarlack fixieren und die Klemmen wieder entfernen.

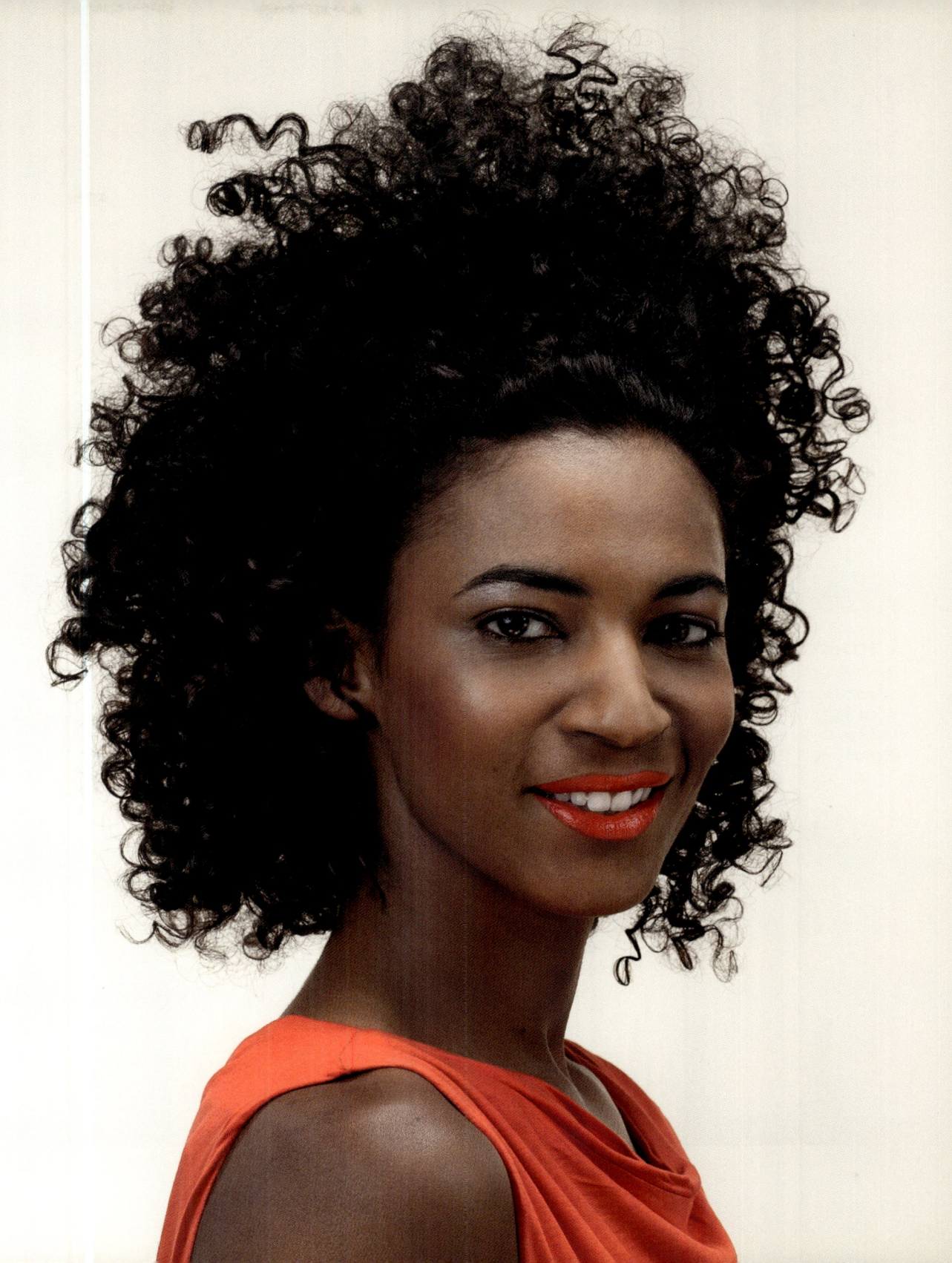

LOCKEN-CHIGNON

Weich, weiblich und romantisch soll es sein? Dann ist dieser Knoten mit sanften Locken genau das Richtige. Für die Curls braucht man ein klein wenig Zeit – doch bei dem Ergebnis lohnt sich das!

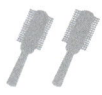

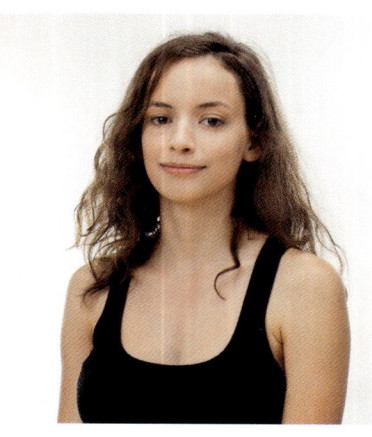

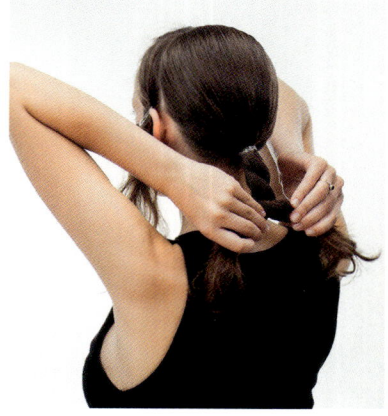

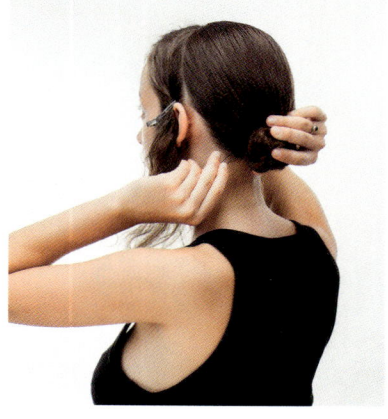

1. VORBEREITEN
Die Frisur ist perfekt für mindestens schulterlanges Haar. Die Haarstruktur ist gleichgültig, aber bei Naturlocken fällt das ein wenig aufwendige Eindrehen weg.

2. ABBINDEN
Seitlich zwei dicke Haarstränge mit Clips fixieren. Das übrige Haar zu einem Zopf abbinden, in zwei Strähnen teilen, gegeneinander verdrehen und mit einem Haargummi fixieren.

3. KNOTEN
Den geflochtenen Zopf zu einer Schnecke am unteren Hinterkopf aufrollen, sodass sich ein runder Dutt ergibt. Mit Haarnadeln möglichst unsichtbar sicher feststecken.

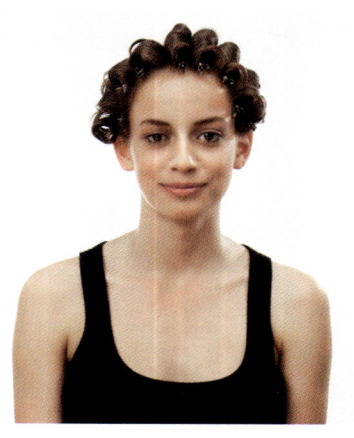

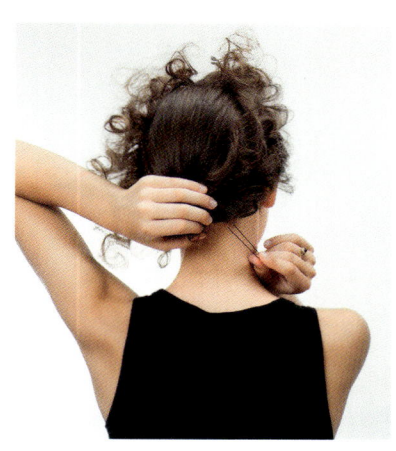

4. EINDREHEN
Haarspray auf die seitlichen Stränge sprühen, jeweils ein dünnes Strähnchen über den Mittelfinger eindrehen und festclippen. Nach zehn Minuten die Clips entfernen, Locken mit den Fingern aufziehen.

5. FIXIEREN
Die lockige Vorderpartie locker nach hinten nehmen und rund um den Knoten mit Haarnadeln nicht zu akkurat feststecken.

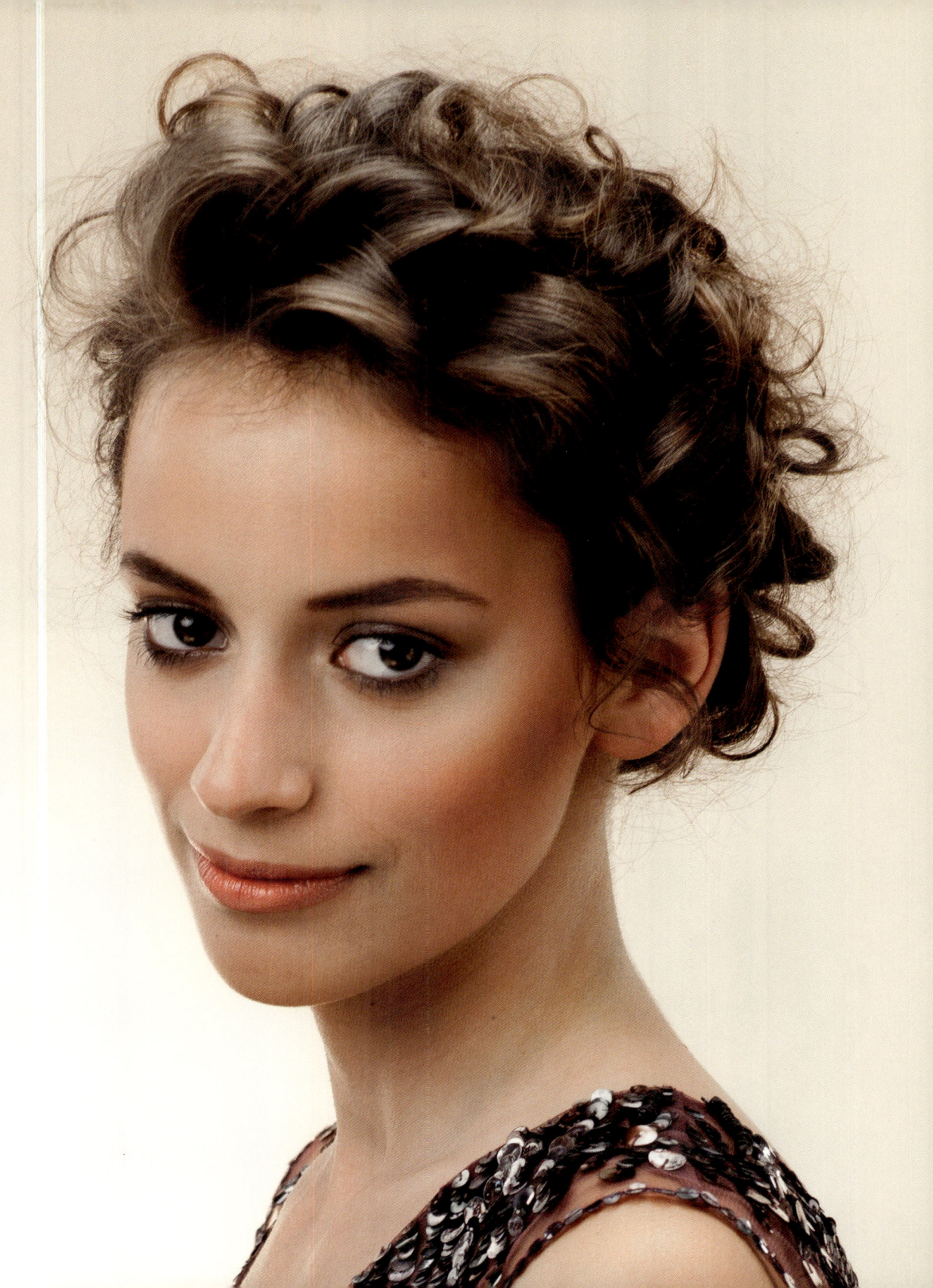

SCHRÄGER POMPADOUR

Starke Naturlocken oder auch eine echte Afro-Mähne sind meist nicht so leicht zu bändigen. Hier kommt eine Hochsteckfrisur, die die Locken zum wahren Schmuckstück macht – und das mit wenigen Handgriffen, also auch, wenn's schnell gehen muss.

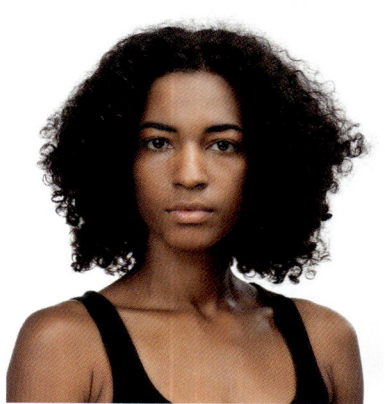

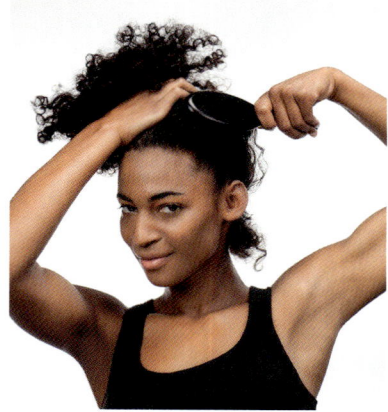

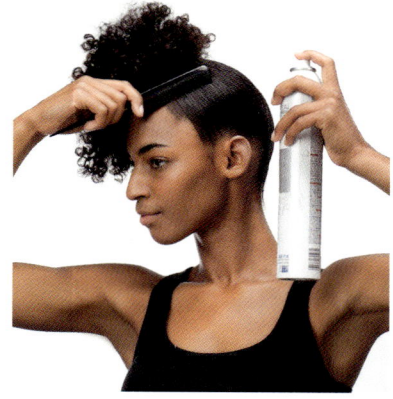

1. VORBEREITEN
Der Pompadour ist ideal für kinn- bis schulterlanges Haar. Ist das Haar deutlich länger, muss man es etwas aufwendiger mit Haarnadeln zu einem Tuff formen.

2. HOCHBÜRSTEN
Das gesamte Haar mit einer Frisierbürste auf eine Seite des Oberkopfs bürsten und den hohen Zopf mit einem transparenten Haargummi abbinden.

3. GLÄTTEN
Für einen Wet-Effekt das Haar mit viel Haarlack besprühen und mit einem Frisierkamm nachglätten. So bekommt selbst eine starke Krause einen Sleek-Look.

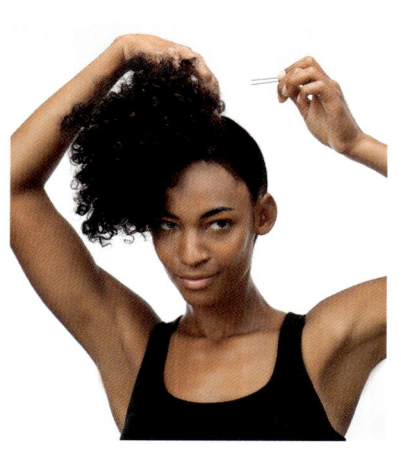

4. FIXIEREN
Den so entstandenen Pompadour oder Tuff am vorderen Oberkopf mithilfe einiger Haarnadeln in Form bringen, sodass er schön rund erscheint und das Haar nicht zu hoch absteht.

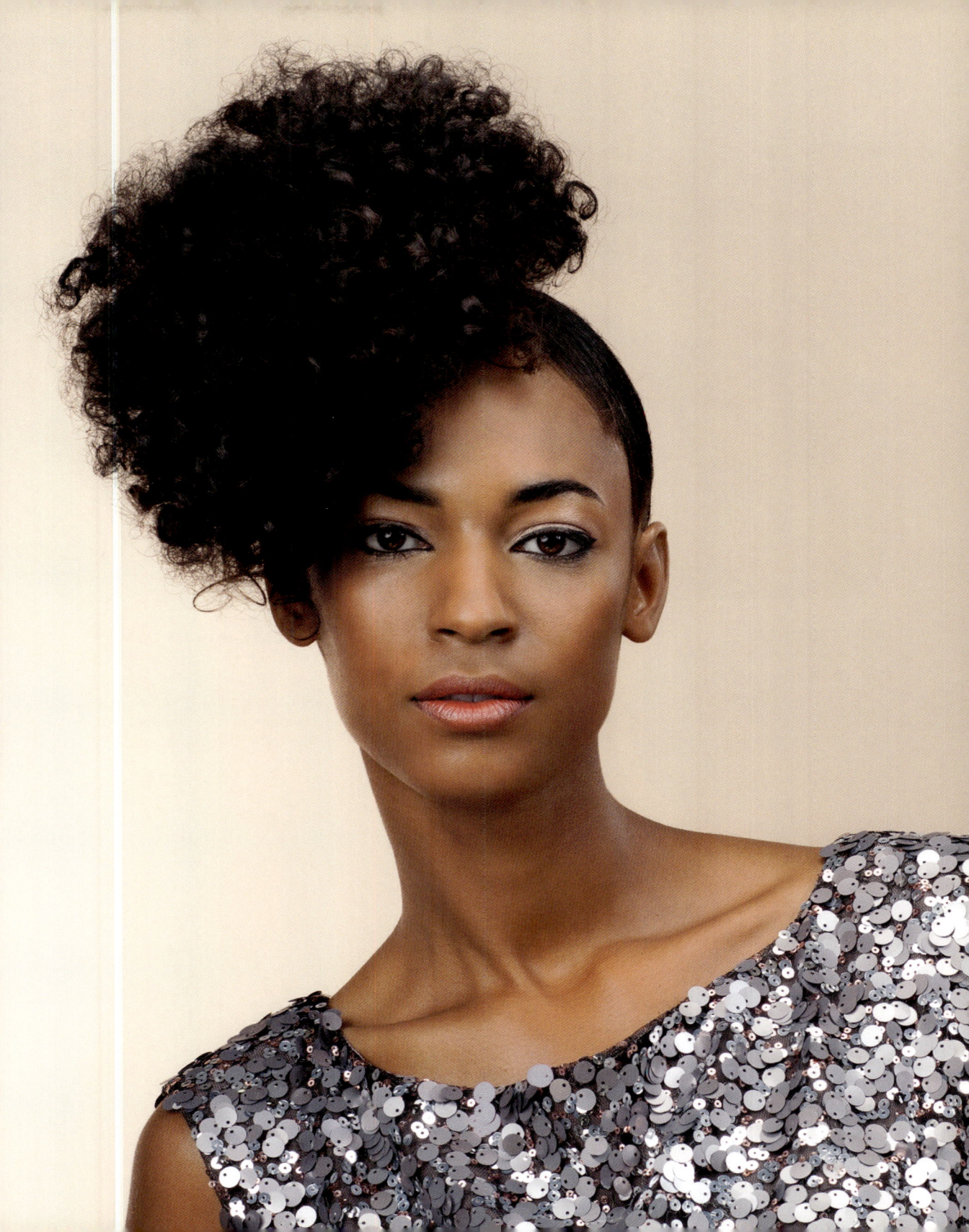

SOFT CURLS MIT VOLUMEN

Big Hair kommt eigentlich nie aus der Mode. Bei diesem Styling werden weiche Naturwellen mit viel Volumen am Oberkopf kombiniert. Das Ergebnis: ein sehr weiblicher Look mit einem Hauch von Glamour à la Hollywood.

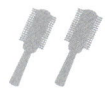

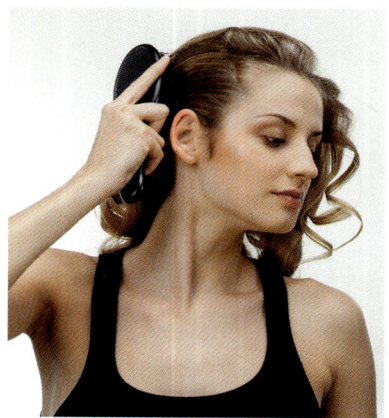

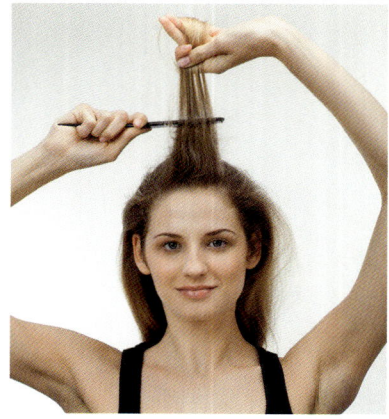

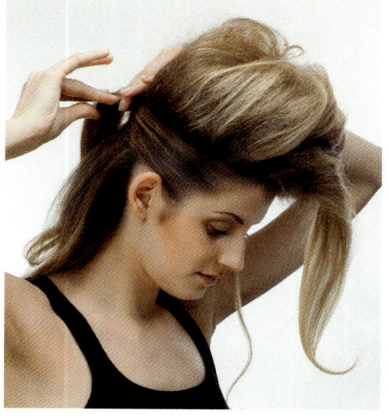

1. GLATT BÜRSTEN
Das Haar im Schläfenbereich mit einer Frisierbürste straff nach hinten bürsten, dabei viel Haarlack zum Fixieren und für Glanz aufsprühen – ein leichter Wet-Look ist erwünscht.

2. TOUPIEREN
Das restliche Haar auf dem vorderen Oberkopf kräftig toupieren, Strukturspray einsprühen, das gibt Extra-Volumen und sorgt dafür, dass das Haar nicht zusammenfällt.

3. ZUSAMMENNEHMEN
Die in Schritt 1 nach hinten gebürsteten, geglätteten Seitenpartien am Hinterkopf mit einem transparenten Haargummi zusammenbinden. Das toupierte Haar darüber fallen lassen.

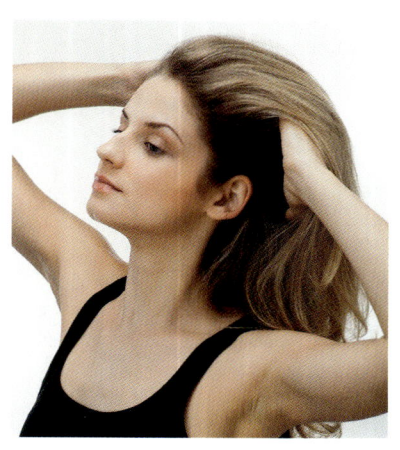

4. AUFLOCKERN
Mit beiden Händen in das Deckhaar fassen und mit sanft strubbelnden Bewegungen den Look noch ein wenig auflockern. Als Finishing etwas Haarspray oder -lack aufsprühen.

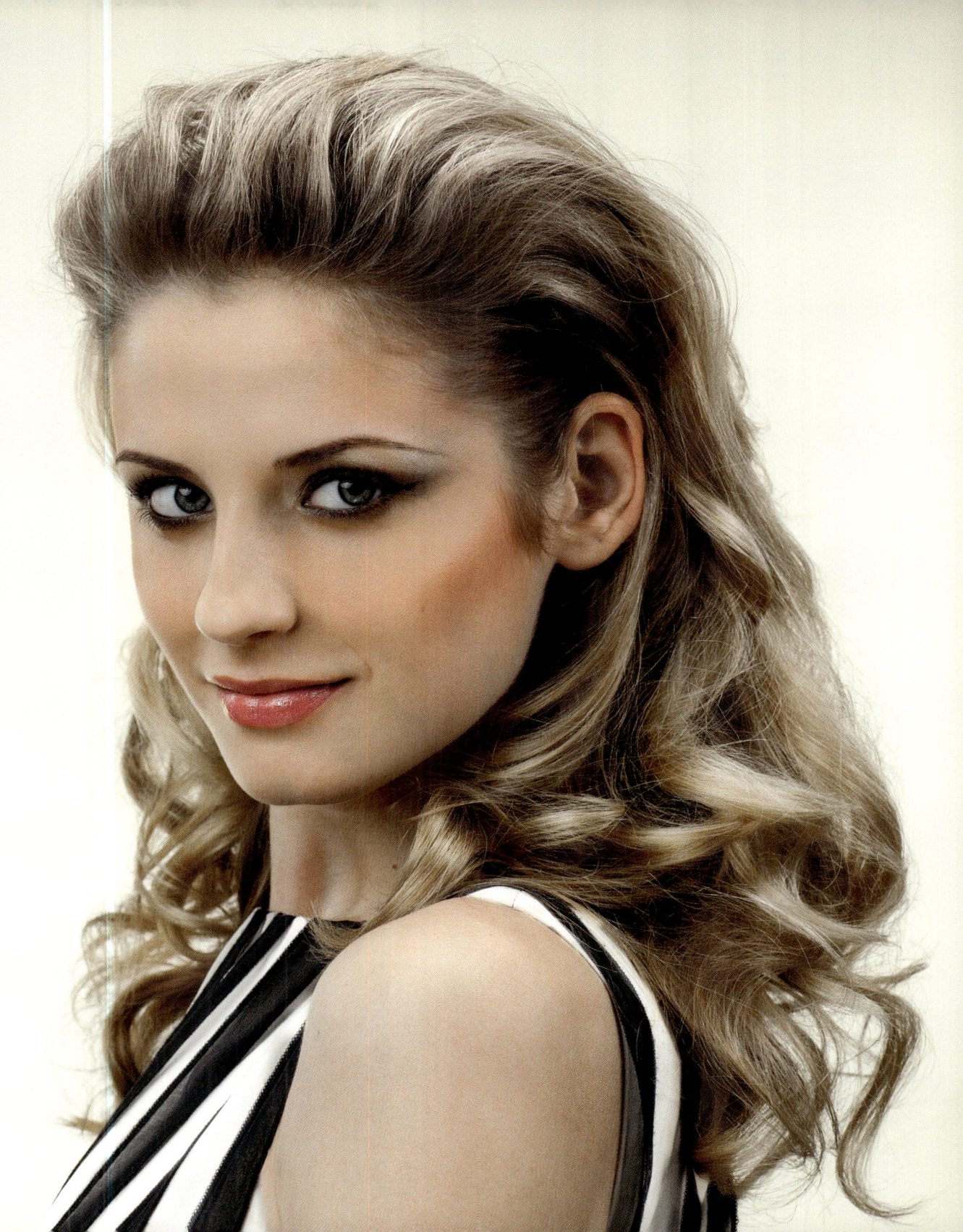

GRUNDTECHNIKEN
WELLEN

Sanfte großzügige Glamour-Waves oder Hippie-Krepp?
Mit unterschiedlichen Stylingtechniken lassen sich verblüffend
variantenreiche Wellen-Looks kreieren.

KLETTWICKLER

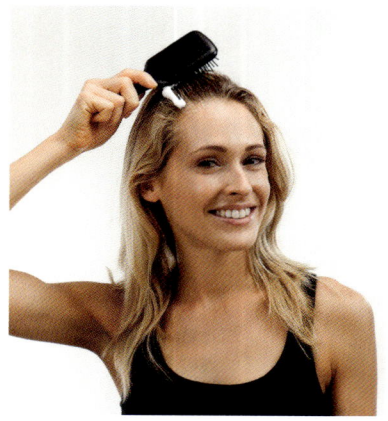
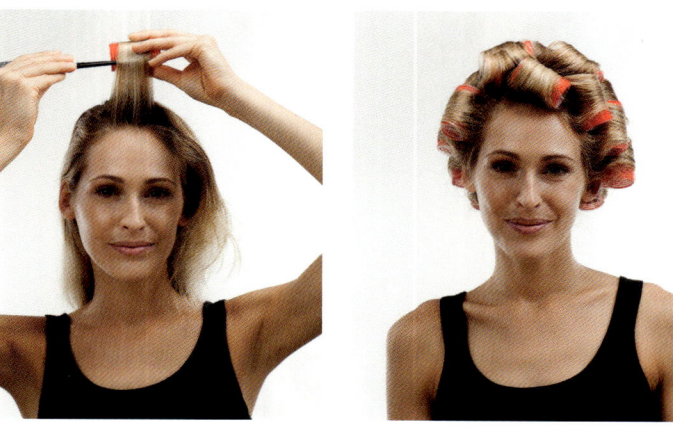

1. VORBEREITEN
Etwas Schaumfestiger oder Stylingmousse auf eine Paddel- oder Skelettbürste geben und damit vom Ansatz
bis zu den Spitzen durch das nasse
oder trockene Haar fahren.

2. AUFWICKELN
Beginnend am vorderen Oberkopf
das Haar auf Klettwickler mit gewünschtem Durchmesser wickeln.
Mit einem Stielkamm arbeiten,
damit die Spitzen nicht abknicken.

3. TROCKNEN
Danach die Seitenpartien, dann das
Haar am Hinterkopf auf Wickler
drehen, bis das komplette Haar auf-
gedreht ist. Mit dem Föhn oder der
Trockenhaube gründlich trocknen.

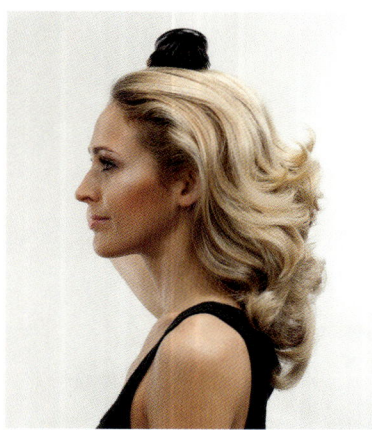

4. AUSBÜRSTEN
Wichtig: Das Haar danach gut auskühlen lassen, so halten die Wellen
deutlich länger. Klettwickler entfernen und das Haar über den Kopf nach
hinten in Form bürsten. Haarlack
sorgt für guten Halt.

HAFTBAR

Klettwickler, auch Velcro-Rollers genannt, gibt es in unterschiedlichen Größen von 12-mm-Minis bis zu Jumbo-Wicklern mit einem Durchmesser von 73 mm. Grundsätzlich gilt: Je größer die Wickler, um so weicher und größer werden auch die Wellen. Solche mit sehr kleinem Durchmesser zaubern eher Locken und Löckchen. Wichtig beim Aufwickeln: Jede Strähne vorher glatt kämmen, damit sich die Haare nicht zwischen den feinen Kunststoffwiderhaken verheddern, Spitzen immer sauber eindrehen und beim Abwickeln vorsichtig sein, damit man sich dabei keine Haare ausreißt.

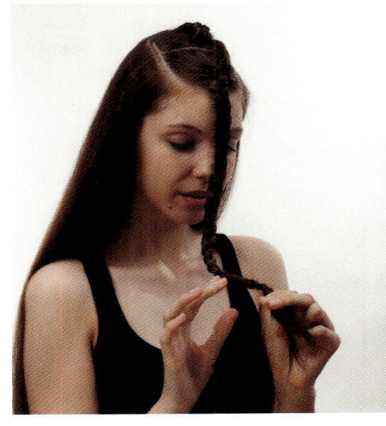

1. FLECHTEN

Das Haar mit zwei Scheiteln in drei Partien abteilen. Am Vorderkopf beginnend eine dicke Strähne nach vorn zu einem Zopf flechten, Ende mit einem Haargummi abbinden.

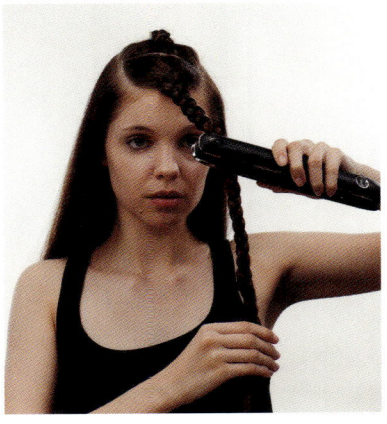

2. VERSTÄRKEN

Den geflochtenen Zopf mit sanftem Druck mit einem Glätteisen Stück für Stück erwärmen. Die Wärme verstärkt die Kreppstruktur, die durch das Flechten entsteht.

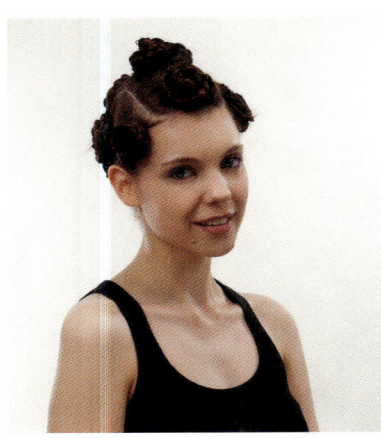

3. AUFDREHEN

So weiterverfahren und rund acht bis zehn geflochtene und geglättete Zöpfe herstellen. Jeweils zu einer Schnecke aufdrehen und mit Haarclips am Kopf fixieren.

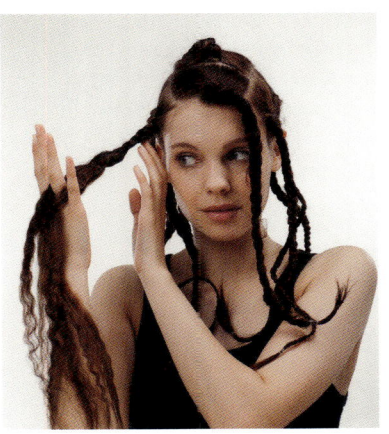

4. LÖSEN

Idealerweise das Flechtwerk über Nacht tragen, einige Stunden tagsüber tun es auch. Haarclips und Haargummis entfernen, Zöpfe sanft mit den Fingern aufziehen.

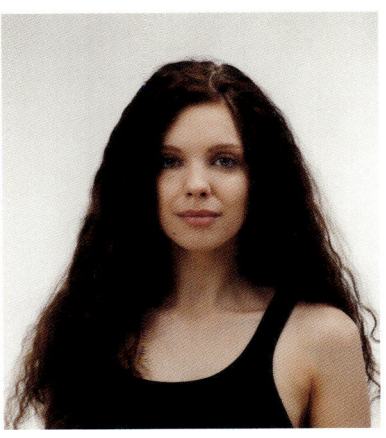

5. STYLEN

Das Haar nicht ausbürsten oder kämmen, um die Struktur nicht zu zerstören, sondern nur mit den Fingern und etwas Stylingcreme oder Haarwachs in Form bringen.

WILDE WELLEN

Großzügige, glamouröse Wellen, aber bitte keine »süßen« Puppen-locken? Das funktioniert auch bei ganz glatten Haaren völlig ohne chemische Umformung. Ein Lockenstab mit mittlerem Durch-messer und die richtige Fixiermethode machen's möglich.

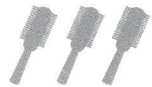

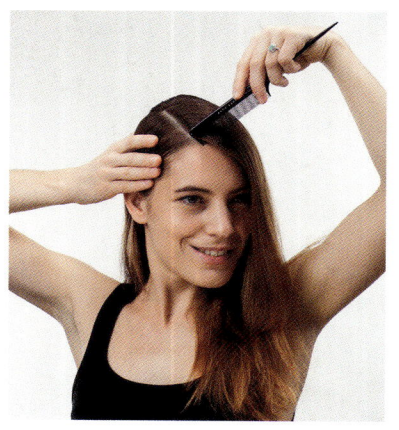

1. ABTEILEN
Der Look ist ideal für langes Haar etwa ab Schulterlänge. Zunächst einen akkuraten Seitenscheitel ziehen und an der Vorderpartie eine relativ dünne Strähne abteilen.

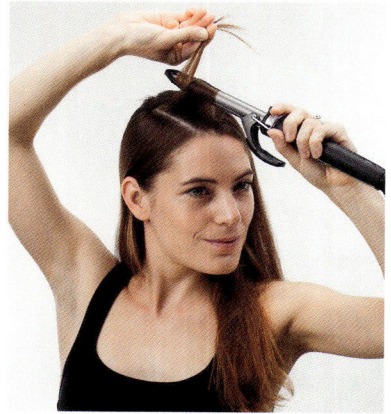

2. WELLEN
Etwas Hitzeschutzspray oder Haar-lack aufsprühen und über einen Lockenstab mit mittlerem Durch-messer wickeln. Die Spitzen dabei sehr sorgfältig mit eindrehen.

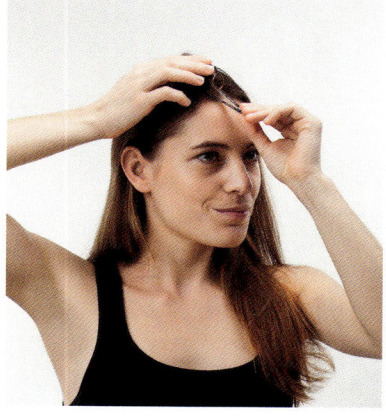

3. FESTSTECKEN
Die Locke festhalten, den Lockenstab vorsichtig herausziehen und das Ganze mit einem Haarclip fixieren. Das gesamte Haar nach dieser Methode eindrehen.

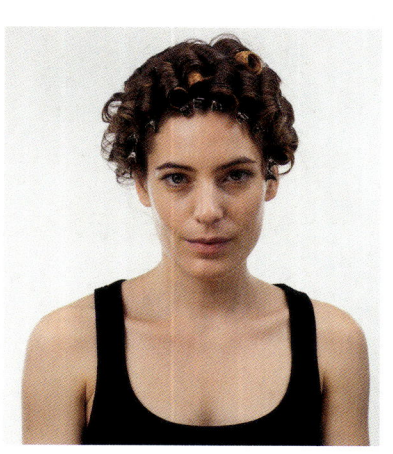

4. WARTEN
Nachdem das ganze Haar in Locken auf dem Kopf fixiert ist, gut abkühlen lassen und die Clips nach und nach vorsichtig entfernen.

5. AUSBÜRSTEN
Im Nacken beginnend Locke für Locke vorsichtig mit der Hand am Ende auf-nehmen und mit einer Frisierbürste in die Hand ausbürsten. Zum Schluss das Haar nur leicht aufschütteln.

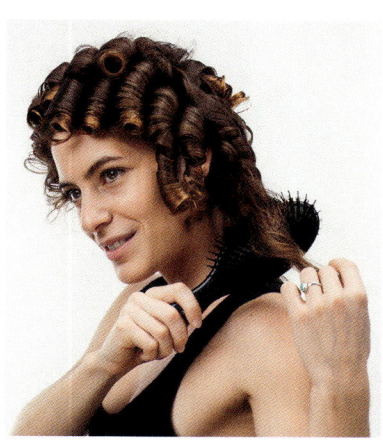

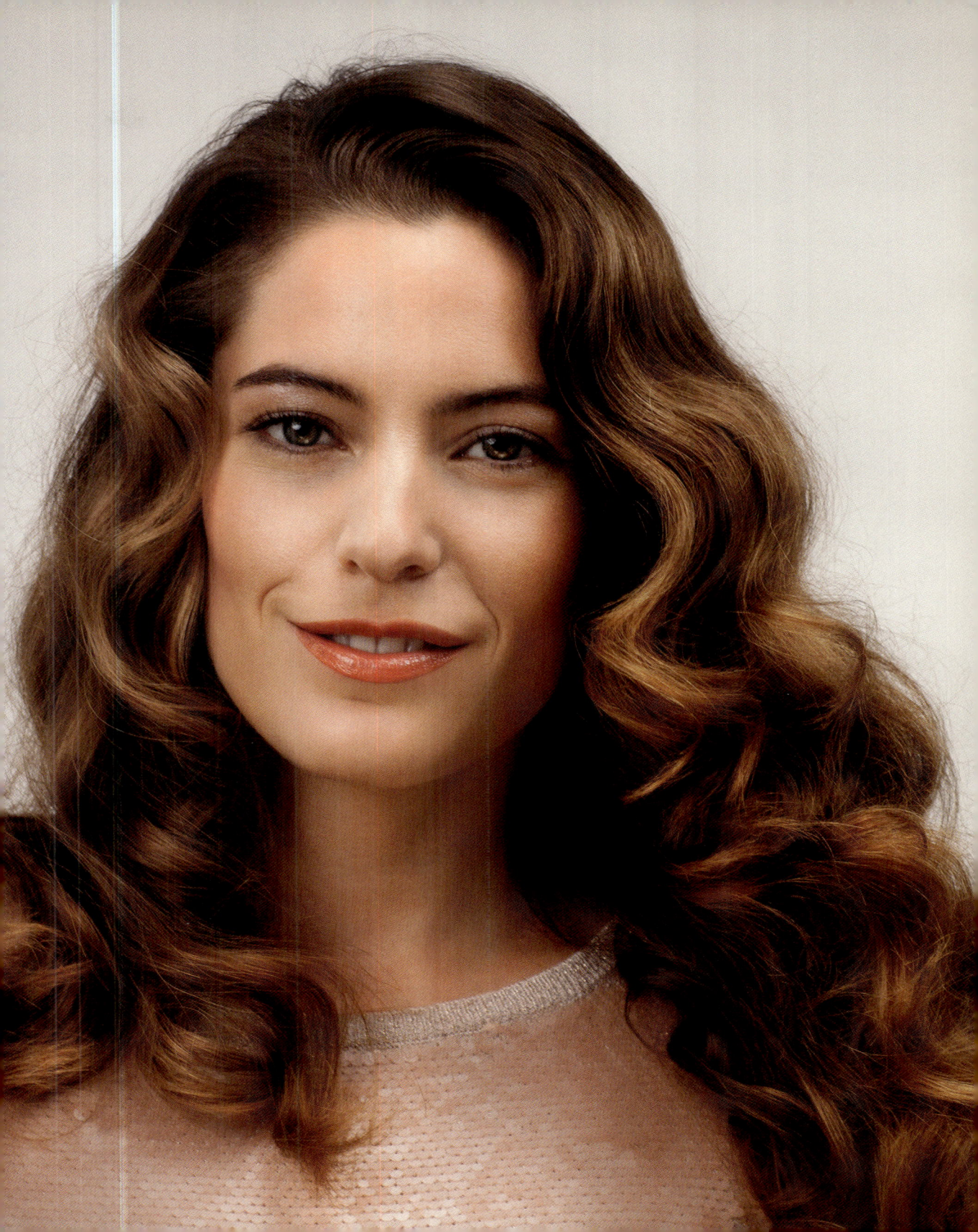

SIDE-SWEPT MIT LOCKEN

Asymmetrische Frisuren sind immer ein Highlight. Sie lassen das Haar aus jedem Blickwinkel komplett anders wirken und betonen die Schokoladenseite. Geradezu Hollywood-like ist dieser seitliche Locken-Look mit Wow-Faktor.

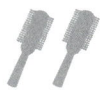

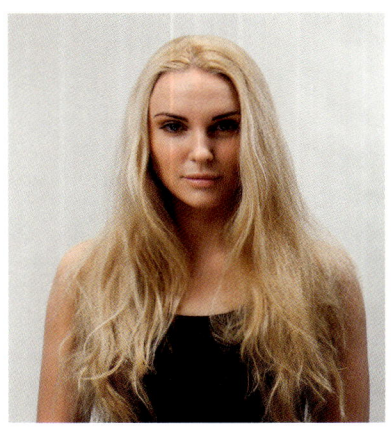

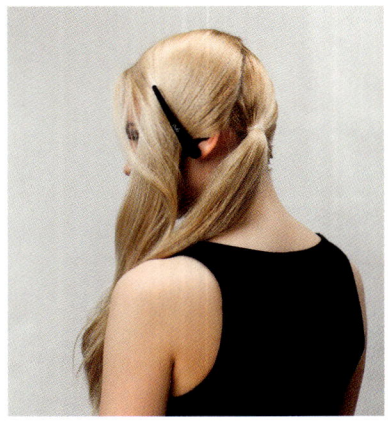

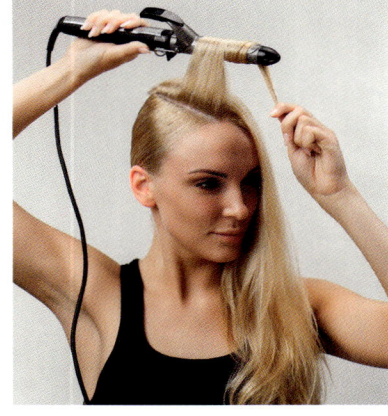

1. SCHEITELN
Für diesen Look sollte das Haar mindestens schulterlang sein. Die Haarstruktur kann glatt sein, für die Glamour-Waves sorgt der Locken-stab. Einen Seitenscheitel ziehen.

2. TRENNEN
Das Haar zu einer Seite bürsten und hinter dem Ohr zum Zopf abbinden. Das restliche Haar mit einem großen Haarclip abteilen, das erleichtert die Arbeit mit dem Lockenstab.

3. CURLEN
Jeweils eine dünne Strähne nicht zu fest um den Lockenstab wickeln. Lockenstab vorsichtig herausziehen, und die Locke sofort mit einem Haar-clip am Ansatz fixieren.

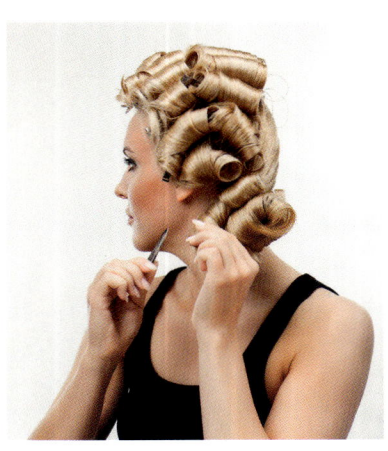

4. FESTCLIPPEN
So weiterverfahren, bis alle Strähnen zu Locken gedreht und festgeclippt sind. Die Locken für besseren Halt sehr gut auskühlen lassen, lösen und durchbürsten.

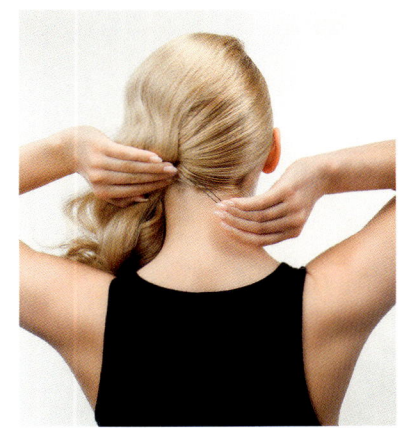

5. FIXIEREN
Die Locken seitlich am unteren Hinterkopf mit Haarnadeln möglichst unsichtbar feststecken und mit Haarlack gut fixieren.

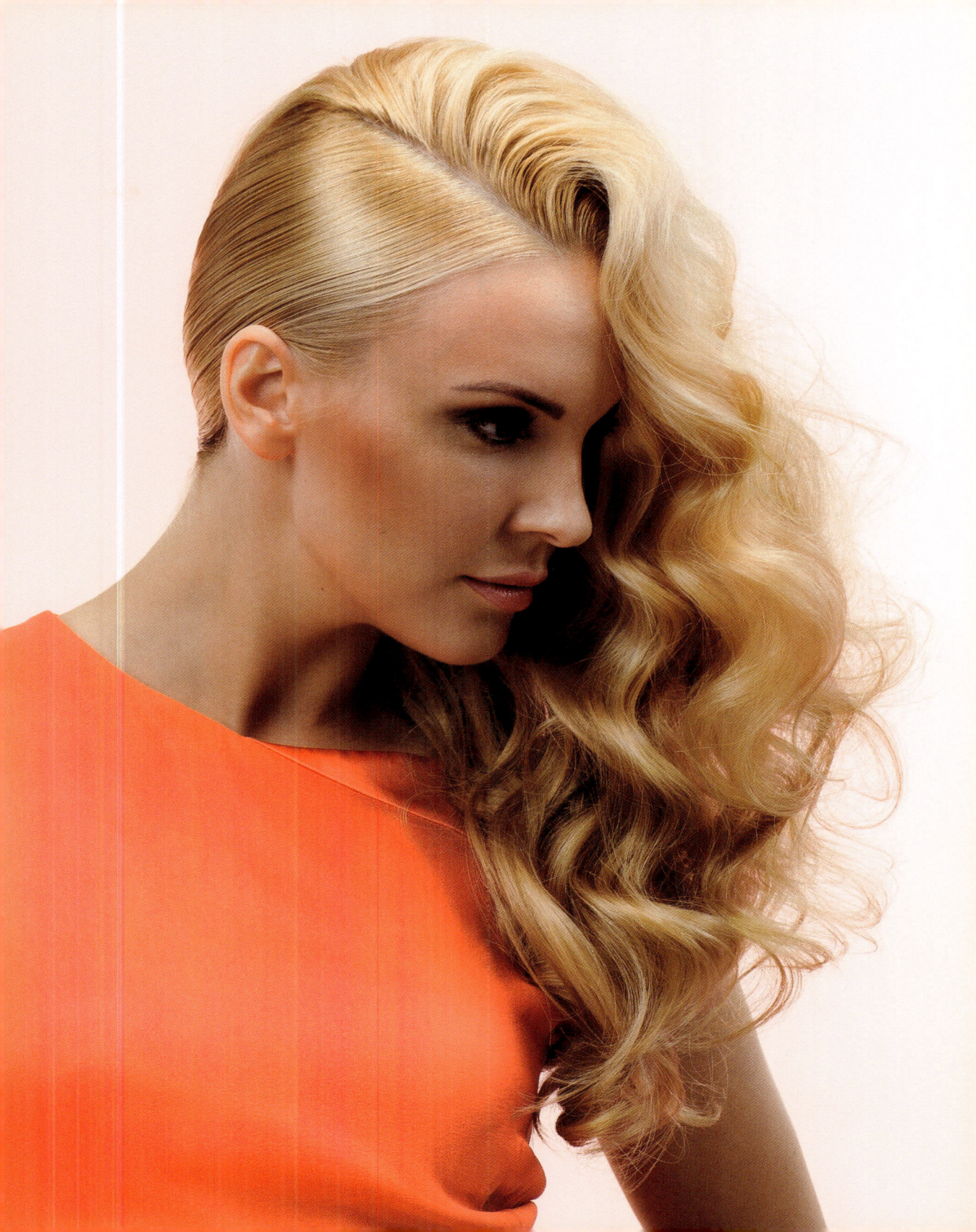

WELLEN MIT KONTRAST

Naturwellen sind nicht ganz leicht zu stylen und sehen oft immer gleich aus. Hier kommt die Lösung für mehr Abwechslung auf dem Kopf: Die Locken dürfen sich kringeln, der Pony präsentiert sich glatt – und aus schulterlang wird im Nu Kinnlänge.

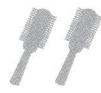

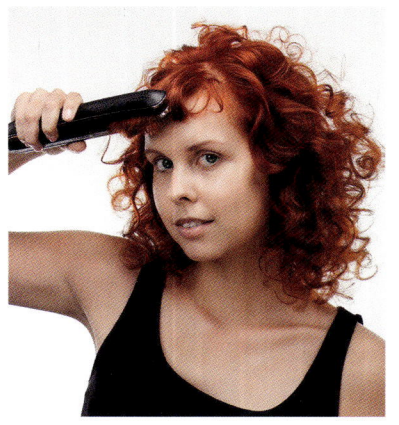

1. GLÄTTEN
Die wellige Ponypartie in zwei oder drei Passées abteilen und ohne viel Druck mit dem Glätteisen glätten. Wichtig: Vorher ein Hitzeschutz-produkt in das Haar geben.

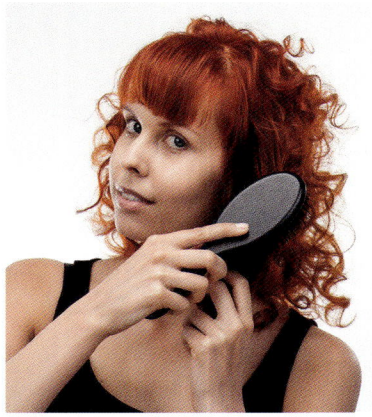

2. AUSBÜRSTEN
Die Locken mit einer Frisierbürste ausbürsten. Dabei nach jedem Strich mit der Hand nachglätten, eventuell etwas Haarlack oder Haarspray zum Fixieren darübersprühen.

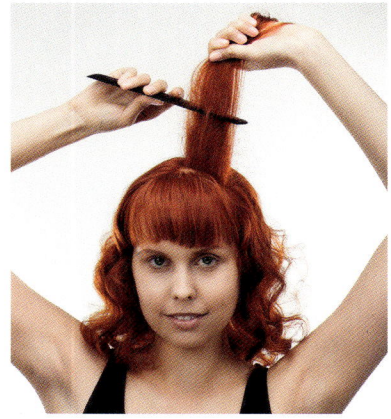

3. TOUPIEREN
Die Ansätze mit einem Kamm leicht antoupieren, so bekommt der Look mehr Volumen. Oberflächlich mit der Bürste wieder glatt bürsten und etwas Haarlack auf den Ansatz geben.

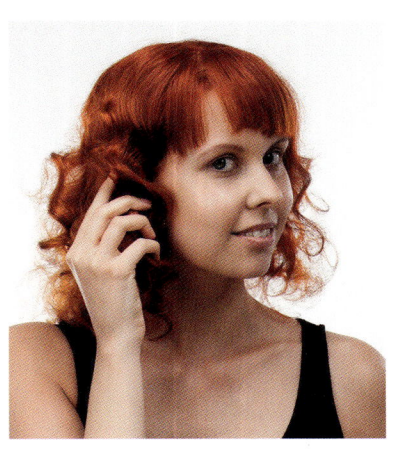

4. FORMEN
Die Locken mit den Händen zu Wellen formen. Dazu einzelne Passées in die Hand nehmen und sanft zusammen-mendrücken, so wirken die Wellen strukturierter.

5. FESTSTECKEN
Das Haar im Nacken mit einem trans-parenten Haargummi zu einem tiefen Zopf abbinden, Zopfende nach innen schlagen und mit Haarnadeln mög-lichst unsichtbar feststecken.

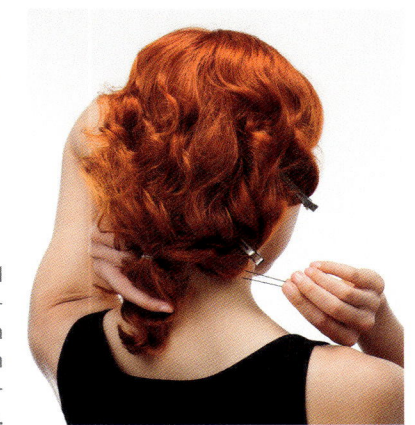

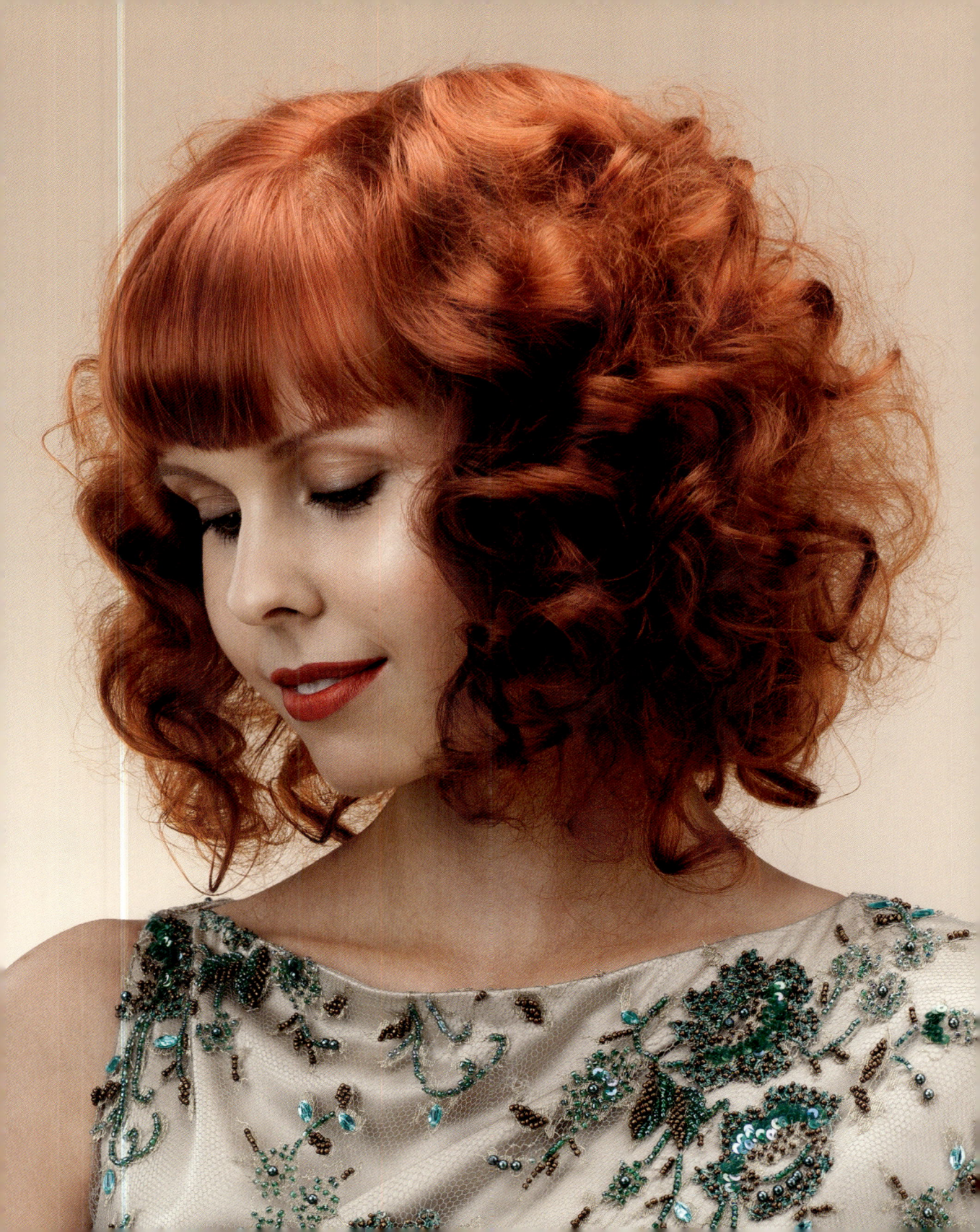

WEICHE WELLEN

Weiche Wellen wie in den Roaring Twenties? Bitte sehr!
Dieser Lockendreh eignet sich für ganz glattes Haar
ebenso wie für Naturwellen und ist ganz ohne Dauerwelle
schnell und easy gemacht.

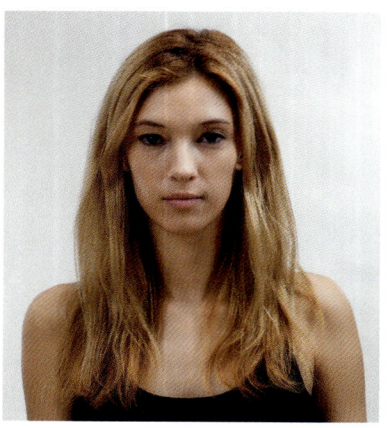

1. SCHEITELN
Besonders opulent und glamourös
wirken die Soft Waves in überschulterlangem Haar. Zunächst einen Seitenscheitel ziehen – mit Mittelscheitel
wirkt die Frisur komplett anders.

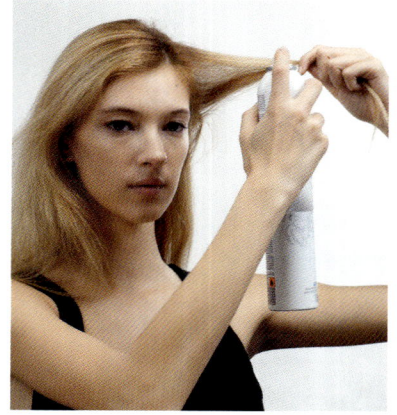

2. VORBEREITEN
Das Haar in dünne Passées abteilen
und diese mit Haarlack besprühen,
er hat eine festigende Wirkung und
sorgt für mehr Elastizität und einen
schönen Schwung der Wellen.

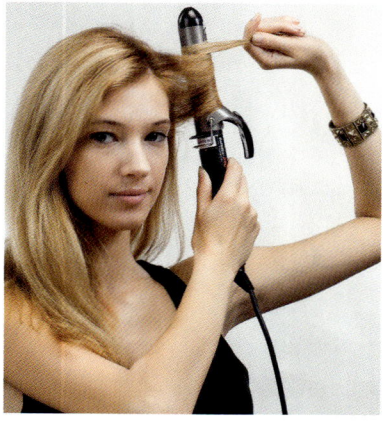

3. WELLEN
Die mit Haarlack benetzte Strähne
über einen Lockenstab mit großem
Durchmesser wickeln. Locke mit
der Hand festhalten, Lockenstab
vorsichtig herausziehen.

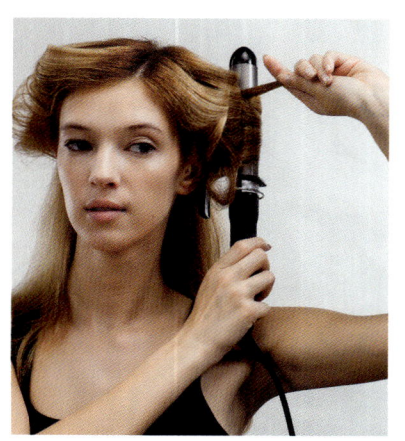

4. AUSKÜHLEN
Die aufgedrehte Locke mit einem
Haarclip fixieren. Alles gut auskühlen
lassen, Clips herausnehmen, Haar
vorsichtig ausbürsten und mit den
Fingern in Form ziehen.

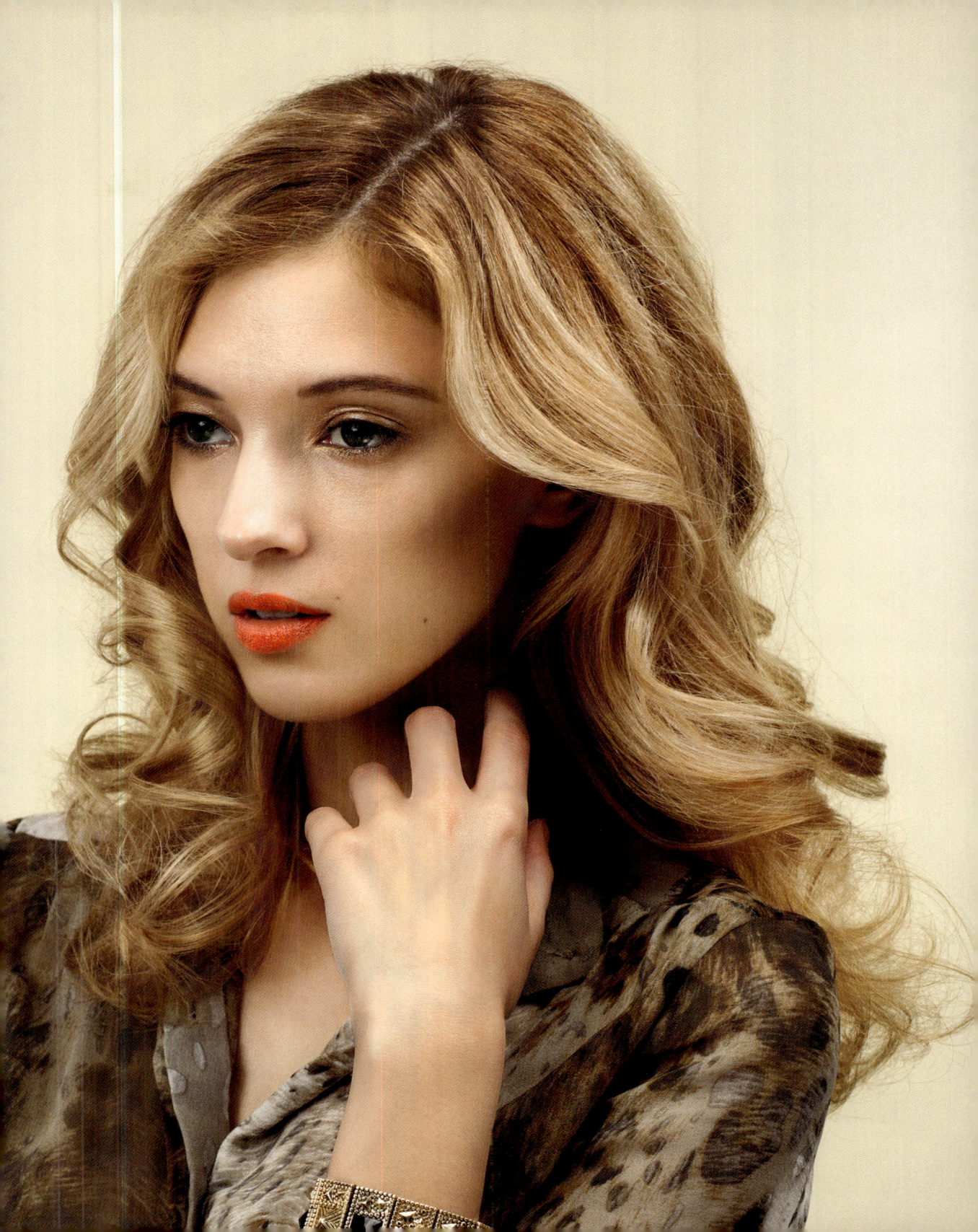

GRUNDTECHNIKEN
GLATTES HAAR

Ein eleganter Sleek-Look ist immer im Trend. Mit den richtigen Tricks und Glättmethoden lassen sich sowohl Locken wie Wellen und sogar ein störrischer Frizz in pure Seide verwandeln.

GLÄTTEISEN

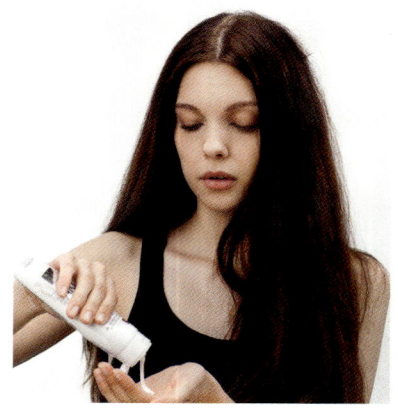

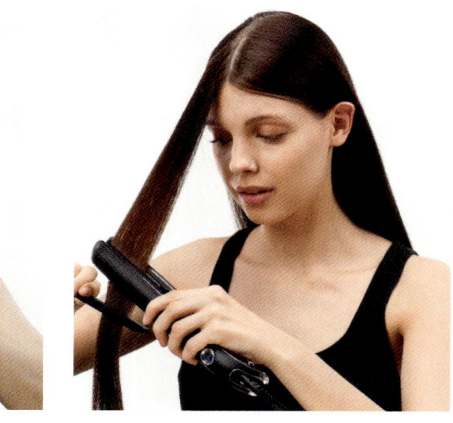

1. SCHÜTZEN
Ganz wichtig: Vor der Anwendung von Hitze-Tools ein Hitzeschutzprodukt ins Haar geben. Ein Glätteisen wird bis zu 220 Grad heiß, da braucht das Haar einen feinen Schutzfilm.

2. ABTEILEN
Einen Großteil des Haars auf eine Seite bürsten, mit einem großen Clip fixieren. Eine nicht zu dünne Strähne glatt kämmen und das Glätteisen auf Schläfenhöhe ins Haar schieben.

3. GLÄTTEN
Kurz unter dem Glätteisen einen Kamm ansetzen und während des Glättens mitführen. Das Glätteisen ohne großen Druck und zügig über die Strähne gleiten lassen.

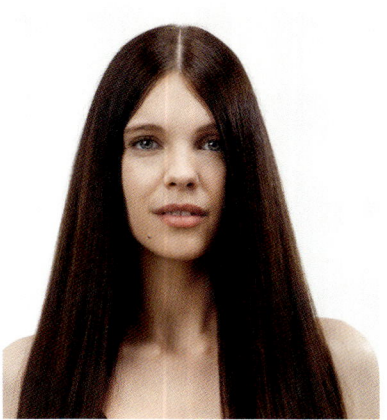

4. STYLEN
Damit der Glanz des geglätteten Haars noch besser zur Geltung kommt, eine kleine Menge Glättungsserum in den Handflächen verreiben und damit über das Haar fahren.

GLATT DURCH KERATIN

Wer sein Haar nicht täglich glätten möchte, kann beim Friseur ein sogenanntes Discipline-Treatment buchen, das gebändigtes Haar für bis zu zehn Haarwäschen ganz ohne Chemie verspricht. Ein Morpho-Keratin-Komplex sorgt von innen und außen für schönes glattes Haar. So funktioniert's: Eine Pflegeemulsion mit Keramiden und Aminosäuren wird auf das feuchte Haar aufgetragen und baut es von innen auf. Weizenproteine und positiv geladene Polymere verankern sich an der Haaroberfläche, wirken gegen Frizz und sorgen für Glanz vom Ansatz bis in die Spitzen.

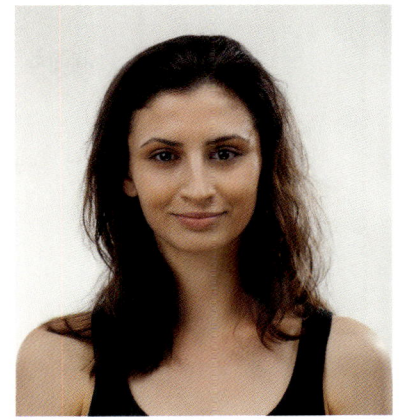

1. VORBEREITEN
Für das Föhnstyling mit Rundbürsten das Haar wie gewohnt shampoonieren, ausspülen, gut ausbürsten und mit dem Föhn gründlich vortrocknen, das spart Zeit.

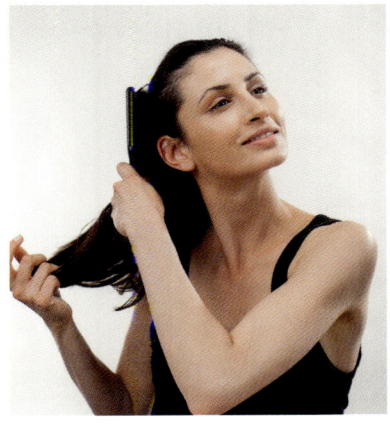

2. EINBÜRSTEN
Etwas Föhnschaum auf eine Bürste geben und vom Ansatz bis in die Spitzen in das Haar bürsten. Das Produkt sorgt für Halt, schützt vor Hitze und Frizz.

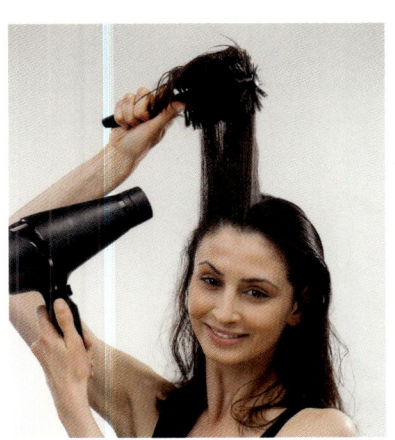

3. AUFROLLEN
Eine Strähne abteilen, mehrfach mit etwas Spannung über eine Rundbürste mit großem Durchmesser ziehen und mit dem Föhn zuerst die Ansätze, dann Längen und Spitzen trocknen.

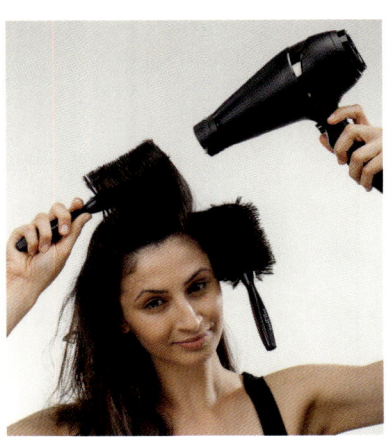

4. TROCKNEN
Wenn möglich mit mehreren Rundbürsten arbeiten, dann geht es schneller. Wichtig: Die Rundbürste immer einige Zeit im Haar auskühlen lassen, das sorgt für längeren Halt.

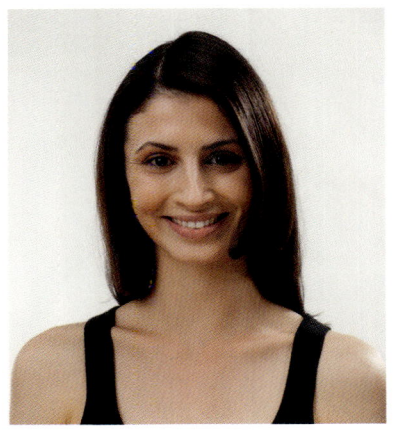

5. STYLEN
Das rundum geglättete Haar gründlich durchbürsten, nach Belieben in Form bringen und mit einem Hauch von Glanzhaarlack oder auch Glanzhaarspray fixieren.

UNDONE STYLE MIT WET-EFFEKT

Haare brauchen nicht immer Megaglanz. Dieser gewollt lässige Out-of-Bed-Look ist extrem hip und lässt langes Haar schön strukturiert und wild aussehen.

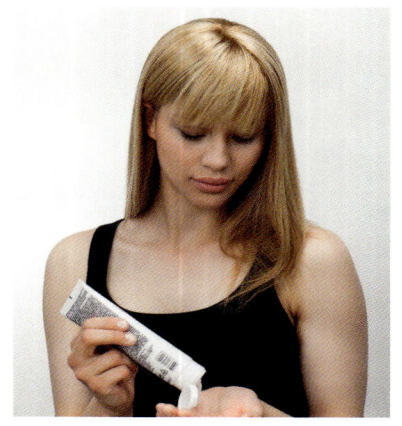

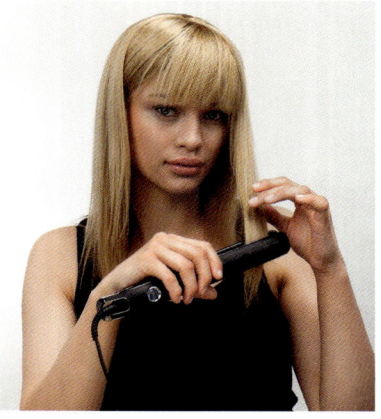

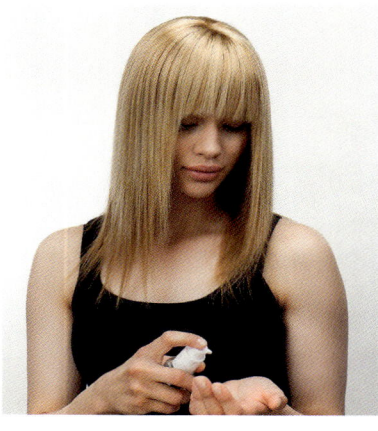

1. SCHÜTZEN
Einen Mittelscheitel ziehen, das Haar glatt kämmen und ein Hitzeschutzprodukt (Gel oder Spray) auf das gesamte Haar geben. Dabei besonders gut auf die empfindlichen Spitzen achten.

2. GLÄTTEN
Das gesamte Haar in nicht zu dicken Passées durch das Glätteisen ziehen. Wichtig: Das Eisen bis zum Schluss nicht abknicken, nur so wird das Haar ganz gerade. Mit wenig Druck arbeiten.

3. KÄMMEN
Zum Schluss die Ponypartie mit dem Glätteisen glätten. Das Haar anschließend mit einem Kamm sorgfältig glatt kämmen. Eine kleine Menge Stylingserum in die Hand geben.

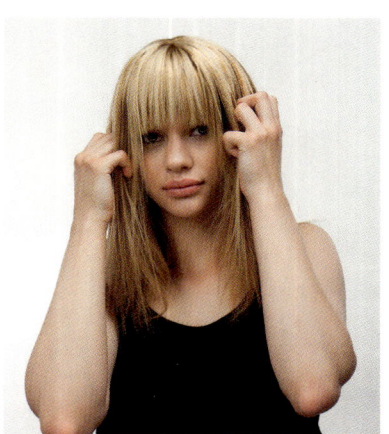

4. STYLEN
Das Serum in den Handflächen verreiben und ab Ohrhöhe in das Haar einkneten. Achtung: Das Produkt nicht auf den Ansatz geben, das kann schnell fettig aussehen.

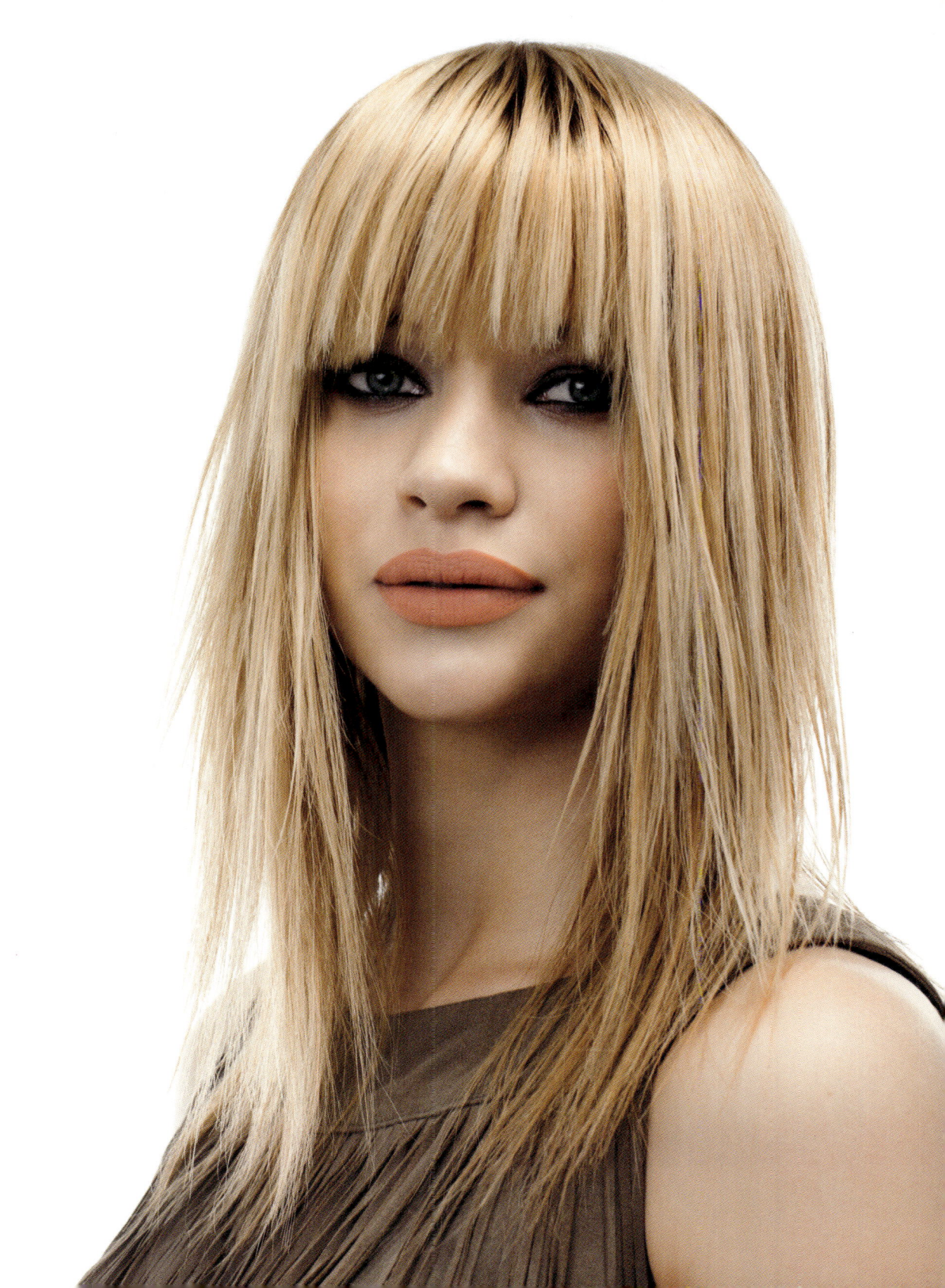

CLAVI-STYLE

Der Name ist Programm: Das englischen Wort »clavicle« bedeutet Schlüsselbein und genau auf dieser Höhe enden die Haare. Diese Länge schmeichelt dem Gesicht – und das Haar ist noch lang genug, um sich zum Zopf oder Updo stylen zu lassen.

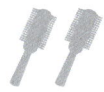

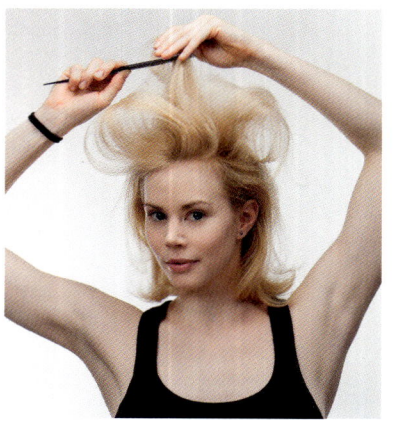

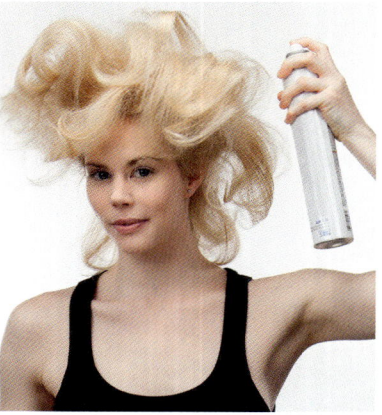

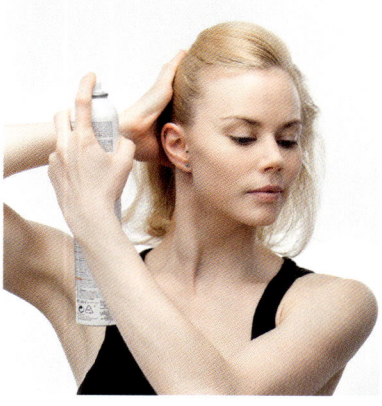

1. TOUPIEREN
Das Haar zunächst gut durchbürsten, danach die Partie am Oberkopf intensiv toupieren. Bei sehr feinem, dünnem Haar kann man zusätzlich mit einem Strukturspray arbeiten.

2. ANSPRÜHEN
Seitenpartien und Hinterkopfpartie ebenfalls mit einem Stielkamm toupieren. Zwischendurch immer wieder Haarlack einsprühen, damit das Haar griffiger und fester wird.

3. GLÄTTEN
Oberflächlich ausbürsten und die Seitenpartien mit Haarclips hinter dem Ohr fixieren. Mit viel Haarspray und der flachen Hand eng an den Kopf frisieren. Spray trocknen lassen.

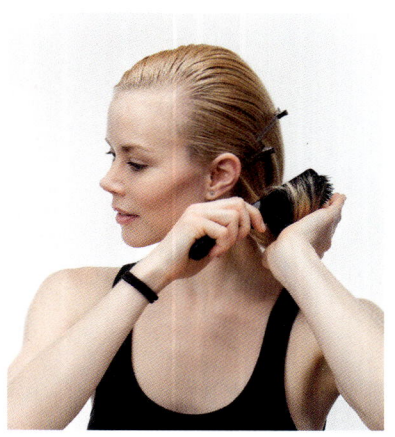

4. FORMEN
Mit Föhn und Bürste den Spitzen einen leichten Außenschwung geben. Clips vorsichtig entfernen und alles ganz sanft einmal durchbürsten oder mit den Händen in Form schieben.

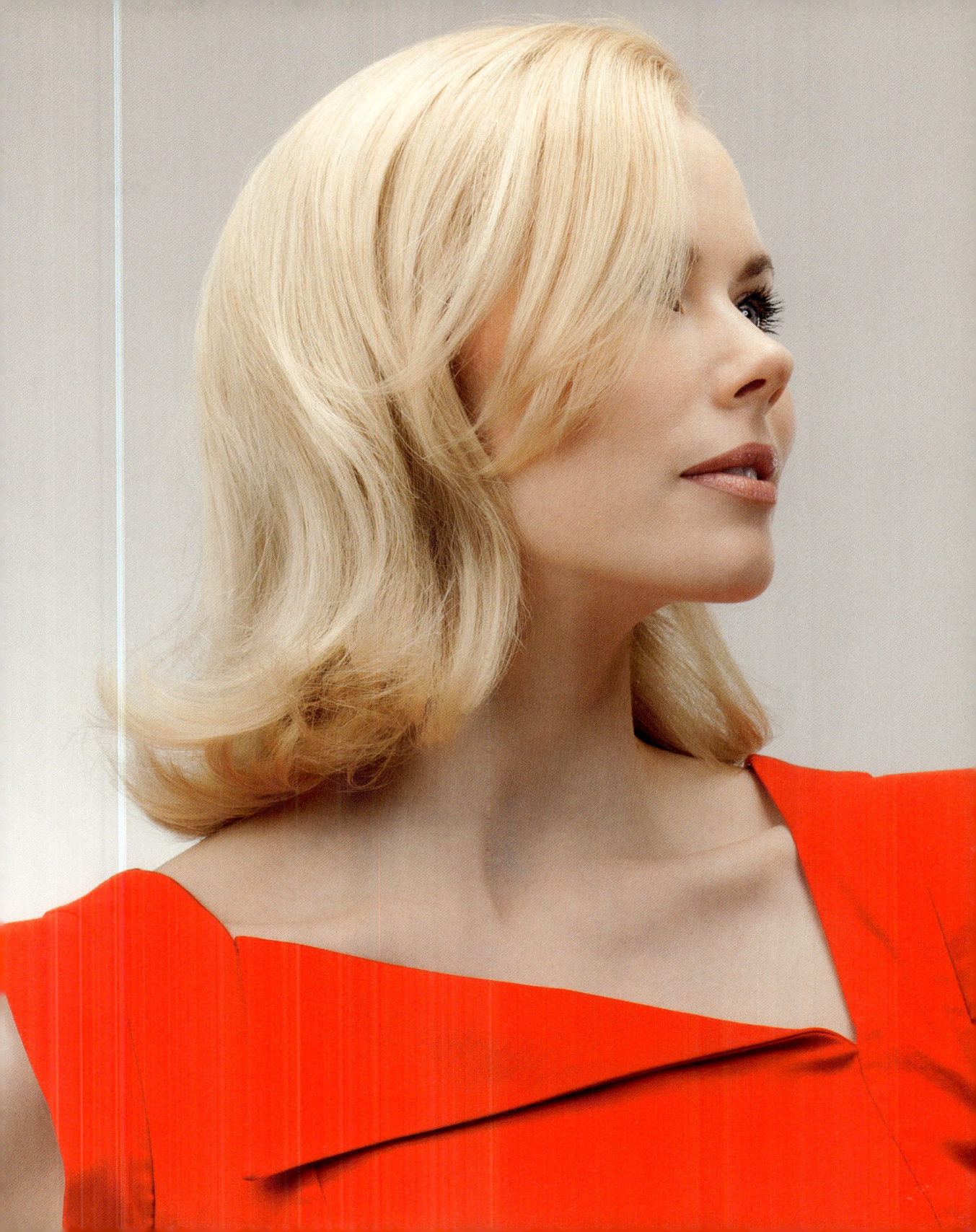

1 SCHNITT – 4 LOOKS
WANDELBARER CARRÉE

Der Carrée oder Bob hat gleich mehrere Vorteile: Er steht Frauen in jedem Alter, eignet sich für glattes Haar genauso wie für leicht welliges, und er macht sogar aus dünnen oder feinen Haaren deutlich mehr. Langweilig? Ganz sicher nicht! Wenn man die Stylingmöglichkeiten kennt, die in ihm stecken.

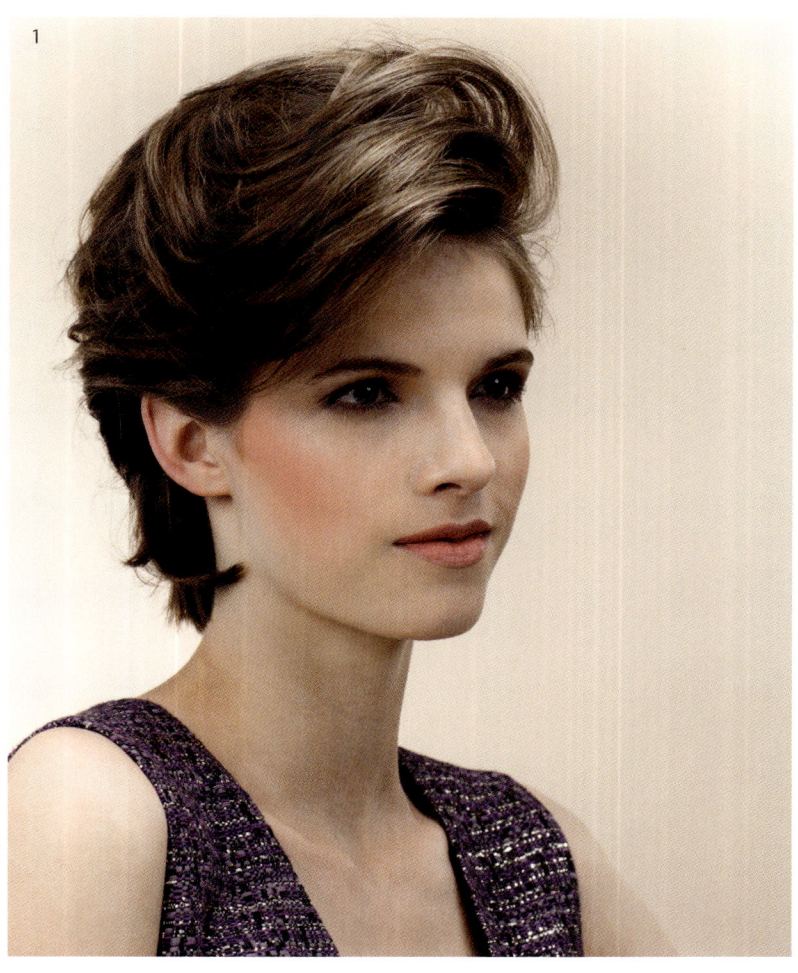

1. EDEL

Diese Variante mit einer üppigen Tolle wirkt elegant, aber garantiert nicht brav. Stylingschaum ins handtuchtrockene Haar einkneten und mit einer Bürste vom Ansatz bis in die Spitzen einkämmen. Mit dem Föhn gut vortrocknen und partienweise über eine Rundbürste mit mittlerem Durchmesser föhnen. Wichtig: Die Rundbürste nach dem Anföhnen immer einige Zeit im Haar auskühlen lassen, das sorgt für lang anhaltendes Volumen. Mit mehreren Rundbürsten gleichzeitig geht es schneller. Das Haar zum Schluss mit einer Haarbürste durchbürsten, auf eine Seite frisieren, eventuell leicht antoupieren und mit viel Haarlack voluminös in Form bringen.

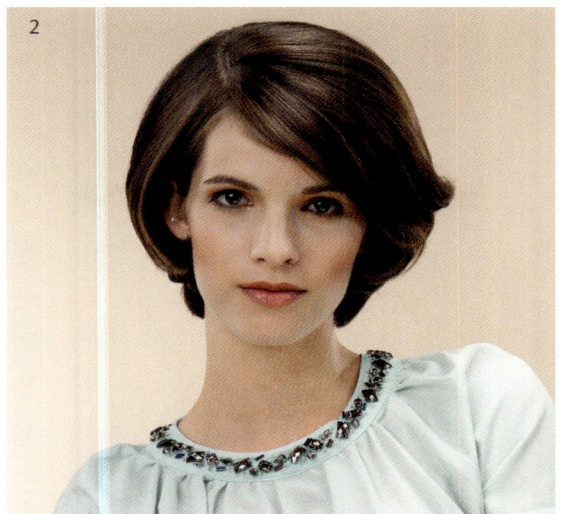

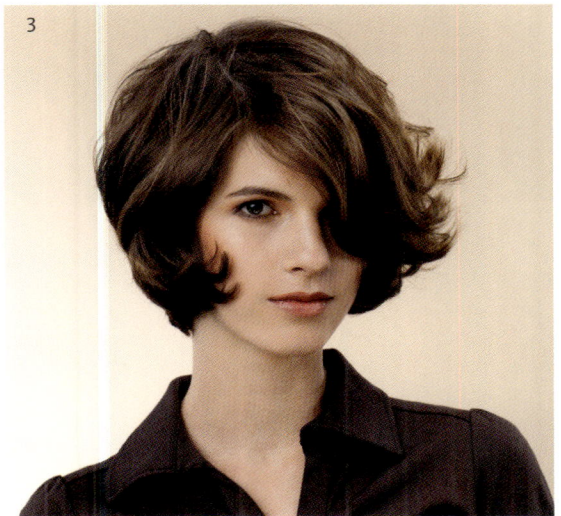

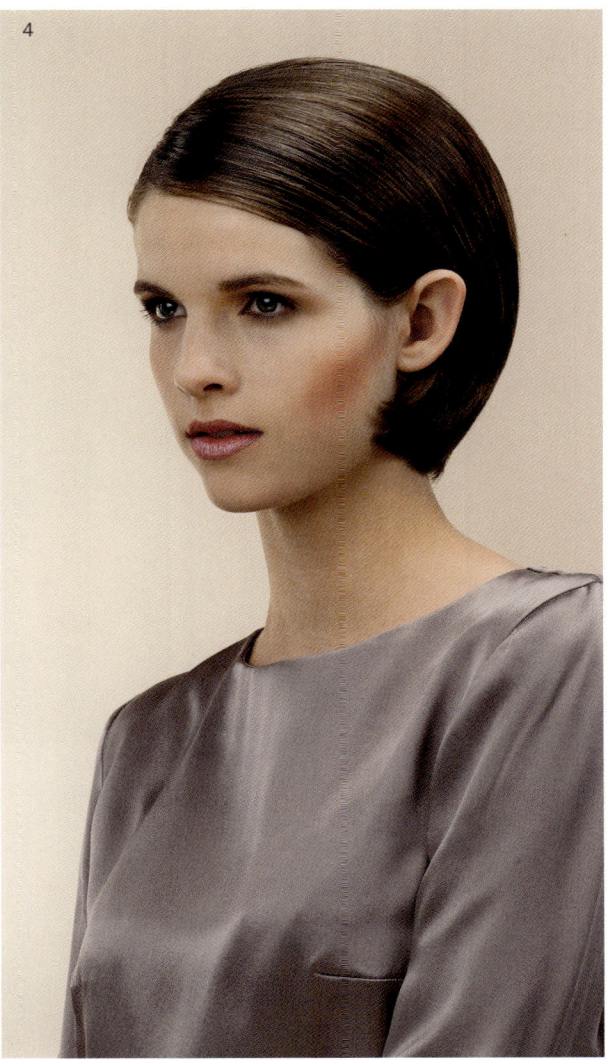

2. KLASSISCH

Schön rund und mit viel Volumen geföhnt wird der Carrée jobtauglich. Styling: Schaumfestiger ins feuchte Haar einarbeiten, gut vortrocknen. Danach Strähne für Strähne über eine dicke Rundbürste föhnen, sodass sich ein leichter Schwung nach innen ergibt. Den seitlichen Pony tief in die Stirn frisieren und dem ganzen Look mit Haarspray mehr Halt verleihen.

3. VERSPIELT

Die leicht wellige Struktur lässt den Carrée weich und weiblich wirken. Stylingmousse ins feuchte Haar geben, gut vortrocknen, auf Rundbürsten mit mittlerem Durchmesser föhnen oder auf Klett- oder Heizwickler drehen. Gut im Haar auskühlen lassen, abwickeln. Ausbürsten, mit den Fingern und etwas Stylingcreme in Form zupfen. Mit Haarlack fixieren.

4. TREND▾

Sleek und schmal – so kommt der Carrée glänzend rüber. Das Haar Strähne für Strähne durch ein Glätteisen ziehen, am Ende für einen leichten Innenschwung sorgen. Glatt bürsten, etwas Stylingcreme zwischen den Handflächen verreiben und mit beiden Händen über das Deckhaar fahren. Glanzspray sorgt für einen glamourösen Auftritt.

SEITLICHER CHIGNON

Sehr edel, sehr klassisch – und dennnoch mit einem kleinen Augen-zwinkern: Dieser asymmetrische Chignon fasziniert durch den tiefen Seitenscheitel und die tief in die Stirn fallende Strähne.

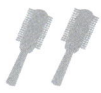

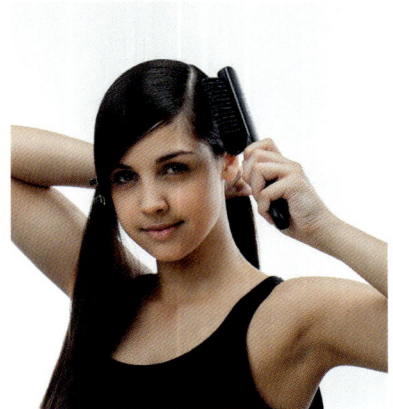

1. BÜRSTEN
Einen tiefen Seitenscheitel ziehen, über dem rechten Ohr eine breite Strähne abteilen und feststecken. Das übrige Haar nach hinten bürsten und mit einem Gummi seitlich abbinden.

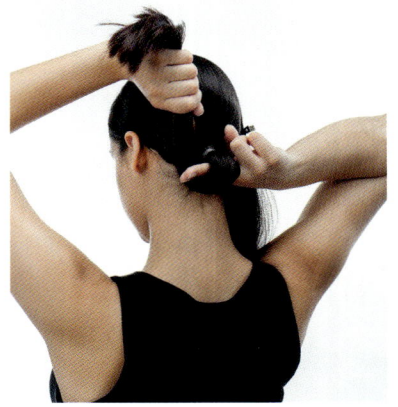

2. SCHLINGEN
Zwei Finger unter den Zopf legen, und ihn nicht zu fest um die Finger wickeln, sodass eine Schlaufe ent-steht. Finger herausziehen und den Chignon festhalten.

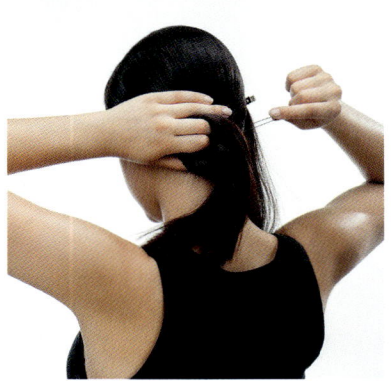

3. FESTSTECKEN
Mit mehreren Haarnadeln unsichtbar feststecken. Danach die Strähne über dem Ohr lösen, antoupieren und mit der Frisierbürste oberflächlich wieder glätten.

DER TAG DANACH
Direkt nach dem Shampoonieren und der Pflege kann das Haar sehr weich sein. Für eine Hochsteck-frisur braucht es aber Griffigkeit und Volumen. Schaumfestiger, Struktur- oder Saltspray machen das Haar besser form- und frisierbar. Idealerweise das Haar am Abend zuvor waschen, das kann das Styling erleichtern.

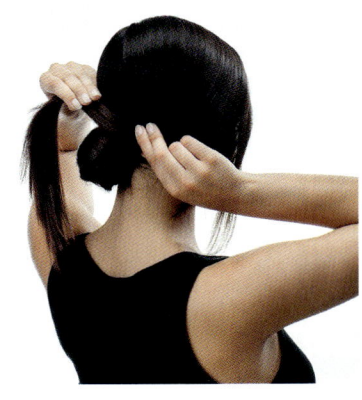

4. KASCHIEREN
Die Strähne nun mehrfach um den Chignon schlingen, wie ein schmü-ckendes Band aus dem eigenen Haar. Mit Haarnadeln gut fixieren. Vorn eine dünne Strähne herauszupfen.

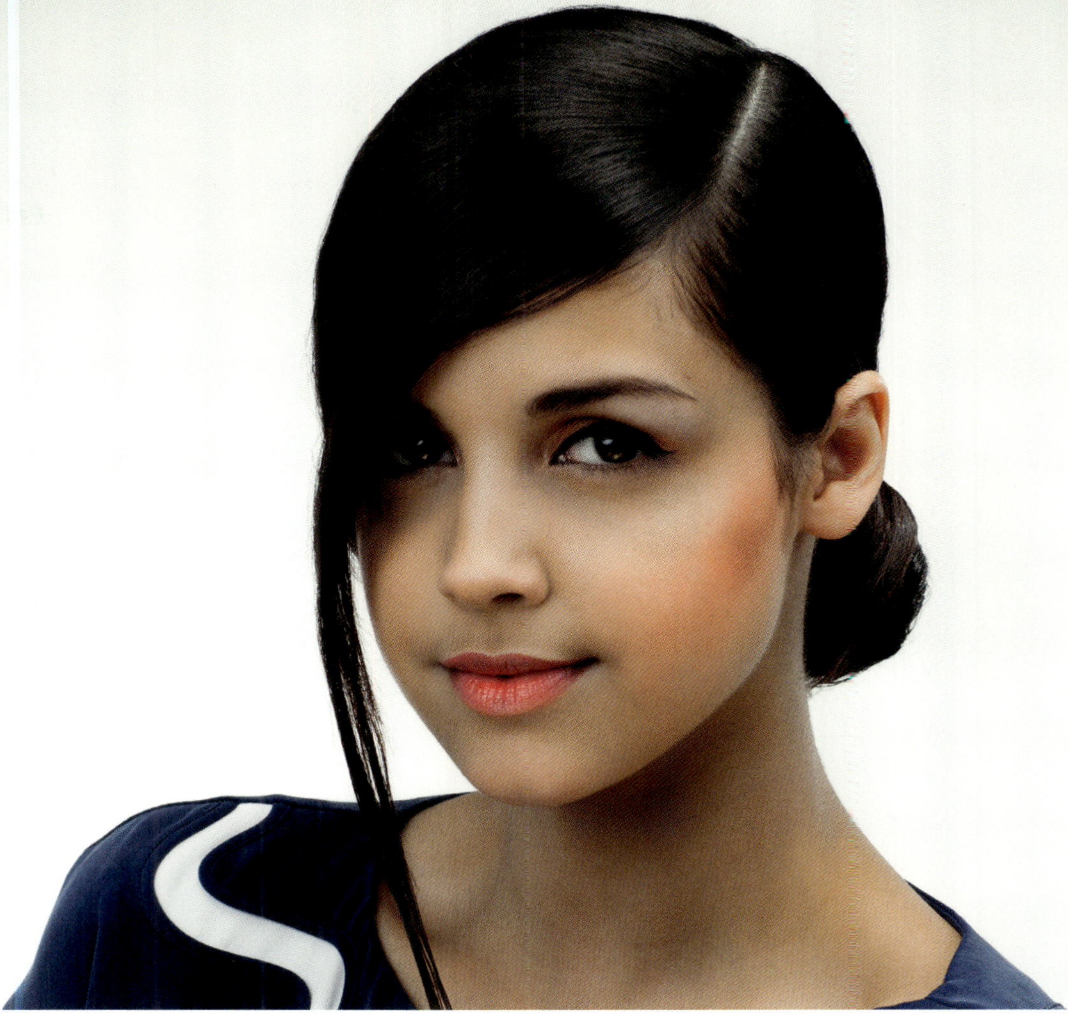

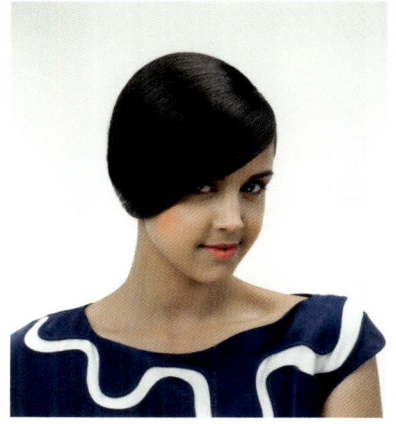

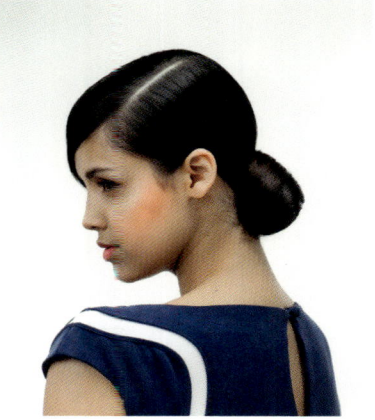

Variante:
Führt man das Haar vorn wie einen tiefen Seitenpony über die Stirn, wirkt der Look eleganter.

GRUNDTECHNIKEN
DER PFERDESCHWANZ

Er hilft uns über Bad-Hair-Days hinweg, ist die wohl schnellste Frisurenvariante für längeres Haar und kann sowohl edel als auch trendy wirken. Verblüffend, welche Möglichkeiten in ihm stecken ...

VON SCHLICHT BIS SZENIG

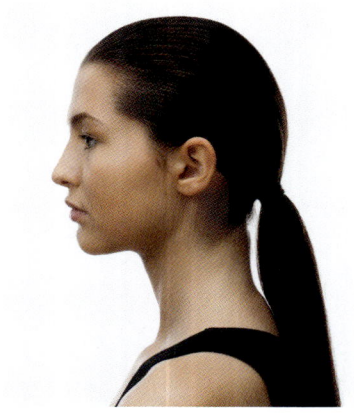 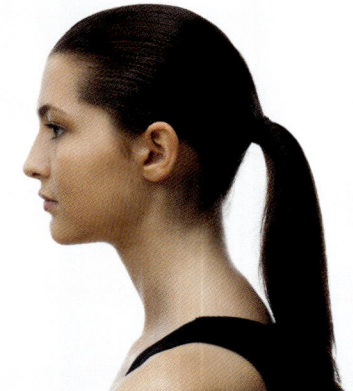 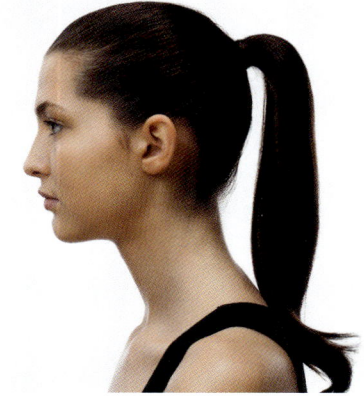

EDEL
Tief im Nacken abgebunden wirkt der Pferdeschwanz sehr elegant und ist damit der ideale Begleiter für schlichte Outfits mit einem Hauch von Understatement.

KLASSISCH
Der Allrounder, der eigentlich immer geht, ob mit Blazer und Chinos fürs Büro oder mit Pants und Tanktop zum Workout. Er sollte ungefähr auf Ohrhöhe sitzen.

SPORTLICH
Gerade zurückgenommen wirkt der Pferdeschwanz souverän und selbstbewusst. Ideal für den sportlichen Fashion-Look, aber auch fürs Fitnessstudio.

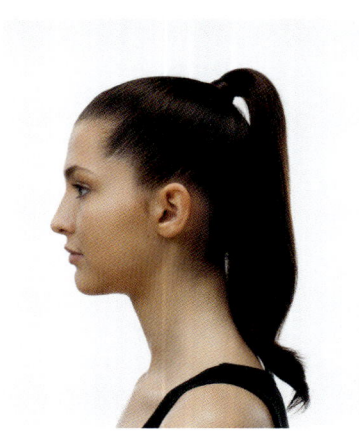

VERSPIELT
Der sehr hoch am Hinterkopf sitzende Pferdeschwanz macht ein sensationelles Profil, weil er der Oberkopfpartie Volumen verleiht. Rundliche Gesichter wirken so optisch schmaler.

TRENDY
Der Liebling der Hipsterszene: Pferdeschwanz am Oberkopf. Er wirkt besonders stylish, wenn die Seitenpartien im Wet-Look mit Haarlack eng an den Kopf frisiert werden.

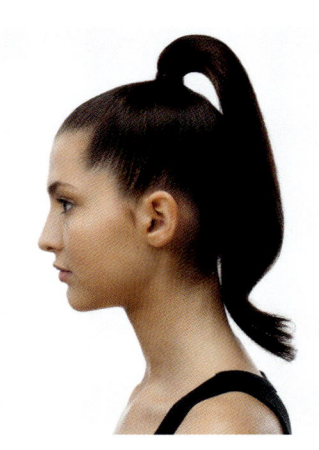

SANFTE SACHE

Wenn Sie häufig einen Pferdeschwanz tragen, sollten Sie
unbedingt auf die Qualität der
Haargummis achten. Transparente Minihaargummis sind gut
dehnbar, aber sie sind für den
Einmalgebrauch bestimmt. Sie
leiern aus und können brüchig
werden. Gummis mit einem
Verbundstück aus Metall können
das Haar schädigen, sie sind für
den Dauergebrauch ungeeignet.
Ideal sind komplett mit Stoff über-
zogene Gummis ohne Nahtstelle.
Sie sollten möglichst dehnbar
sein, damit man beim Herauslösen
aus dem Pferdeschwanz nicht zu
viele Haare mit ausreißt.

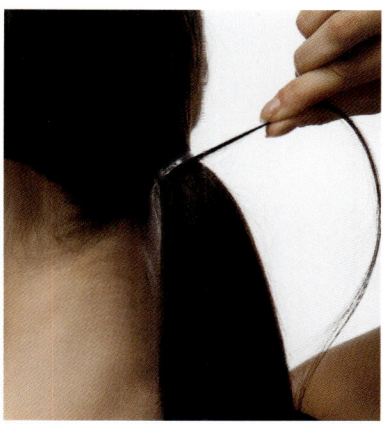

1. ABBINDEN

Nach dem Abbinden mit einem transparenten Haargummi eine sehr dünne
Haarsträhne von unten aus dem Zopf
greifen und zwei- bis dreimal um das
Haargummi wickeln.

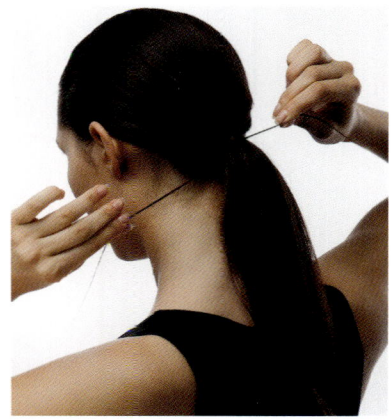

2. COVERN

Eine zweite dünne Haarsträhne von
unten aufgreifen und in gleicher
Richtung wie die erste um das Haargummi wickeln, bis es vollständig
verdeckt ist.

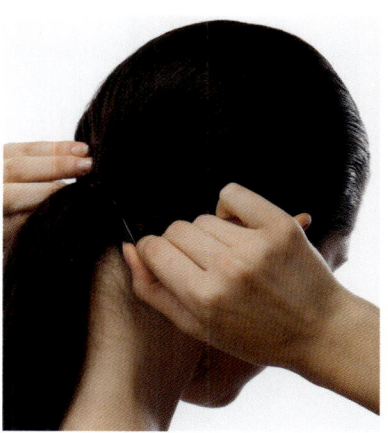

3. FIXIEREN

Die Spitzen der beiden umwickelten
Strähnen möglichst unsichtbar unter
dem Zopf feststecken. Dazu Haarnadeln verwenden, die zur Haarfarbe
passen.

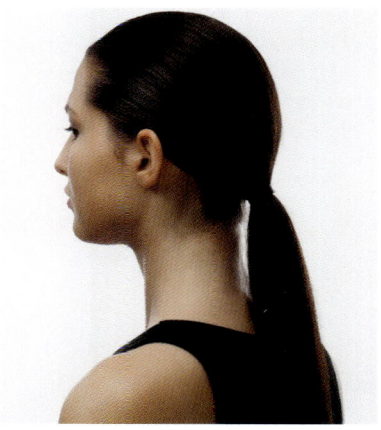

4. STYLEN

Die feinen Haarender der beiden
parallel geführten Haarsträhnen
sollten hinter dem Haargummi
auslaufen. Den Look mit Haarlack
fixieren.

SIXTIES-VOLUMEN-TUFF

Ein wenig retro und dennoch trendy. Dieser Updo ist etwas ganz Besonderes. Für das Styling braucht man ein wenig Zeit – die sich für den tollen Look aber lohnt.

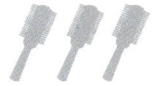

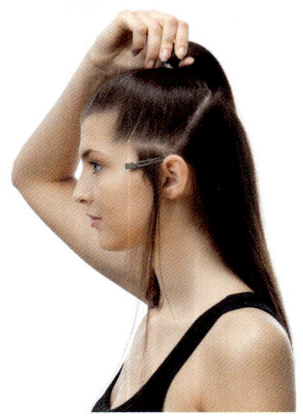

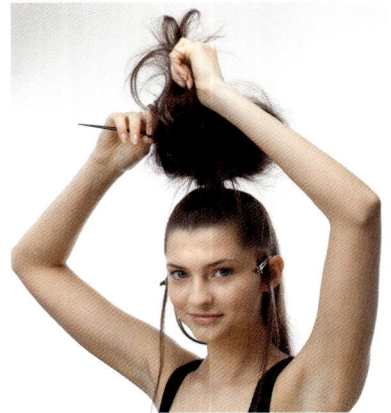

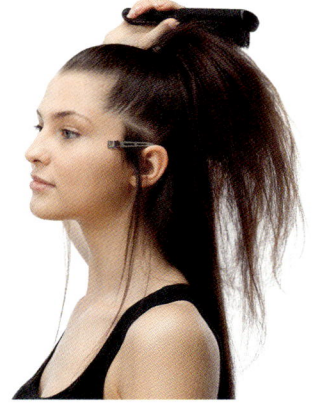

1. ABTEILEN
Über den Ohren jeweils eine dünne Strähne abteilen und mit Clip fixieren. Rund ein Drittel des Haares am Oberkopf straff zusammennehmen und mit einem Haargummi fixieren.

2. VOLUMEN ERZEUGEN
Den Zopf am Oberkopf mit einem Stielkamm kräftig toupieren. Für noch mehr Volumen und Griffigkeit etwas Strukturspray in die Toupage geben.

3. GLÄTTEN
Das üppig toupierte Haar mit einer flachen Haarbürste nur ganz oberflächlich glatt bürsten, damit das erzeugte Volumen nicht wieder verloren geht.

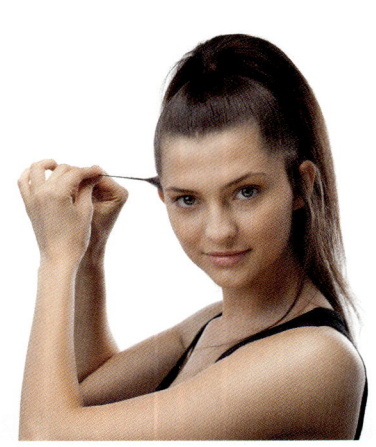

4. TWISTEN
Die beiden Strähnchen über den Ohren mit den Fingerspitzen twisten, am Hinterkopf über den Volumenzopf führen und auf der gegenüberliegenden Seite hinter dem Ohr feststecken.

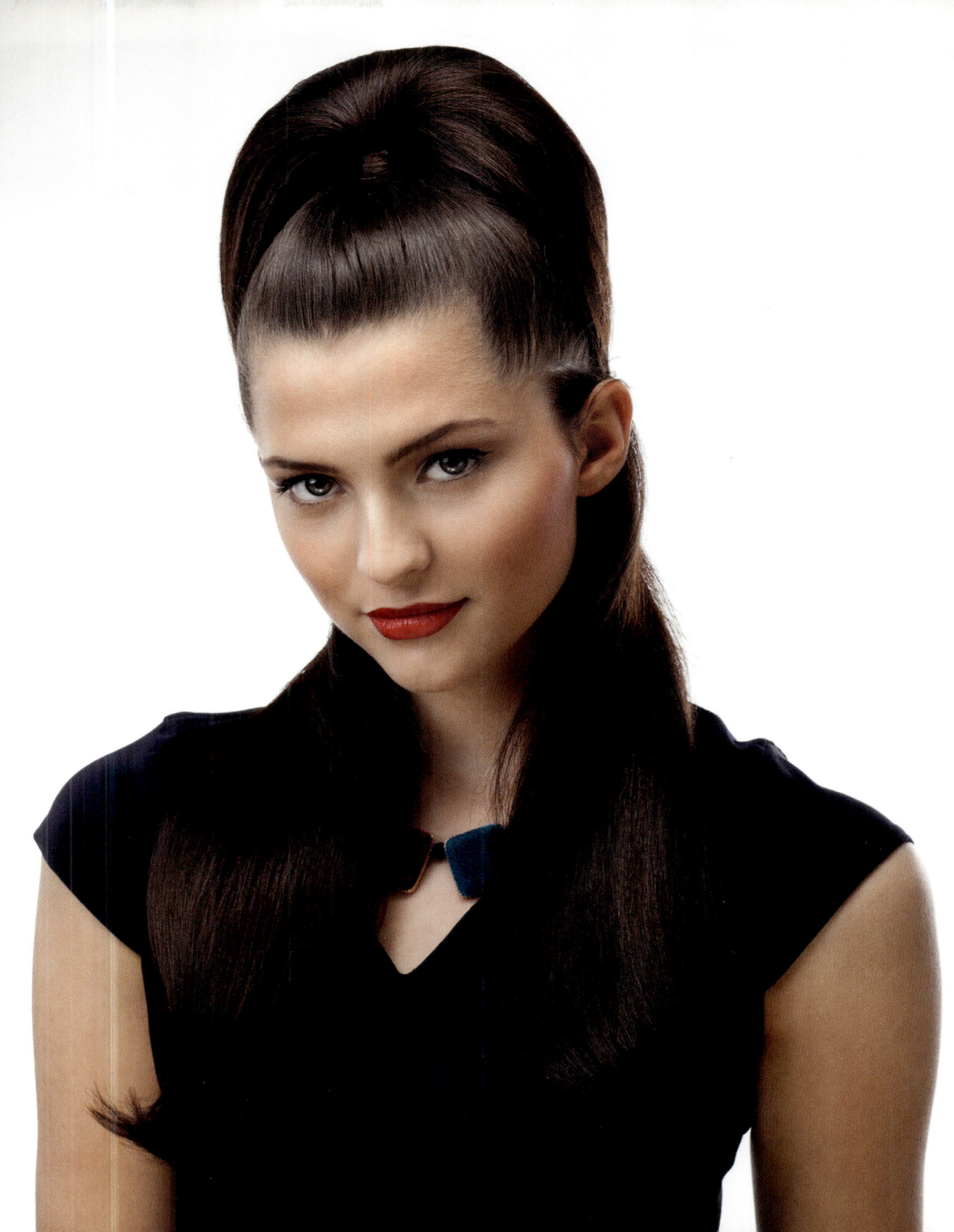

KNOTENZOPF MIT ÜBERSCHLAG

Wie wäre es statt mit einem simplen Pferdeschwanz mit einer etwas raffinierteren Variante, die dennoch superschnell gestylt ist? Ein kleiner Dreh und ein doppelter Überschlag – fertig ist ein Zopf mit Hinguckgarantie.

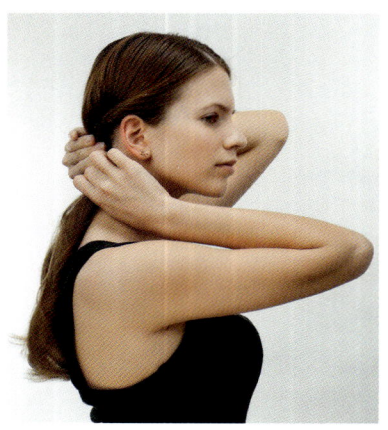

1. KORDELN
Seitenscheitel ziehen und das Haar glatt bürsten. Auf jeder Seite im Schläfenbereich eine nicht zu dünne Strähne kordeln und mit dem übrigen Haar nach hinten nehmen.

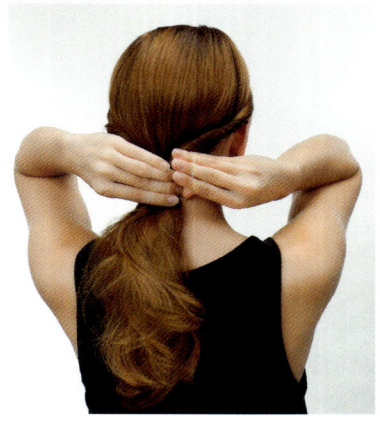

2. ZUSAMMENBINDEN
Die beiden gekordelten Strähnen mitsamt dem restlichen Haar mit einem transparenten Haargummi zu einem tiefen Zopf im Nacken zusammenbinden.

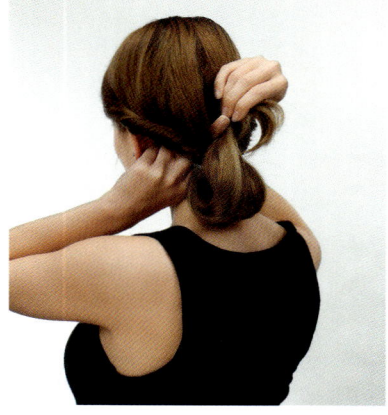

3. DURCHZIEHEN
Mit einem Finger der linken Hand über dem Haargummi von unten durch den Zopf greifen und das Zopfende einmal komplett durchziehen, so entsteht ein kürzerer Zopf.

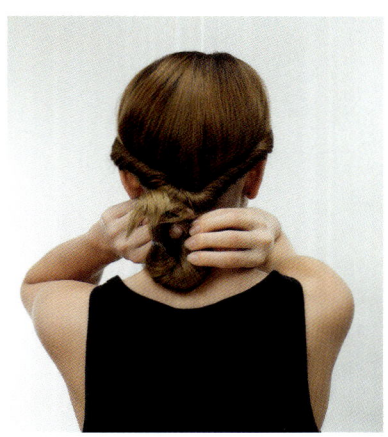

4. ÜBERSCHLAG
Bei überschulterlangem Haar den Überschlag wiederholen. Ist das Haar schulterlang oder kürzer, genügt einmal durchziehen.

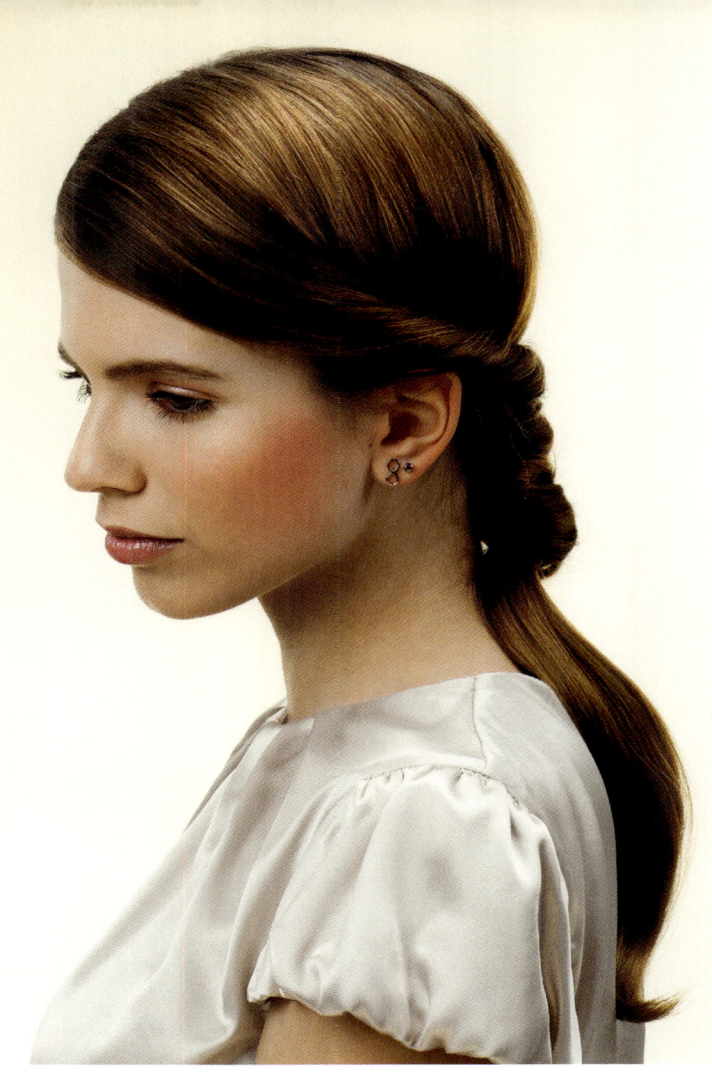

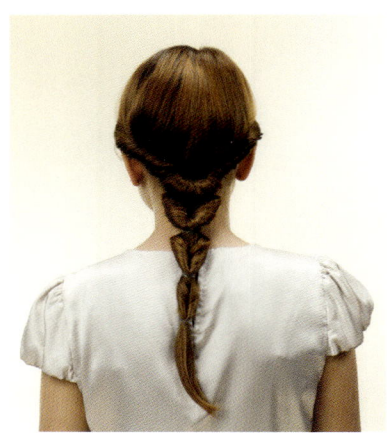

*Variante:
Nach dem Durch-
ziehen den Zopf
in zwei Strängen
kordeln und mit
Haargummis
dreimal abbinden.*

FAKE VOLUMEN

Einmal so richtig Big Hair auf dem Kopf? Das klappt am besten mit einem Haarteil. Hochwertige Haarteile sind in Farbe und Struktur kaum vom echten Haar zu unterscheiden und sorgen für verblüffende Effekte.

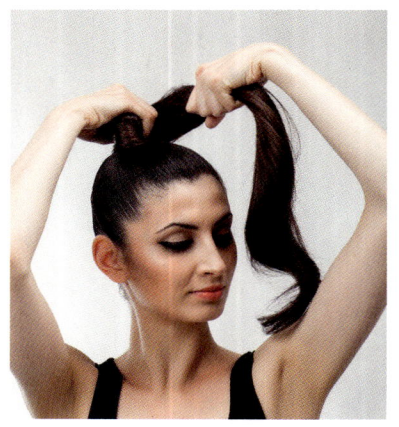

1. TWISTEN
Das Haar hoch am Oberkopf mit einem Haargummi zu einem Zopf abbinden. Den Haarstrang mehrfach um sich selbst drehen und zu einem hohen Chignon wickeln.

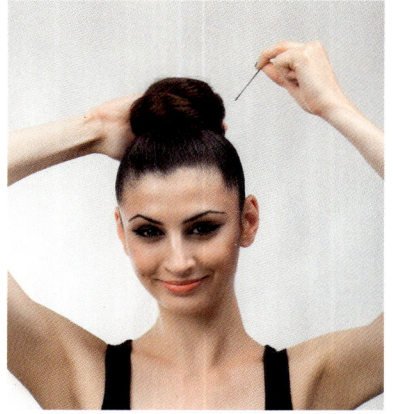

2. FESTSTECKEN
Den gedrehten Chignon mit Haarnadeln gut feststecken. Dabei darauf achten, dass der Knoten wirklich hoch am Oberkopf sitzt, denn sonst hält das Haarteil nicht gut.

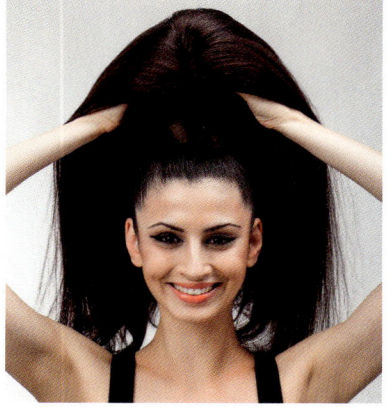

3. AUFSETZEN
Von innen in das Haarteil fassen und es wie eine Mütze auf den Chignon setzen. Sollte das Volumen durch den Dutt nicht ausreichen, ein Haarpolster verwenden.

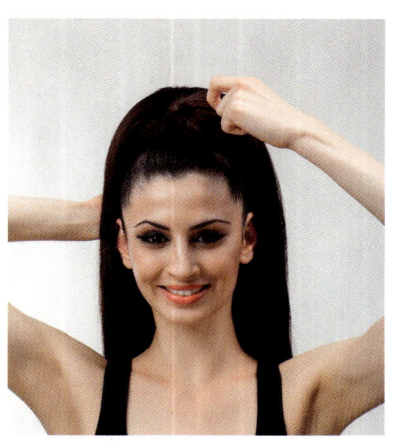

4. ARRANGIEREN
Haarteil mit Haarnadeln am eigenen Haar sehr gut befestigen, sodass nichts verrutschen kann. Etwas Haarlack oder extrastarkes Haarspray sorgen zusätzlich für sicheren Halt.

HAAR IST NICHT GLEICH HAAR
Haarteile und Perücken gibt es in diversen Qualitäten. Sie unterscheiden sich im Material, auf dem das Haar fixiert ist, in der Art, wie das Haar befestigt wird, und in der Haarqualität (Kunsthaar/Echthaar aus Asien oder Europa). Hochwertiges Zweithaar ist zu 100 Prozent handgeknüpft, das Haar stammt meist aus Europa.

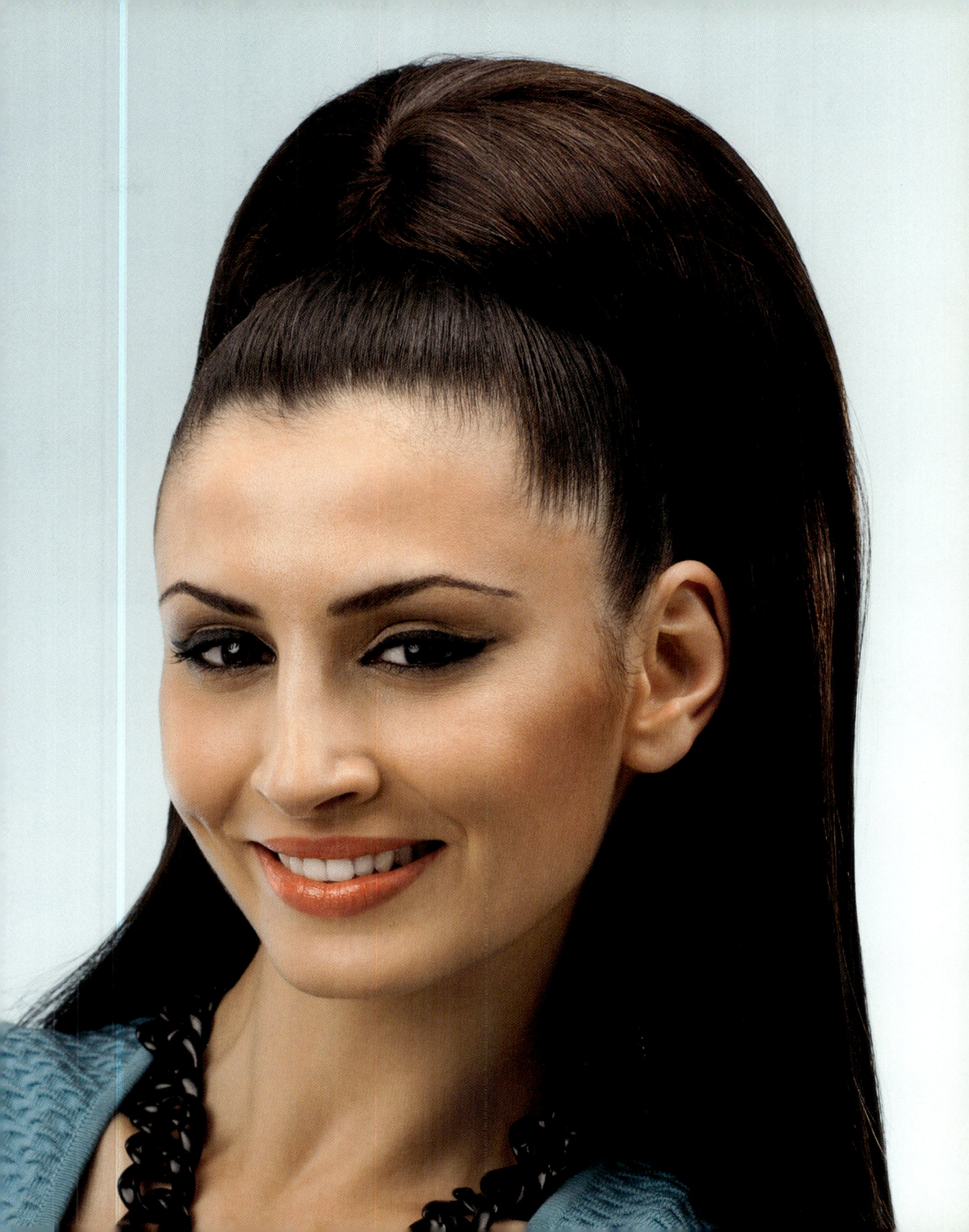

LÄSSIGER ZOPF

Styling? Ja, bitte, aber heute soll es einmal möglichst natürlich und nicht frisiert aussehen. Dieser Pferdeschwanz wirkt wie vom Winde verweht und durch sein sanftes Volumen schmeichelt er dem Gesicht.

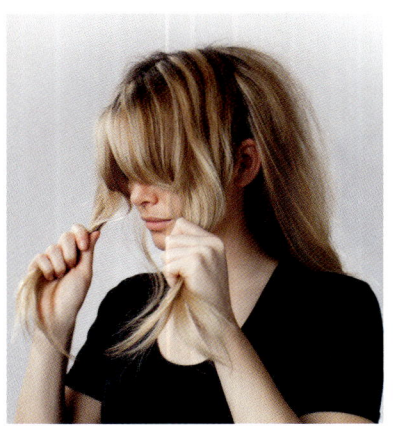

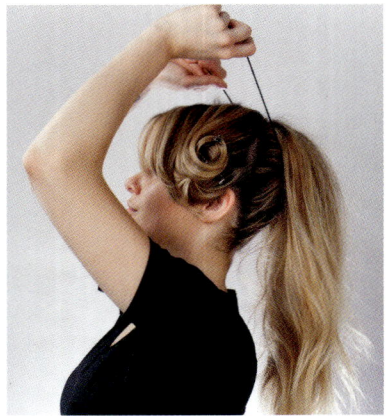

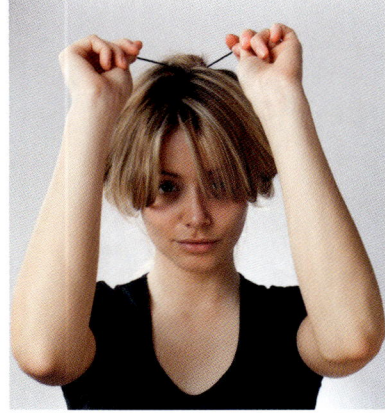

1. ABTEILEN
Einen Querscheitel von Ohr zu Ohr ziehen und an beiden Seiten jeweils eine dicke Partie abteilen, zu einer Schnecke aufdrehen und mit Haarclips befestigen.

2. AUFNEHMEN
Das übrige Haar am Ansatz kräftig toupieren und mit einem offenen, elastischen Gummiband am Oberkopf zu einem hohen Pferdeschwanz zusammennehmen.

3. ABBINDEN
Das elastische Gummiband verknoten und den Knoten zusammenziehen. Die Clips aus den Seitenpartien nehmen und die Haare offen nach vorn fallen lassen.

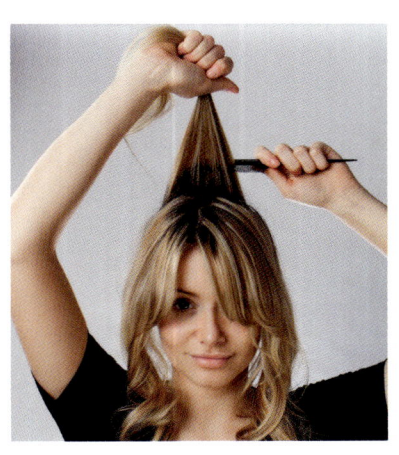

4. TOUPIEREN
Das Deckhaar kräftig toupieren, nach hinten über den abgebundenen Zopf führen und ebenfalls mit dem Gummiband zusammennehmen. Band erneut verknoten.

5. FESTSTECKEN
Die Enden des Gummibands abschneiden und gegebenenfalls das Volumen mit Haarnadeln modellieren. Alles mit Haarlack fixieren.

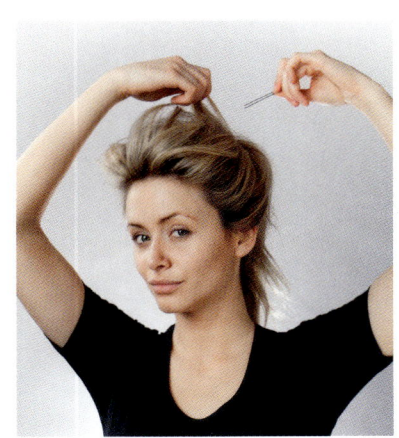

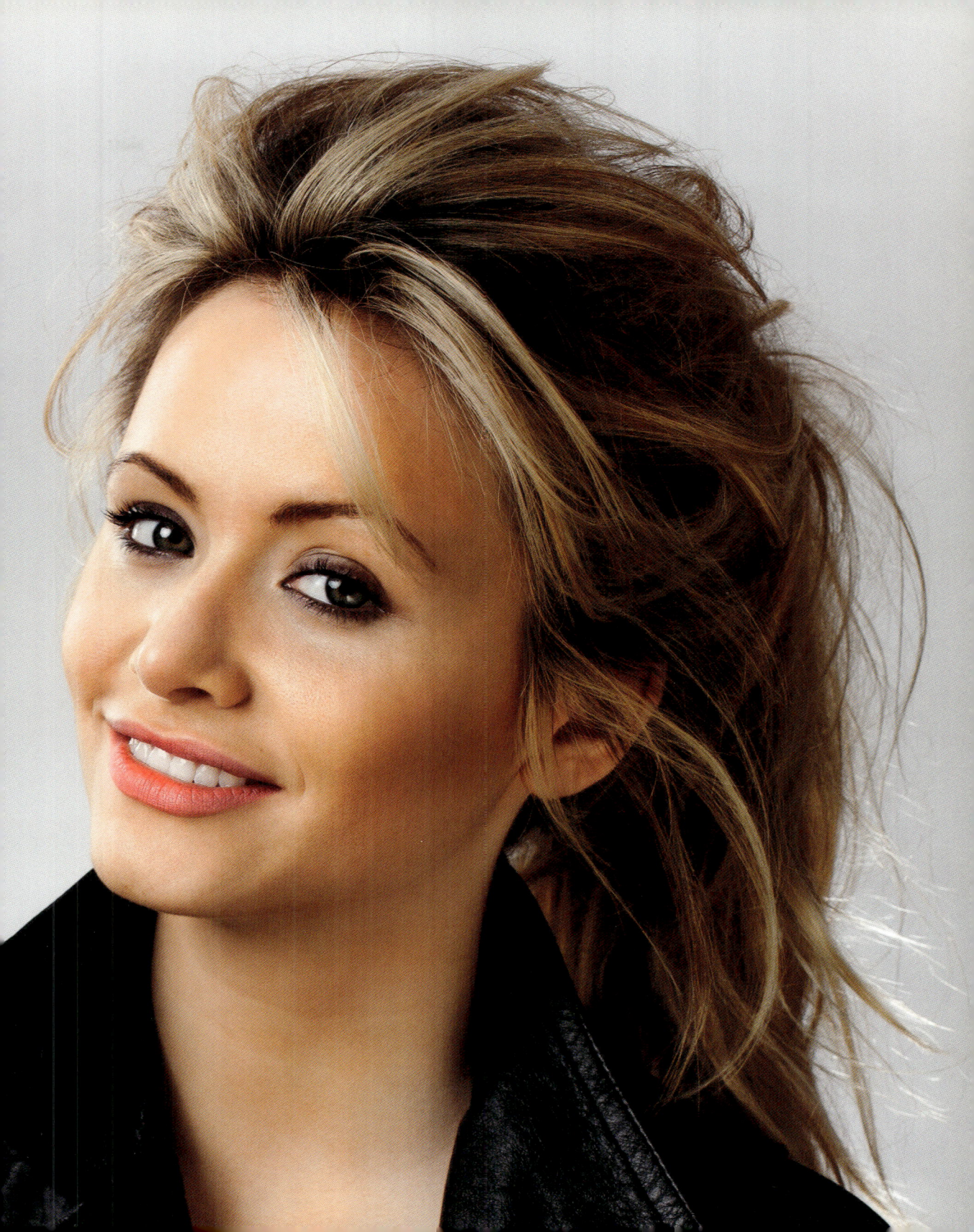

GRUNDTECHNIKEN
FLECHTTECHNIKEN

Ein kunstvoll geflochtener Zopf sieht einfach immer gut aus und hat Klassikerpotenzial. Viel zu kompliziert? Nicht unbedingt, wenn man einige Basic-Varianten kennt, mit denen sich im Handumdrehen große Wirkung zaubern lässt.

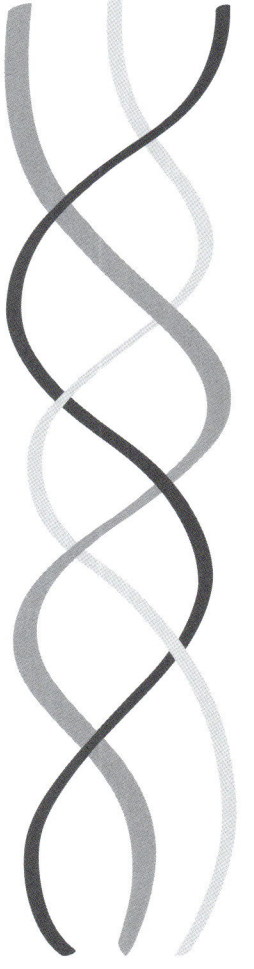

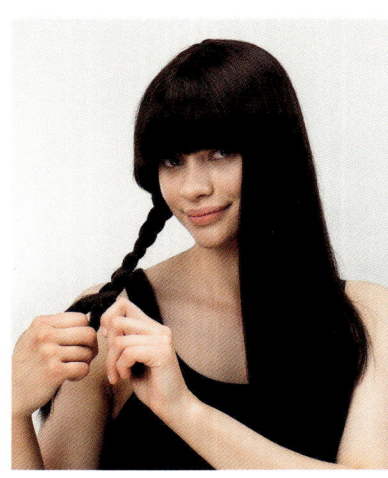

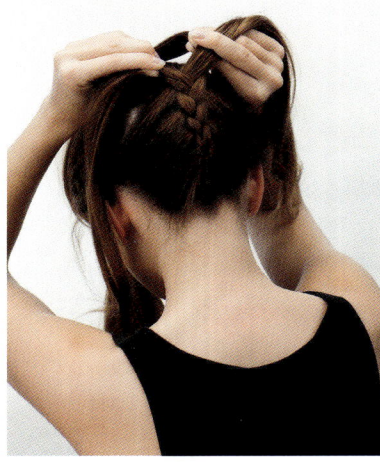

1. FRANZÖSISCHER UND HOLLÄNDISCHER ZOPF

Beide Zöpfe werden in der Regel mit drei Strähnen geflochten, es gibt aber auch schwierigere Varianten mit fünf Passées. Beim französischen Zopf (oberes Bild), auch Bauernzopf oder unsichtbarer Zopf genannt, werden die Strähnen beim Flechten übereinander gelegt, beim holländischen Zopf (unteres Bild), auch Dutch Braid oder aufliegender Zopf genannt, werden die Strähnen untereinander platziert. Für die Basic-Variante mit drei Strängen eine Partie am Oberkopf abteilen und in drei Stränge teilen. Für den französischen Zopf den rechten Strang über den mittleren legen, für den holländischen darunter. Der rechte Strang liegt nun in der Mitte. Dann den linken Strang über (französischer Zopf) oder unter (holländischer Zopf) den mittleren Strang legen. Der linke Strang liegt nun mittig. Jetzt auf der rechten Seite ein wenig Haar aufnehmen und zum rechten Strang dazunehmen, und diesen wie gehabt in die Mitte flechten. Dann auf der linken Seite etwas Haar zum linken Strang dazunehmen und ihn in die Mitte flechten. So weiterverfahren, bis das ganze Haar aufgenommen ist.

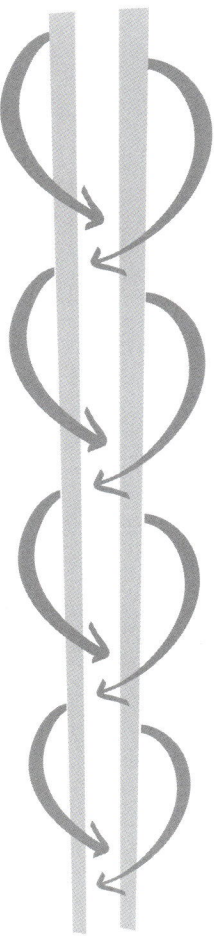

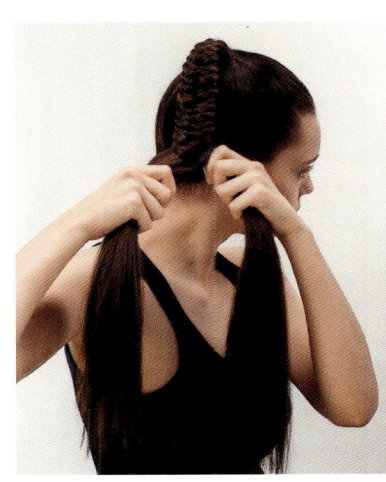

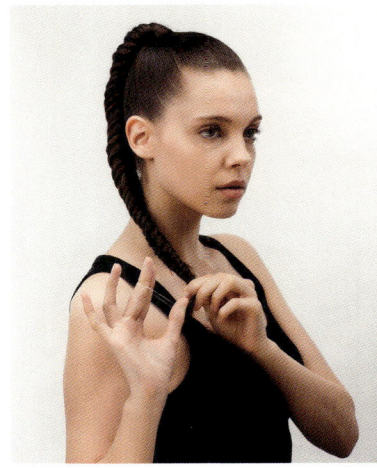

2. FISCHGRÄTENZOPF

Der Fischgrätenzopf ist eine trendige Flechtvariante mit einer interessanten Struktur. Eng geflochten erscheint das Muster klassisch, locker geflochten wirkt es lässig und hip. So funktioniert der Herringbone-Braid: Teilen Sie eine Partie am Oberkopf ab und machen Sie daraus zwei gleich große Stränge, die Sie mit dem Zeigefinger der rechten Hand teilen. Nehmen Sie nun eine dünne Strähne von der äußeren Seite des linken Strangs und fügen Sie diese der Innenseite des rechten Strangs zu. Wechseln Sie anschließend die Hand und teilen Sie die beiden Stränge mit dem linken Zeigefinger. Jetzt nehmen Sie eine dünne Strähne von der äußeren Seite des rechten Strangs und fügen sie der Innenseite des linken Strangs zu. Danach wechseln Sie die Hand erneut, nehmen eine Strähne von der äußeren Seite des linken Strangs auf und fügen sie der Innenseite des rechten Strangs zu. Wichtig: Achten Sie darauf, dass die eingeflochtenen Strähnen beziehungsweise die beiden Stränge immer die gleiche Dicke haben, damit das Ergebnis regelmäßig aussieht. In dieser Reihenfolge weiterverfahren, bis das ganze Haar geflochten ist.

EASY BRAIDS

Weck die Squaw in dir: Der Klassiker aus Kindertagen ist zurück und sieht auch bei erwachsenen Frauen bezaubernd aus. Besonders angesagt in Kombination mit einem Vollpony.

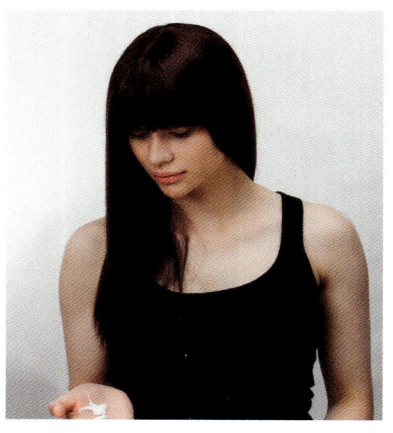

1. VORBEREITEN
Einen Mittelscheitel ziehen und das Haar mit einer Paddelbürste ganz glatt bürsten. Eine kleine Menge Stylingcreme in die Hand geben und in der Handfläche verreiben.

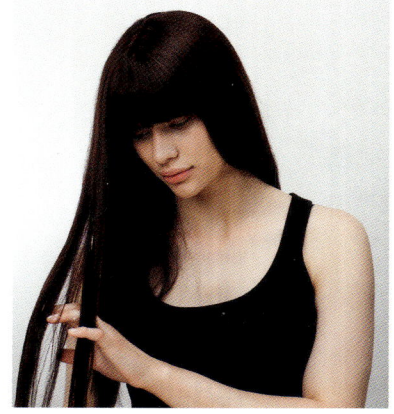

2. EINARBEITEN
Die Stylingcreme mit den Fingern wie mit einem Kamm in die Längen einarbeiten. Sie sorgt dafür, dass das Haar schön glänzt und kein Frizz aus den Zöpfen heraussteht.

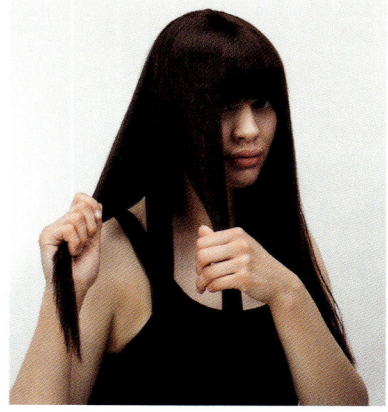

3. SEPARIEREN
Haar nochmals durchkämmen und nochmals bis zum Nacken einen akkuraten Mittelscheitel ziehen, das Haar auf beiden Seiten in jeweils drei gleich dicke Stränge abteilen.

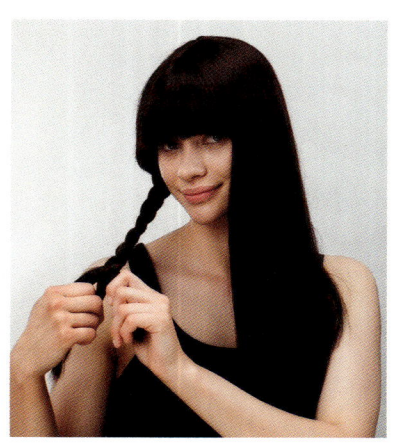

4. FLECHTEN
Die drei Stränge auf einer Seite zu einem relativ strammen Zopf flechten und am Ende mit einem transparenten Haargummi abbinden. Auf der anderen Seite genauso verfahren.

5. FIXIEREN
Den zweiten Zopf ebenfalls mit einem Haargummi abbinden. Zum Schluss mit den Fingern einzelne Haarschlaufen auflockern, um den Zöpfen mehr Fülle zu verleihen.

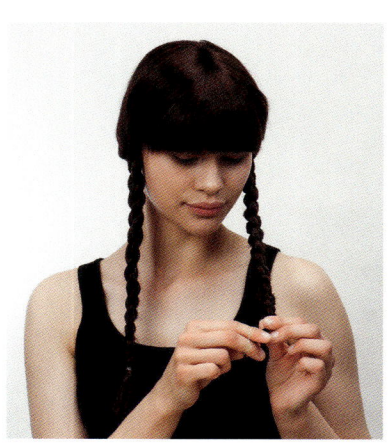

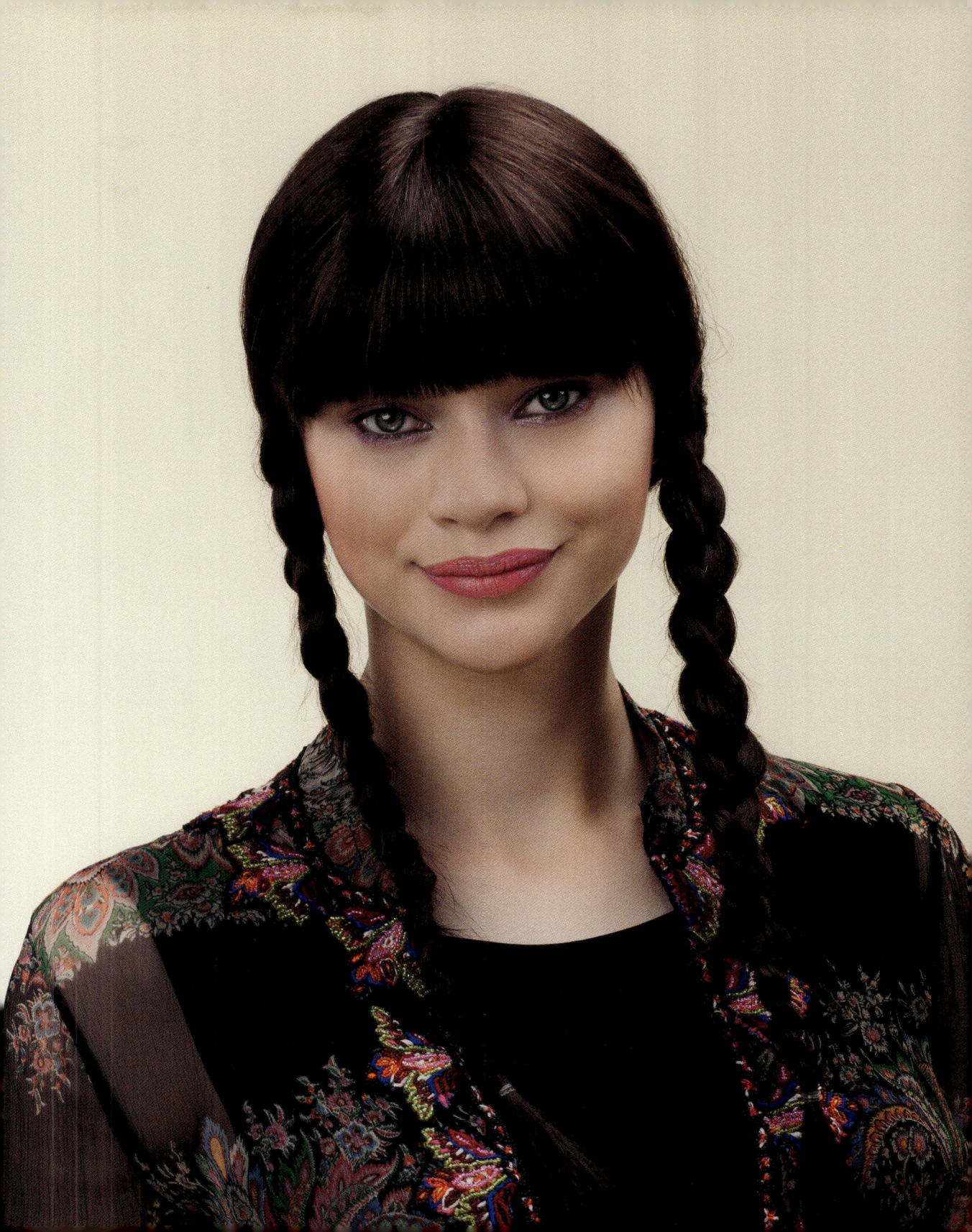

MODERN GRETCHEN

Flechtfrisuren kommen eigentlich nie aus der Mode. Dieser aufgesetzte Zopf rund um den Kopf, inspiriert vom Folklore-Look, hat einen romantischen Touch. Die plastische Wirkung ist besonders stark, wenn das Haar ein bisschen kräftiger ist.

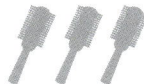

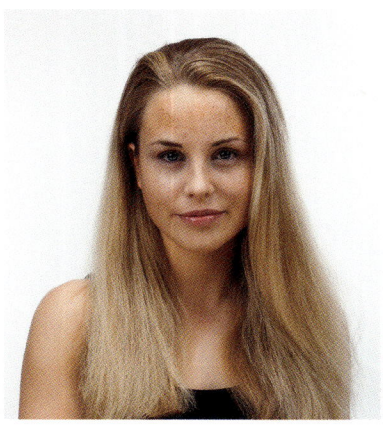

1. VORBEREITEN
Idealerweise sollte das Haar für den Gretchen-Zopf deutlich überschulterlang sein. Zunächst einen Seitenscheitel ziehen und das Haar gut durchbürsten.

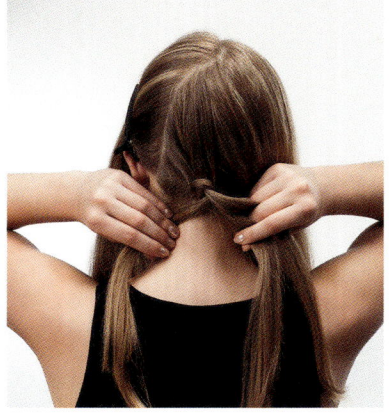

2. ABTEILEN
Im Nacken mittig drei Strähnen abteilen, mit beiden Händen greifen und den rechten Strang über den mittleren, dann den linken Strang über den mittleren flechten.

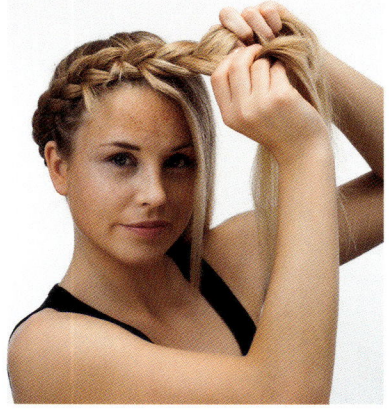

3. FLECHTEN
Auf der rechten Seite ein wenig Haare aufnehmen und dem rechten Strang zufügen, den Strang zur Mitte flechten. Haar von links zum linken Strang aufnehmen, zur Mitte flechten.

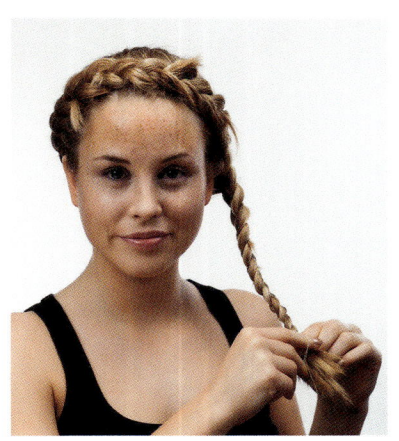

4. ABBINDEN
So vom Nacken über die Seite bis zur Stirnpartie weiterflechten, bis das ganze Haar aufgenommen ist. Den Zopf mit einem transparenten Haargummi schließen.

5. FIXIEREN
Das Zopfende nach hinten führen und am Hinterkopf mit Haarnadeln unsichtbar feststecken. Die Spitzen sollten dabei unter dem Zopfgeflecht verschwinden.

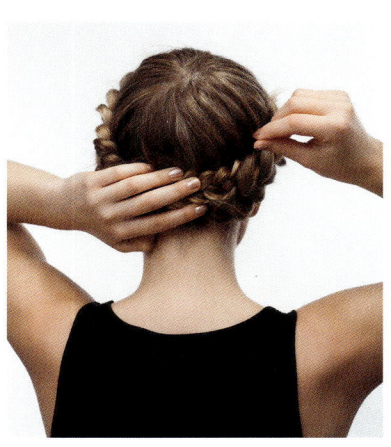

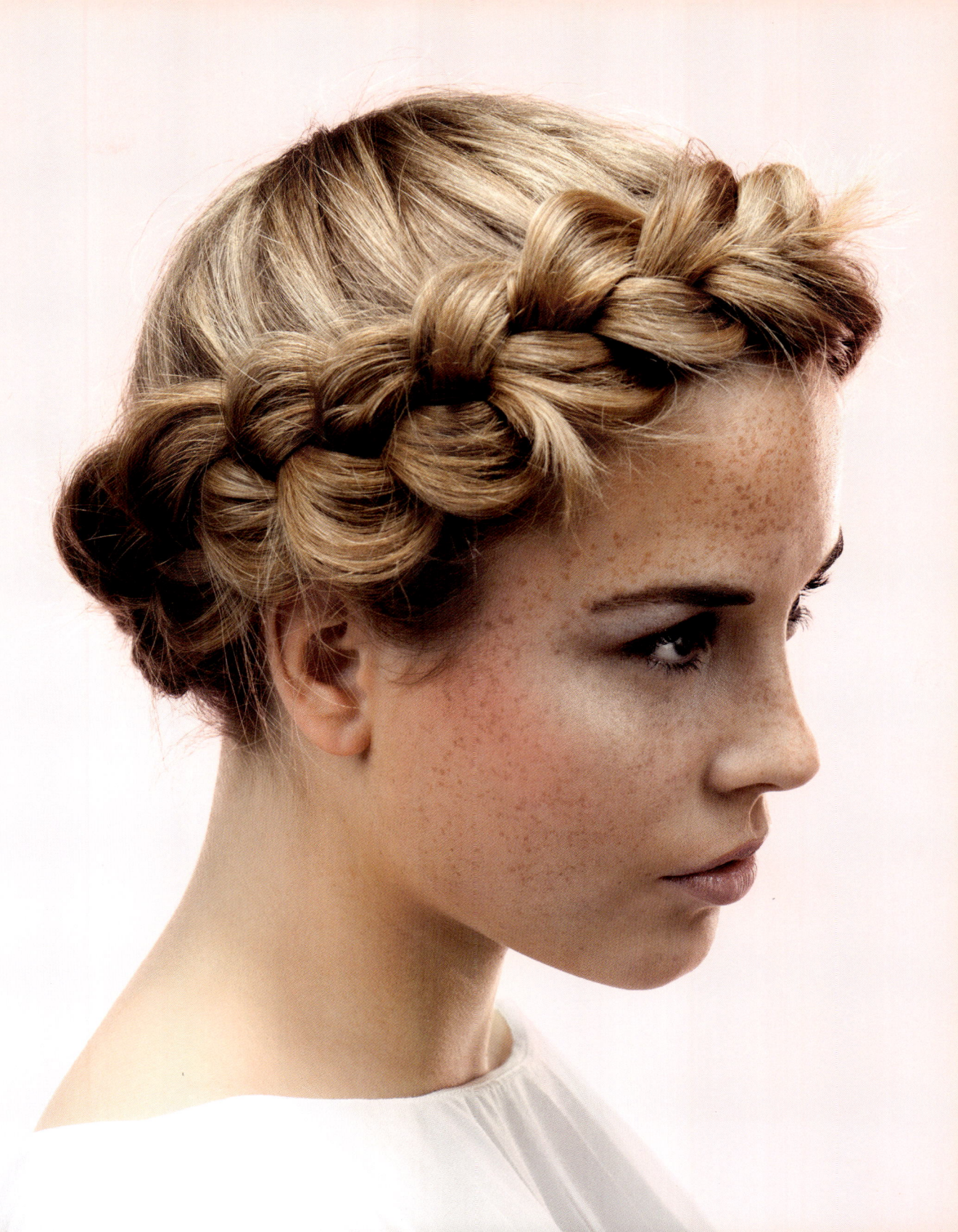

HOHER FISCHGRÄTENZOPF

Der Herringbone-Braid besticht durch seine kunstvolle drei-
dimensionale Struktur und wirkt je nach Styling eher romantisch
oder trendy. Keine Sorge, die Flechttechnik ist weit weniger
kompliziert, als das Ergebnis vermuten lässt.

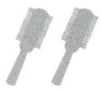

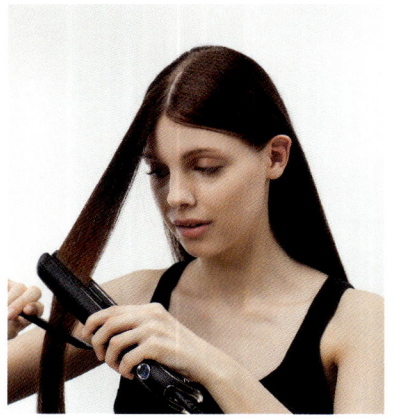

1. GLÄTTEN
Einen Mittelscheitel ziehen, das Haar
durchbürsten und Strähne für Strähne
mit wenig Druck durch das Glätteisen
ziehen, dabei unterhalb des Eisens
einen Stielkamm mitführen.

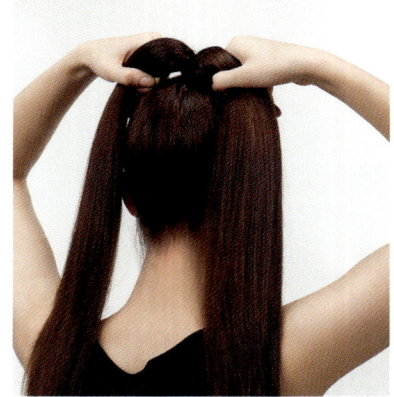

2. ABBINDEN
Das gesamte Haar sehr hoch am
Oberkopf mit einem Haargummi
abbinden und zwei gleich dicke
Stränge abteilen. Für besseren Halt
etwas Strukturspray einsprühen.

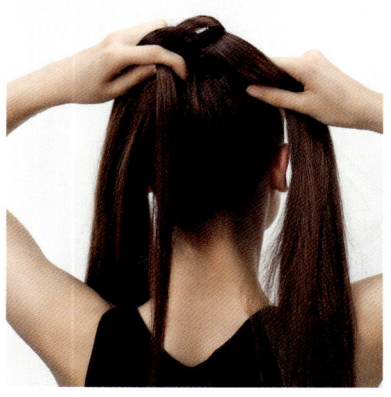

3. ABTEILEN
Eine dünne Strähne von der äußeren
Seite des linken Strangs dem rechten
Strang innen zufügen. Dann eine
Strähne von rechts außen nach links
innen flechten.

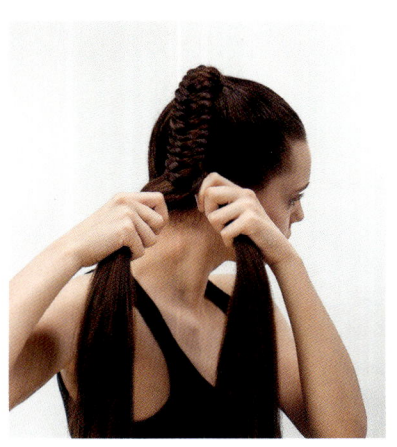

4. FLECHTEN
So weiterverfahren, bis das gesamte
Haar geflochten ist. Darauf achten,
dass beide Stränge immer gleich dick
sind, damit das Ergebnis regelmäßig
aussieht.

5. ABBINDEN
Den fertigen Fischgrätenzopf unten
mit einem transparenten Haargummi
abbinden. Am Zopfansatz eventuell
ein Haargummi mit Schmuckelement
einsetzen.

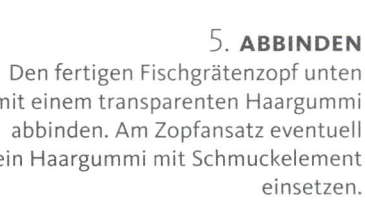

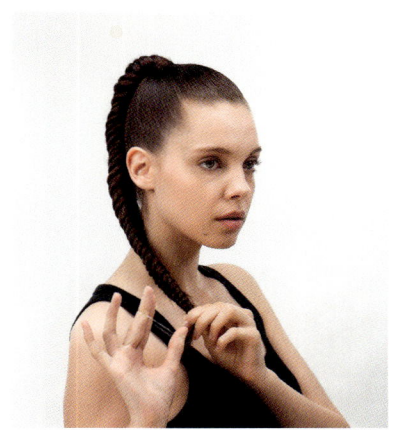

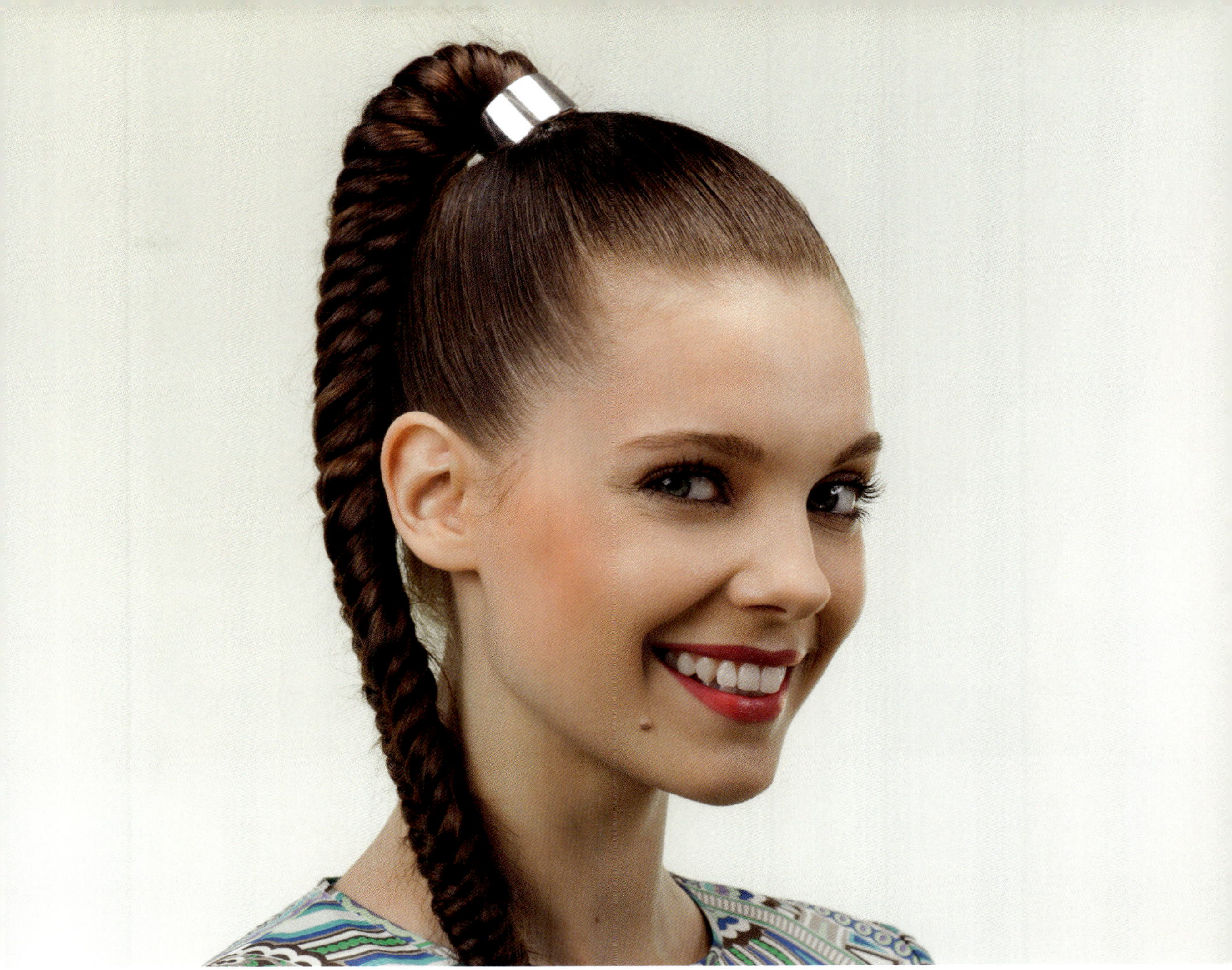

*Variante:
Zur Schnecke fest-
gesteckt wird aus
dem Fischgräten-
zopf blitzschnell ein
bezaubernd struktu-
rierter Chignon.*

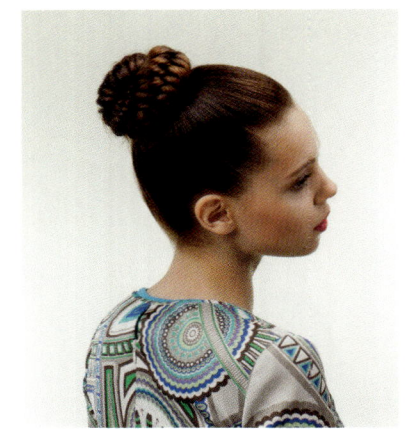

RUNDGEFLOCHTENER ZOPF

Ein romantischer Flecht-Look mit einem französischen Zopf und einem schrägen Chignon am Hinterkopf als Clou. Perfekt nicht nur für das Wiesn-Madel auf dem Oktoberfest, sondern auch im Job oder als glamouröse Abendfrisur.

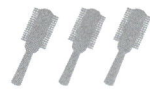

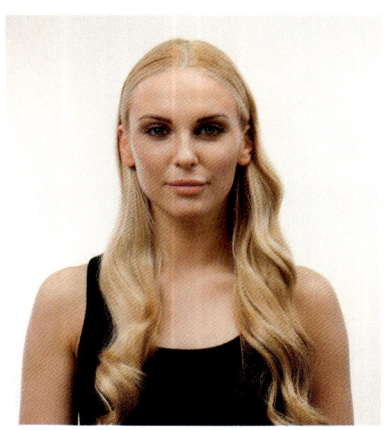

1. SCHEITELN
Für diesen Style braucht man deutlich überschulterlanges Haar, sonst funktioniert der Chignon nicht. Das Haar durchbürsten und einen Scheitel an gewünschter Stelle ziehen.

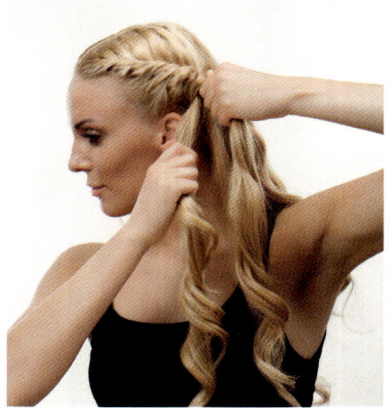

2. FLECHTEN
Auf der Seite mit mehr Haarfülle vorn oben drei Stränge abteilen. Den rechten über den mittleren, den linken über den mittleren flechten. Dabei jeden Strang twisten.

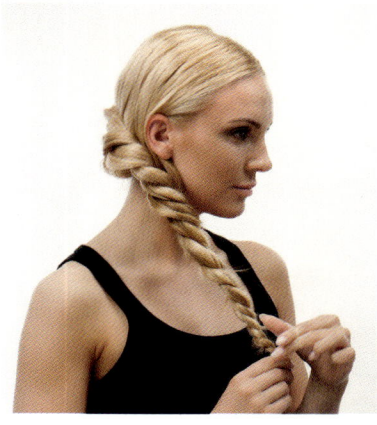

3. AUFNEHMEN
Ein wenig Haar rechts vom Zopf aufnehmen und dem rechten Strang zufügen, den Strang in die Mitte flechten. Haar links vom Zopf zum linken Strang aufnehmen.

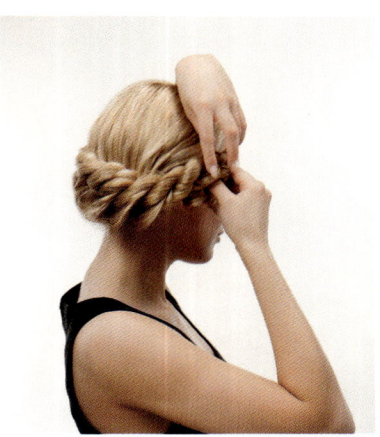

4. EINDREHEN
Den linken Strang in die Mitte flechten. Wiederholen, bis das Haar komplett verflochten ist, abbinden. Zopf tief im Nacken zu einer schrägen Schnecke drehen.

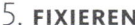

5. FIXIEREN
Den geflochtenen Chignon mit Haarnadeln unsichtbar und sicher feststecken. Mit Haarlack oder extrastarkem Haarspray fixieren.

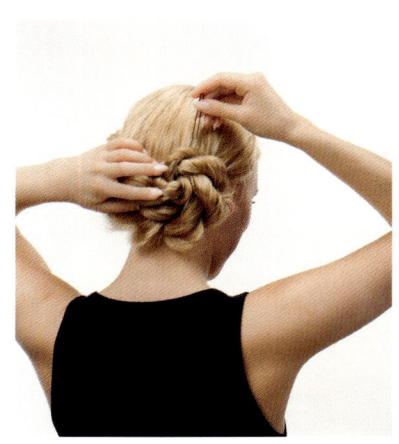

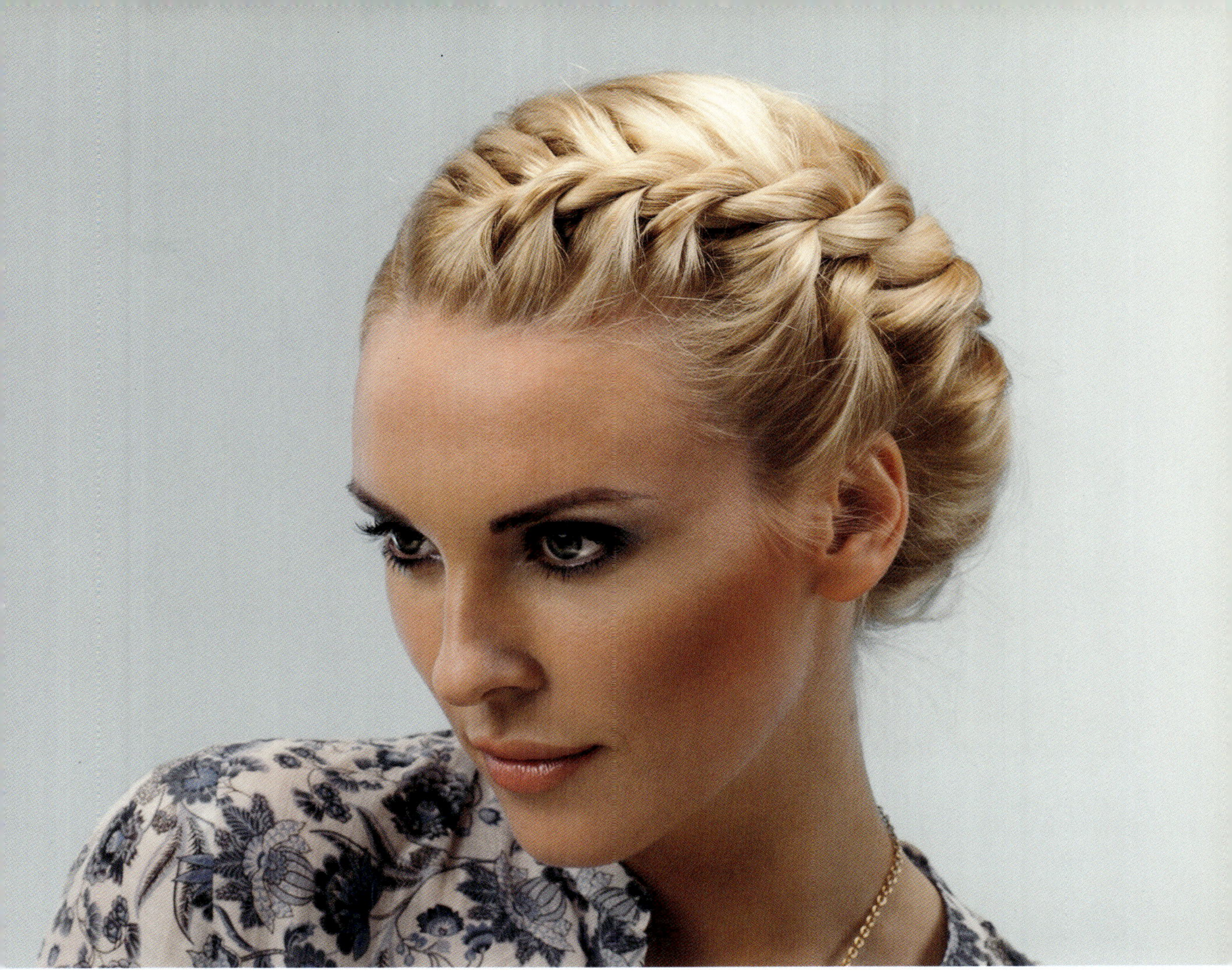

Ein bisschen Gretchen, ein wenig Ballerina. Der Updo wirkt aus jedem Blickwinkel anders.

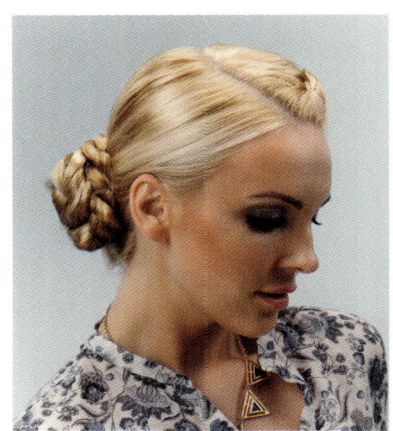
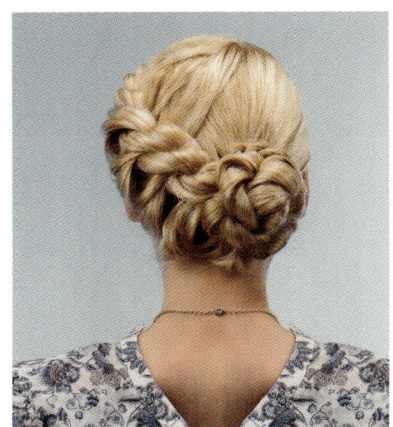

LÄSSIGES LOCKENGEFLECHT

Ohne Schnörkel, aber mit einem besonderen Pfiff: Dieser Undone-Look besticht durch das kleine Flechtdetail am Haaransatz. Perfekt für schulterlanges Haar, leichte Naturwellen sind willkommen!

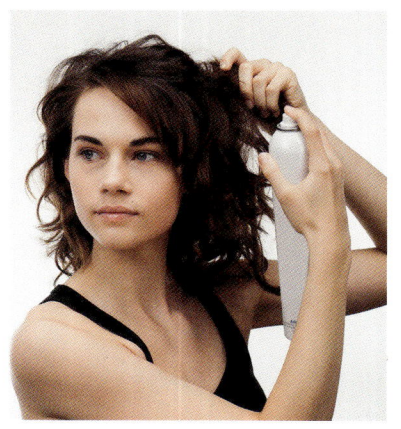

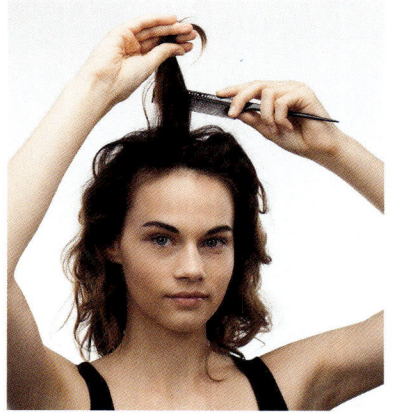

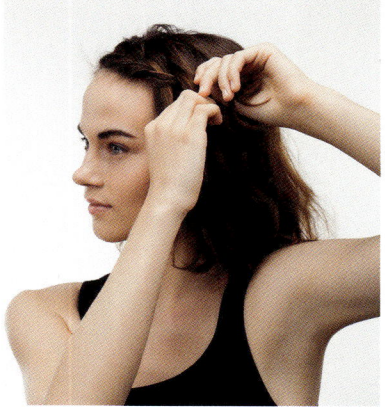

1. FÜLLE GEBEN

Damit das wellige Haar noch lässiger und »ungemachter« aussieht: Von unten etwas Haarlack einsprühen, das gibt viel Volumen und lässt die Wellen strukturierter aussehen.

2. GRIFFIGKEIT ERZEUGEN

Die Vorderpartie in dünnen Strähnen mit einem Stielkamm kräftig antoupieren, damit der Zopf opulenter wirkt. Die Toupage sanft oberflächlich glatt kämmen.

3. FLECHTEN

Vom Seitenscheitel Richtung gegenüberliegendes Ohr einen französischen Zopf (Anleitung auf Seite 76) flechten. Achtung: Locker arbeiten, das sieht weicher aus.

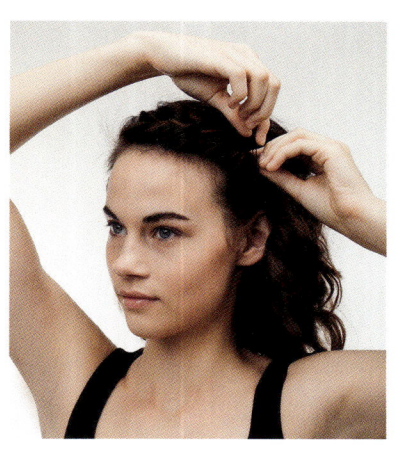

4. FESTSTECKEN

Den französichen Zopf in Ohrhöhe entweder mit einer schlichten Haarklemme oder auch einer Schmuckspange fixieren. Das Ende fällt weich in das übrige Haar.

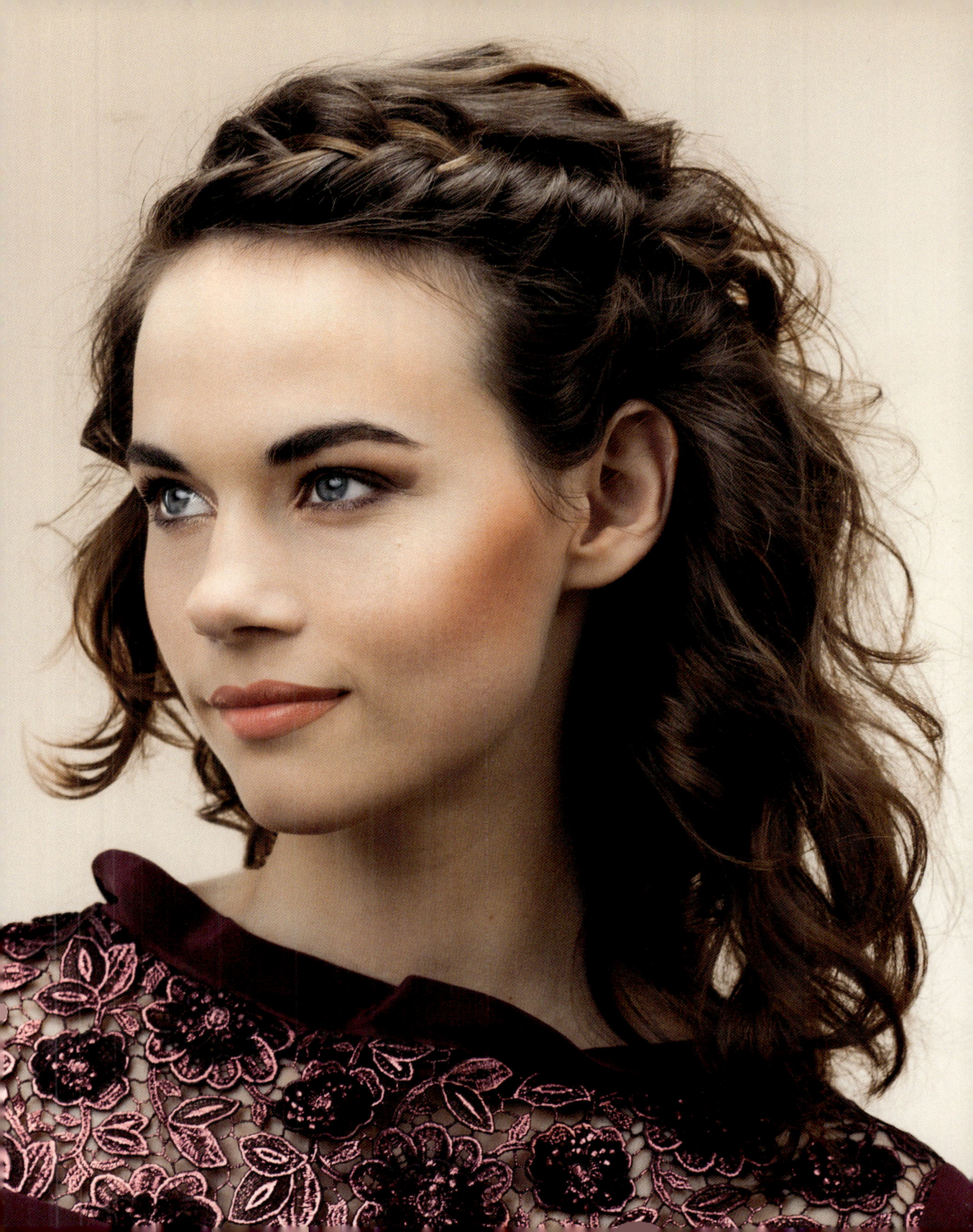

TRENDIGER DUTCH BRAID

Der holländische Zopf ist ein Klassiker. Besonders gut und schön strukturiert sieht er bei relativ dickem Haar aus. Aber auch Frauen mit feinem Haar können mit etwas Toupage aus weniger deutlich mehr machen.

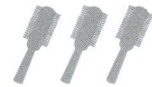

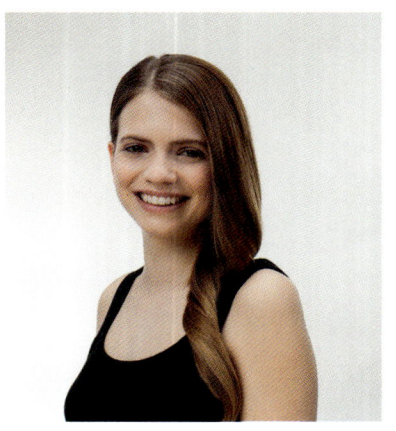

1. VORBEREITEN
Für einen holländischen Zopf sollte das Haar mindestens schulterlang sein. Für mehr Griffigkeit ein wenig Haarlack oder ein extrastarkes Haarspray ins Haar einarbeiten.

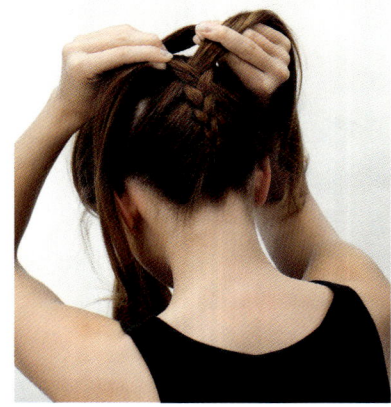

2. FLECHTEN
Im Nacken am Haaransatz drei Stränge abteilen. Den rechten unter den mittleren, den linken unter den mittleren flechten. Etwas Haar zum rechten Strang aufnehmen.

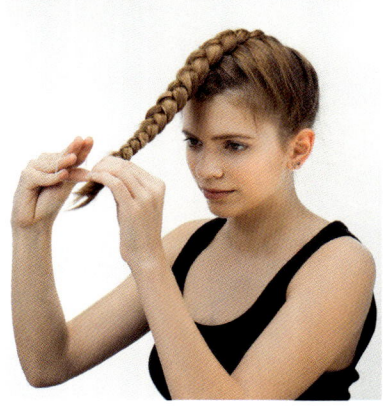

3. AUFNEHMEN
Den rechten Strang wieder unter den mittleren flechten, dann etwas Haar auf der linken Seite zum linken Strang aufnehmen. So weiterverfahren, bis das ganze Haar geflochten ist.

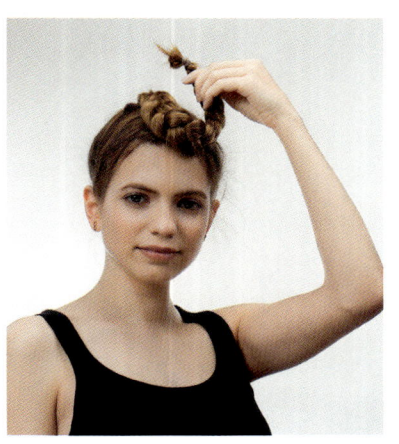

4. EINSCHLAGEN
Das Ende des Zopfes mit einem Haargummi abbinden und den Zopf am Oberkopf zu einer Schnecke drehen. Das Zopfende unter der Haarschnecke verstecken.

5. FESTSTECKEN
Das Flechtkunstwerk mit genügend Haarnadeln fixieren. Haarlack oder extrastarkes Haarspray für besseren Halt einsprühen.

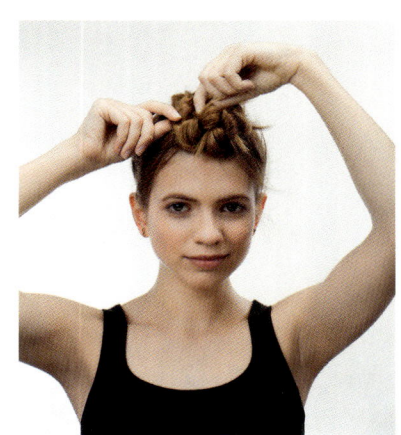

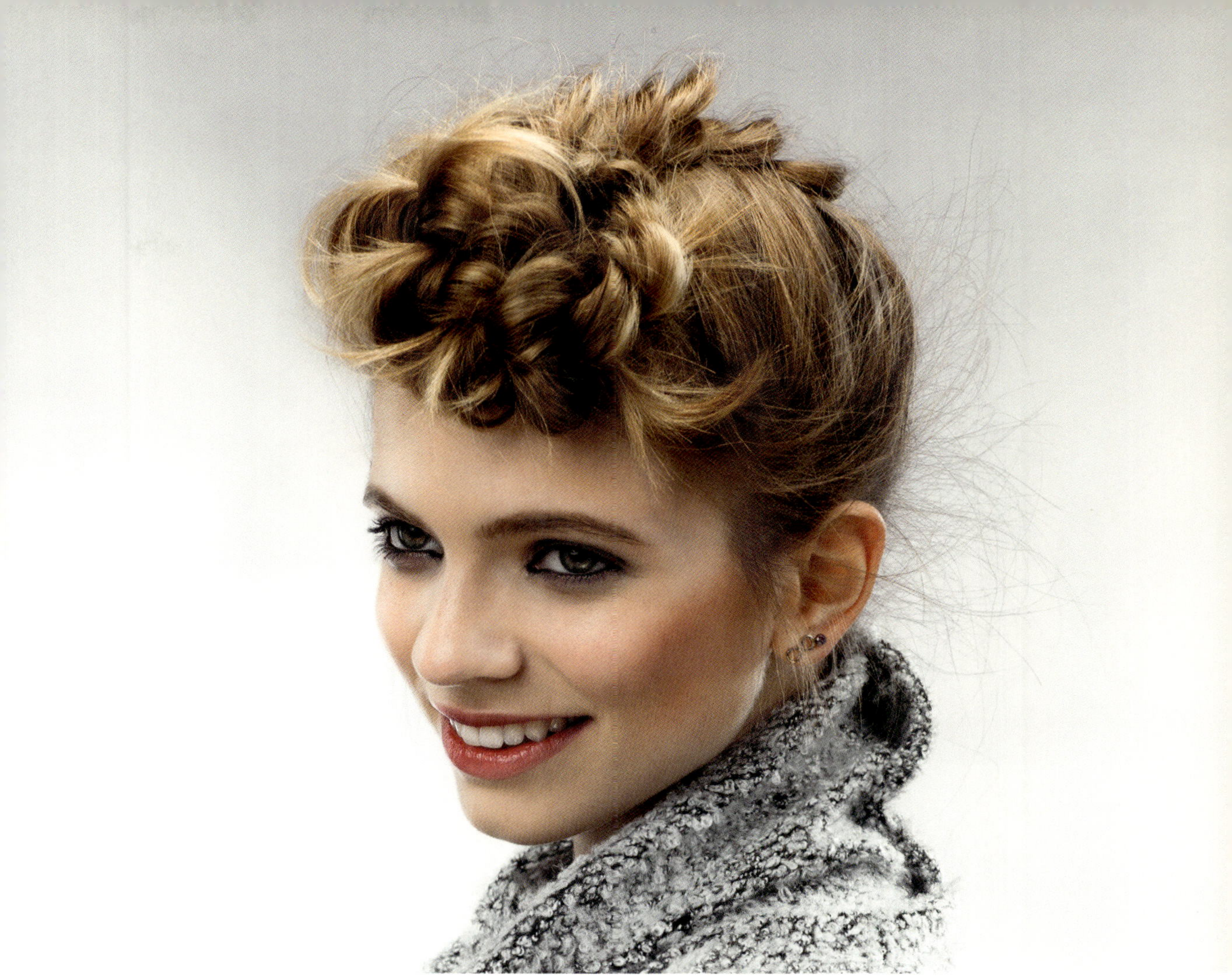

*Allseits schön:
Ob von vorn, von
hinten oder im
Profil – der Dutch
Braid ist ein
Hingucker.*

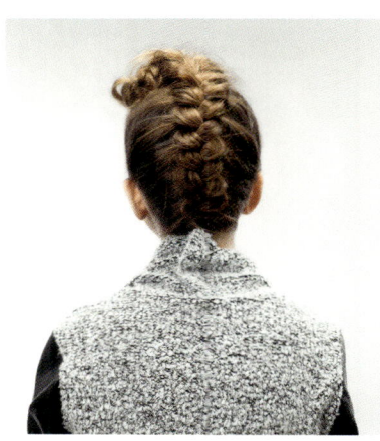
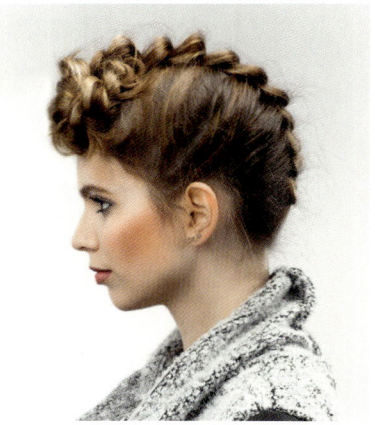

CHIGNON MIT ZOPFMUSTER

Zugegeben, am besten sieht dieser Look bei sehr langem und dickem Haar aus, weil dann der plastische Effekt der simplen Struktur des Zopfes am größten ist. Aber auch bei feinem Haar macht das Flechtwerk den Chignon zu einer echten Attraktion.

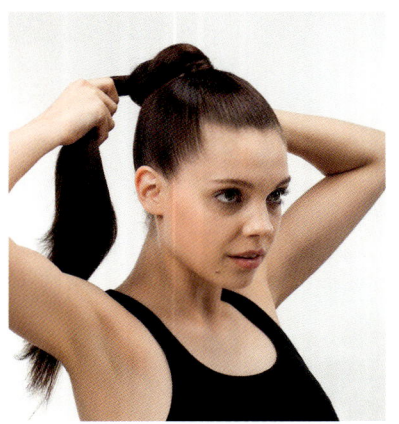

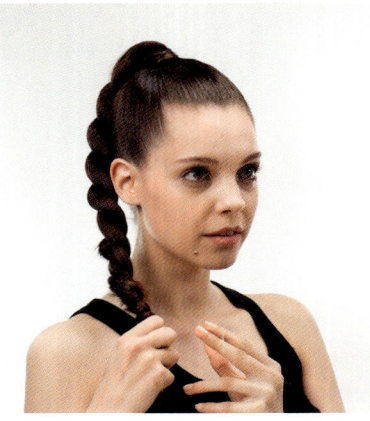

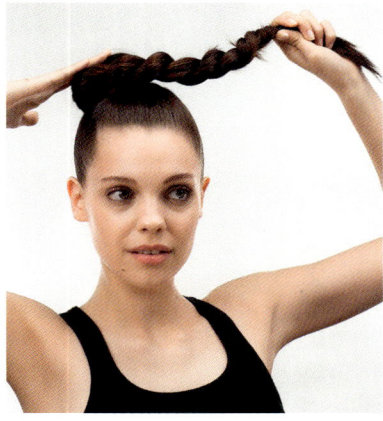

1. FLECHTEN
Das Haar glatt bürsten und mit einem Haargummi zu einem hohen Zopf am Oberkopf abbinden. Den Zopf in zwei gleiche Stränge aufteilen, diese twisten und umeinander wickeln.

2. FIXIEREN
Darauf achten, dass die Stränge stets eingedreht bleiben, und nicht locker lassen. Zum Schluss den Zopf mit einem transparenten Haargummi fixieren.

3. DREHEN
Den Flechtzopf dicht am Oberkopf zu einer Schnecke drehen. Dabei hält die eine Hand den Chignon flach, während die andere den Zopf weiter umlegt.

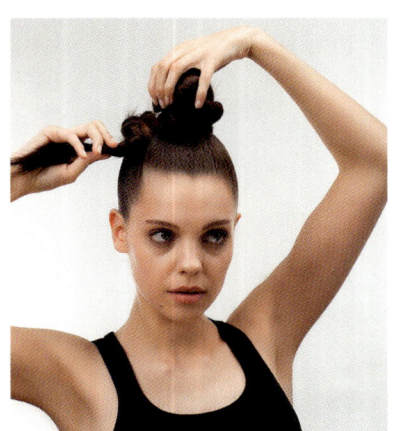

4. KASCHIEREN
Das Zopfende gut unter dem Chignon verstecken. Tipp: Bis zum Schluss mit beiden Händen arbeiten, damit sich nichts lösen oder wieder aufdrehen kann.

5. BEFESTIGEN
Den Flecht-Chignon zum Schluss mit Haarnadeln unsichtbar feststecken. Eine ordentliche Portion Haarlack sorgt dafür, dass der Glamour-Look stundenlang hält.

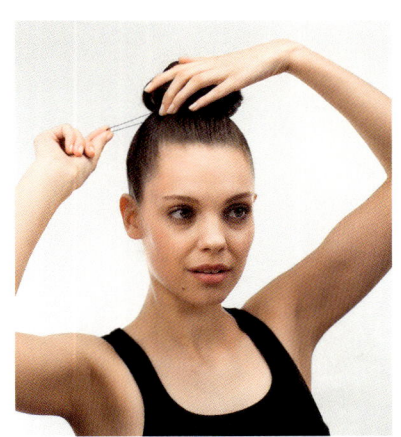

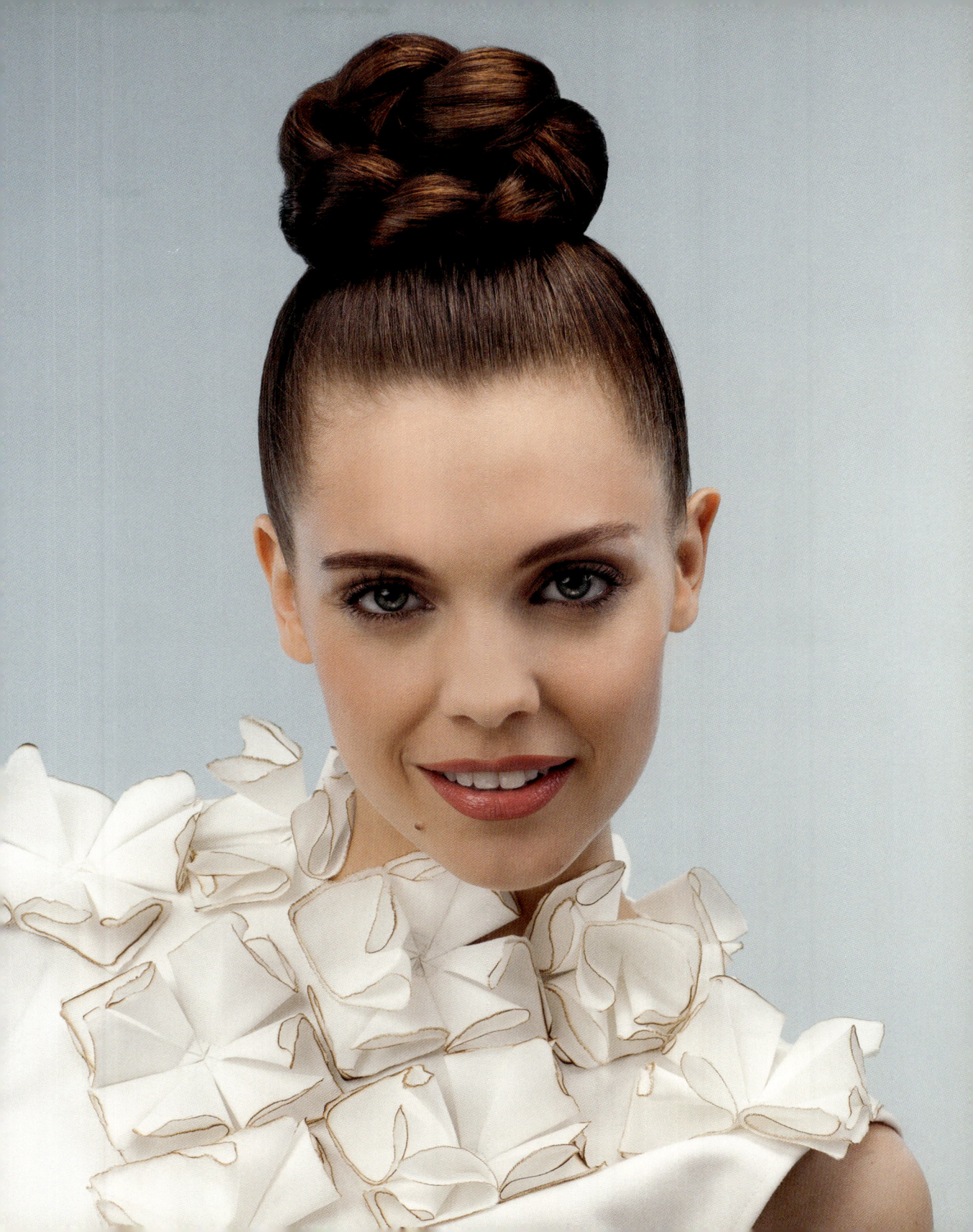

GRUNDTECHNIKEN
DER CHIGNON

Man nennt ihn auch Dutt, aber Chignon klingt eleganter. Gemeint ist eine vom Ballerina-Knoten inspirierte Hochsteckfrisur. Der Chignon lässt sich exakt und opulent stylen, aber auch weich und lässig.

HOHER EDEL-CHIGNON

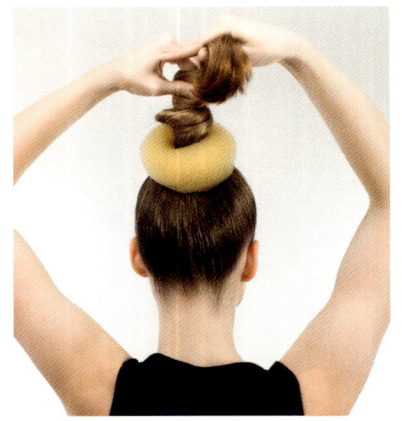

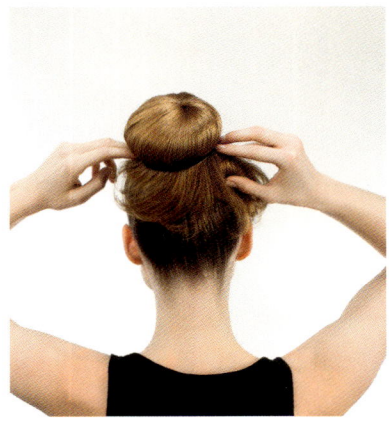

1. EINSETZEN
Das gesamte Haar sauber zum Zopf abbinden und durch ein Haarpolster ziehen. Das Haar so weit in sich zusammendrehen, bis ein Großteil im Haarpolster verschwindet.

2. ORDNEN
Das übrige Haar gleichmäßig über das Polster drapieren, bis dieses komplett verdeckt ist und in der Mitte ein Loch entsteht. Ein langes Haargummi zwischen den Fingern spannen.

3. ABBINDEN
Das Haargummi vorsichtig über das Polster führen, bis es sich unterhalb des Schaumstoffrings um den Zopfansatz legt. Die Haarspitzen schauen ringsum noch heraus.

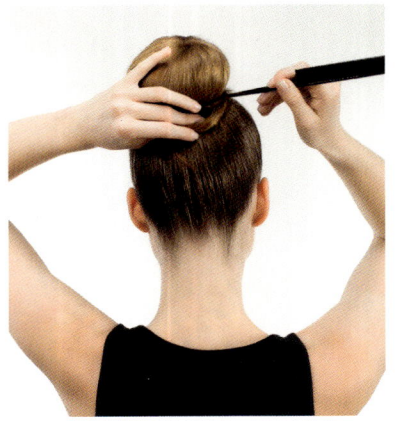

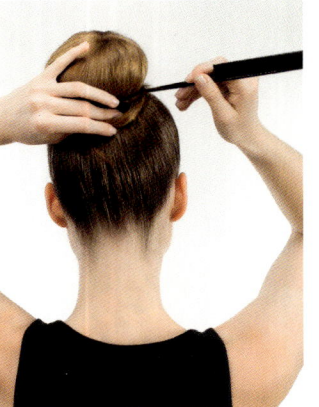

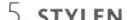

4. FIXIEREN
Die Haarspitzen um den Chignon legen und mit Haarnadeln passend zur Haarfarbe unsichtbar feststecken. Ein Stielkamm kann dabei helfen, das Haar unter dem Polster verschwinden zu lassen.

5. STYLEN
Den fertigen XXL-Knoten mit viel Haarlack oder extrastarkem Haarspray fixieren. Die Seitenpartien dürfen im eng an den Kopf frisierten Wet-Look erstrahlen.

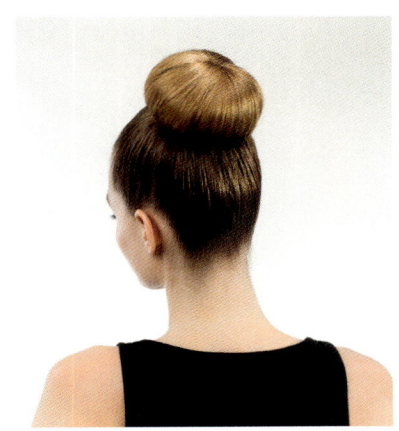

VERWANDLUNGS-KÜNSTLER

Sehr interessant kann auch ein asymmetrisch platzierter Chignon aussehen. Einen seitlichen Dutt kann man entweder ganz tief im Nacken setzen oder hoch auf dem Oberkopf. Für einen lässigen Hochsteck-Look unter dem Motto »Ich komme gerade vom Beach« den Kopf nach vorn beugen, das gesamte Haar nach vorn bürsten, oben auf dem Kopf zu einem Knoten drehen und mit einem transparenten Haargummi fixieren. Einige Strähnchen herauszupfen und ins Gesicht fallen lassen, als hätten Ihnen Meeresluft und Wind das Haar zersaust.

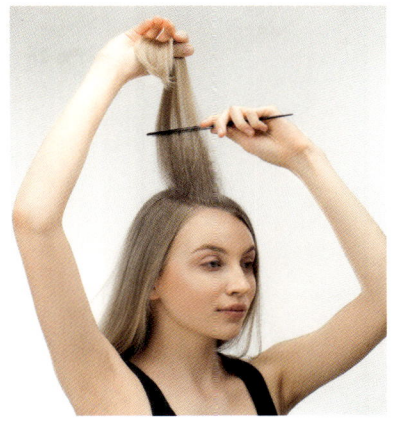

1. TOUPIEREN

Damit das Haar über den Ohren nicht auseinanderfällt, ringsum am Ansatz toupieren, Strukturspray gibt zusätzlichen Halt. Mit eine‍ Haarbürste oberflächlich glätten.

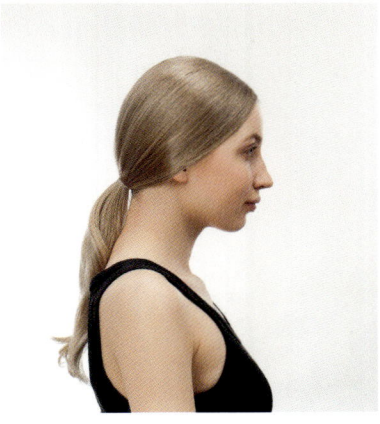

2. ABBINDEN

Das gesamte Haar möglichst nicht zu stramm nach hinten bürsten und im Nacken zu einem sehr tiefen Pferdeschwanz abbinden. Das Haar dabei über die Ohren legen.

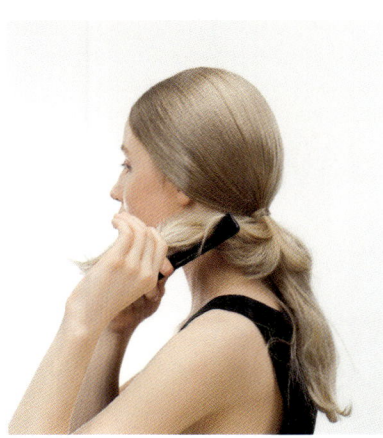

3. VOLUMEN ERZEUGEN

Den Pferdeschwanz in zwei bis drei Strähnen unterteilen, wiederum mit etwas Strukturspray besprühen und mit einem Stielkamm kräftig toupieren.

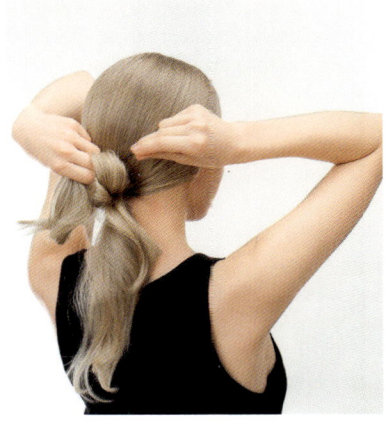

4. TWISTEN

Jede Strähne einzeln aufgreifen, um sich selbst twisten, zu einer lockeren Schnecke drehen und mit Haarnadeln möglichst unsichtbar am abgebundenen Zopf feststecker.

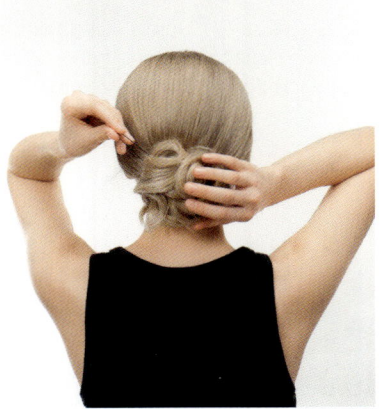

5. FORMEN

Den entstandenen lockeren Dutt mit den Händen in Form bringen und mit weiteren Haarnadeln gut fixieren. Haarspray oder Haarlack sorgen für langen Halt und Glanz.

UPDO MIT TOLLE

Ein bisschen rebellisch dank Tolle im Rock'n'Roll-Stil, ein wenig traditionell mit Zopf und eine Prise Eleganz dank Banane: Diese ungewöhnliche Hochsteckfrisur hat buchstäblich verschiedene Seiten und passt damit auch zu vielen Gelegenheiten.

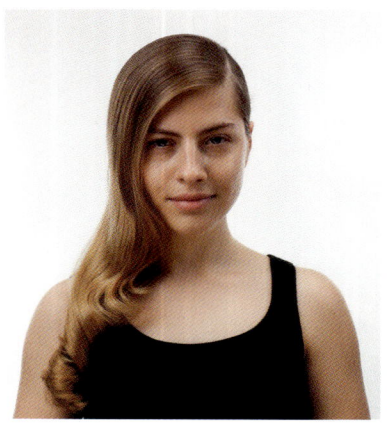

1. VORBEREITEN
Das Haar sollte mindestens schulterlang sein. Einen tiefen Seitenscheitel über den Kopf bis zum Nacken ziehen, das Haar bis auf eine breite seitliche Strähne in Ohrhöhe abbinden.

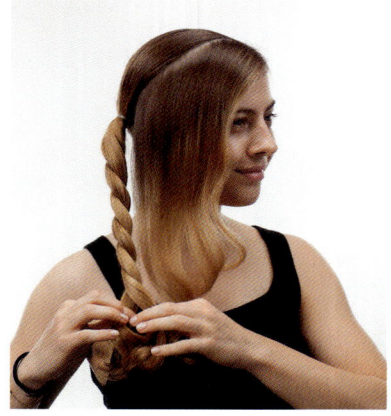

2. KORDELN
Das abgebundene Haar zum engen Zopf kordeln. Dabei den Zopf immer auf Spannung halten und das Ende mit einem transparenten Haargummi fixieren.

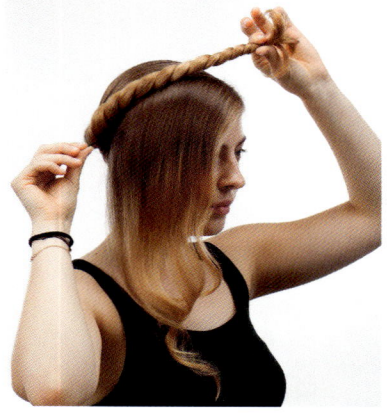

3. LEGEN
Den gekordelten Zopf genau am schrägen Scheitel entlang legen und mit Haarnadeln befestigen. Er dient als volumengebendes Polster für die Tolle.

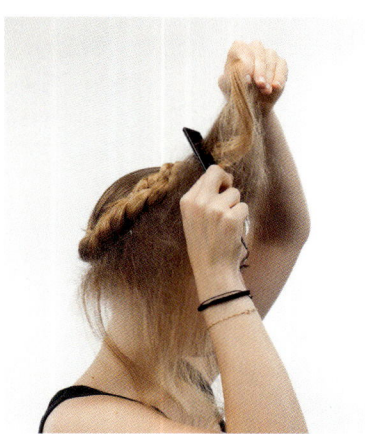

4. TOUPIEREN
Die vordere Seitenpartie mit einem Stielkamm kräftig toupieren und mit einer Frisierbürste wieder oberflächlich glätten. Eventuell etwas Strukturspray einsprühen.

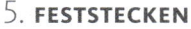

5. FESTSTECKEN
Die toupierte Partie über den Zopf legen, oben die Haarenden unter den Zopf führen, am Hinterkopf einschlagen. Mit Haarnadeln feststecken und mit Haarlack fixieren.

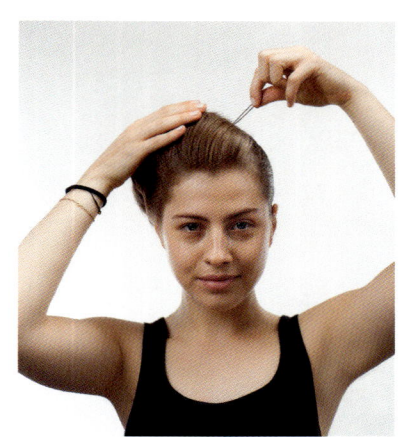

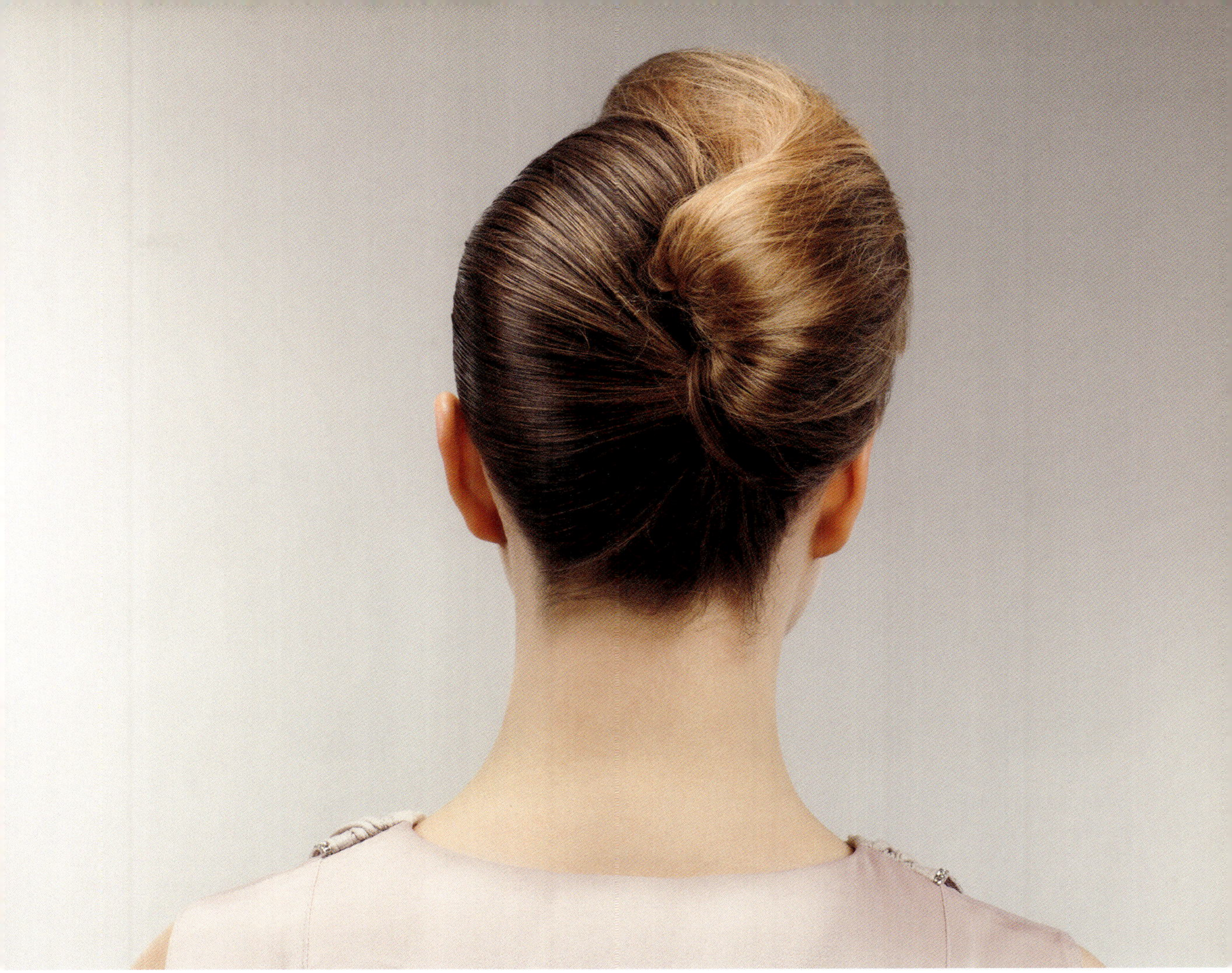

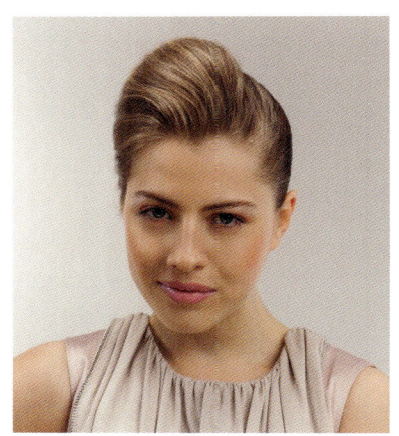

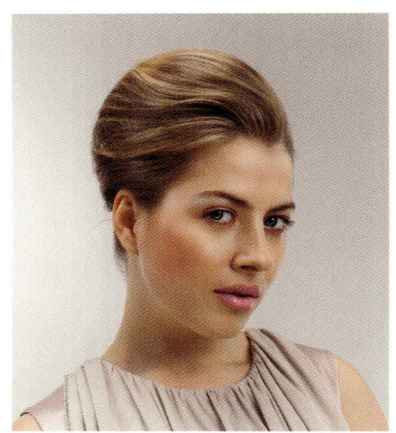

So oder so –
freche Tolle von
vorn, elegant und
edel von der Seite.
Und erst die Rück-
ansicht ...

FAKE-PONY-UPDO

Ein Pony hat etwas Schmeichelndes. Doch wer sich dazu entschließt, ist damit eine Zeit lang festgelegt. Mit diesem Styling kann man unverbindlich testen, wie einem der Haare-seitlich-in-die-Stirn-Look steht.

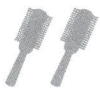

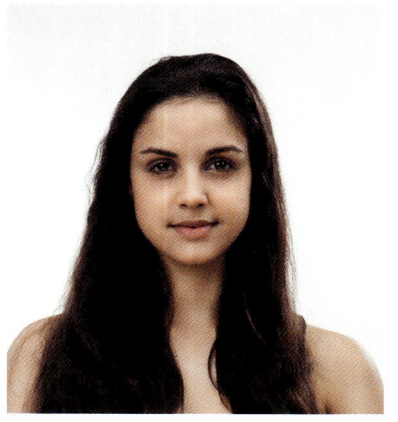

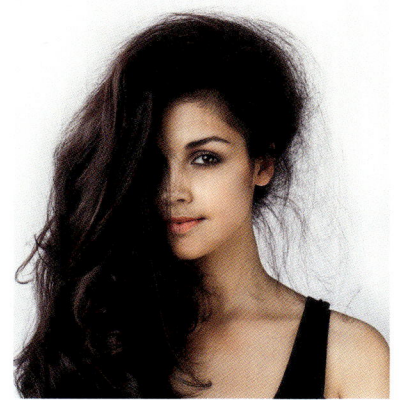

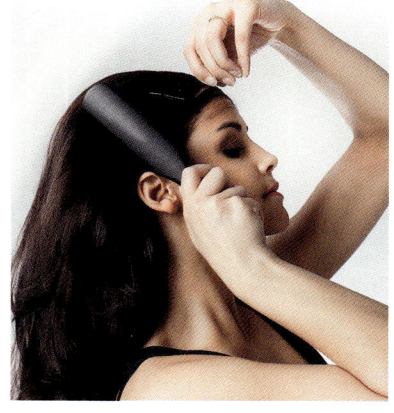

1. VORBEREITEN
Der Look eignet sich besonders gut für überschulterlanges Haar, die Haarbeschaffenheit ist weniger wichtig. Durch die Toupage bekommt auch feines Haar genügend Fülle.

2. TOUPIEREN
Um dem Haar Griffigkeit und Halt zu geben, sollte es zunächst toupiert werden. Mit Strukturspray oder Haarlack kann man den Halt noch weiter stärken.

3. VERTEILEN
Kopf leicht zurücklegen und das Haar parallel zum Konturenverlauf um den Kopf brüsten. In Abständen mit Haarklemmen unsichtbar feststecken und schließlich über die Stirn führen.

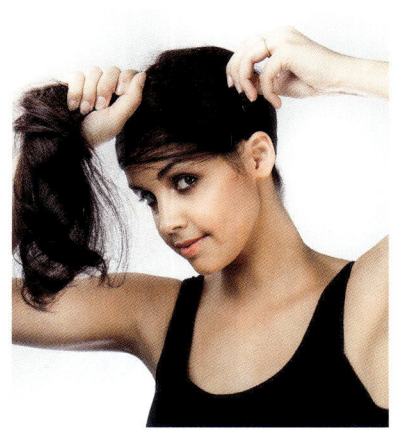

4. ÜBERSCHLAGEN
Die Toupage darf nicht sichtbar sein, deshalb das Haar oberflächlich glatt bürsten. Das Haar sollte etwas in die Stirn fallen, damit es wie ein seitlicher Pony wirkt.

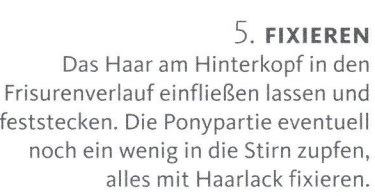

5. FIXIEREN
Das Haar am Hinterkopf in den Frisurenverlauf einfließen lassen und feststecken. Die Ponypartie eventuell noch ein wenig in die Stirn zupfen, alles mit Haarlack fixieren.

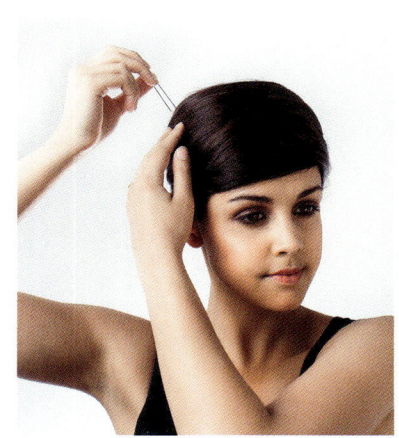

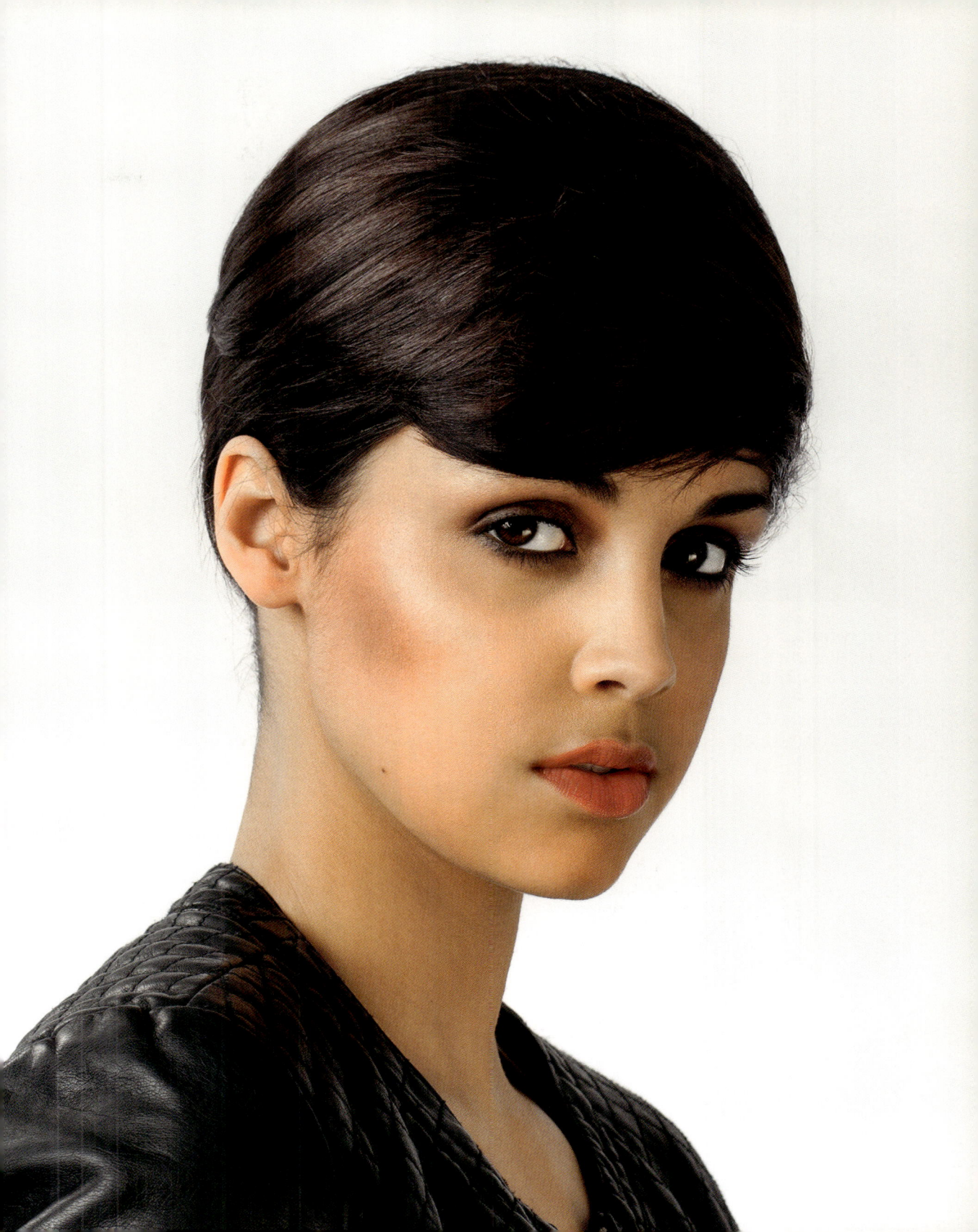

BEEHIVE

Der »Bienenkorb« ist ein edler und dennoch legerer Look für überschulterlanges Haar, glatt oder gewellt. Der Profitrick: Ein Haarpolster sorgt für Megavolumen am Oberkopf und zaubert selbst in dünnes oder feines Haar deutlich mehr Fülle.

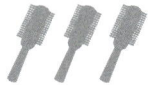

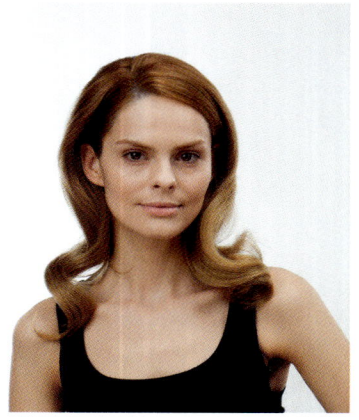

1. ORDNEN
Einen Seitenscheitel ziehen und das Haar in Form bürsten. Wenn das Haar sehr glatt und fein ist, etwas Mineralpuderspray oder Volumenpuder auf den Ansatz und in die Längen geben.

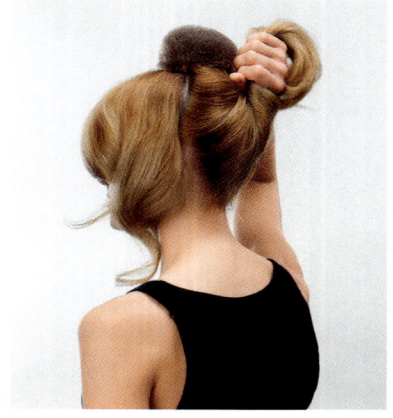

2. ZUSAMMENNEHMEN
Das Haar in drei breite Passées abteilen: seitlich und hinten. Am Oberkopf ein Haarpolster mit Haarnadeln befestigen und die Hinterpartie mit einer Hand zusammennehmen.

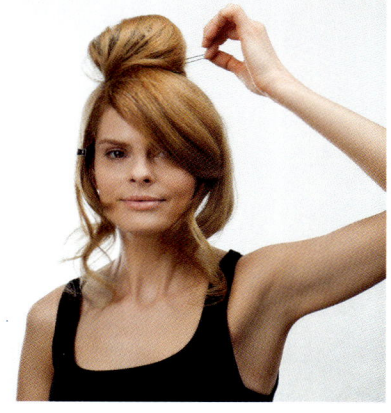

3. KASCHIEREN
Die Haarpartie so um das Polster wickeln, dass es komplett verdeckt ist, und mit Haarnadeln gut feststecken. Eventuell einen Hauch von Haarlack darübersprühen.

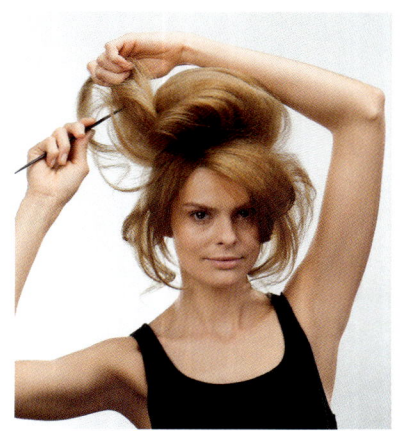

4. TOUPIEREN
Seitenpartien in mehrere Einzelsträhnen aufteilen und jeweils kräftig toupieren. Danach mit einer Frisierbürste sehr oberflächlich über das Deckhaar gehen, um es ein wenig zu glätten.

5. FESTSTECKEN
Die toupierten Seitenpartien unterhalb des Polsters am Hinterkopf mit Haarnadeln zu einer Banane feststecken. Für etwas Lässigkeit an den Seiten einzelne Strähnen herauszupfen.

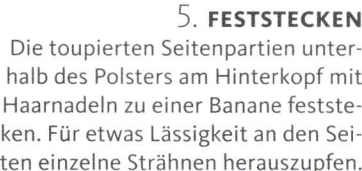

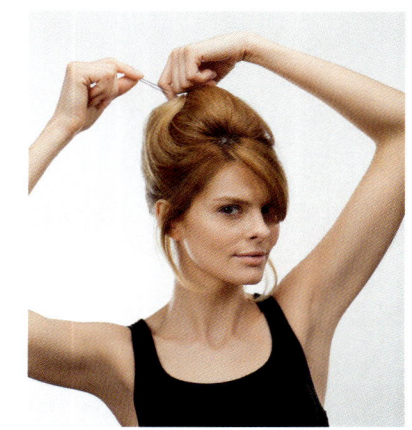

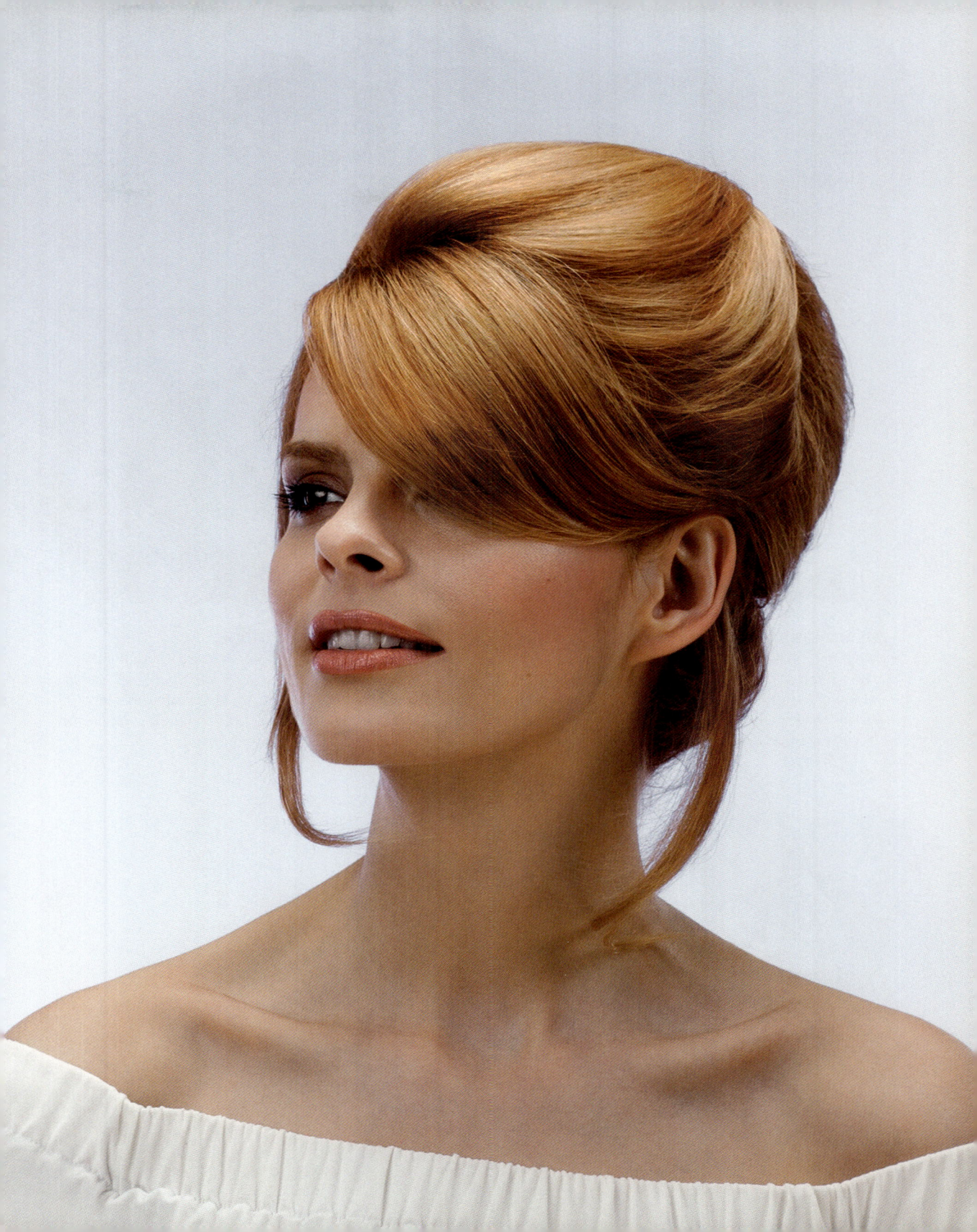

TWISTED HIGH-CHIGNON

Ein trendiger Updo für mindestens schulterlanges glattes wie gewelltes Haar. Perfekt für den Clubbing-Abend, aber auch ein mutiges Statement für tagsüber zu Boyfriend-Jeans und Shirt.

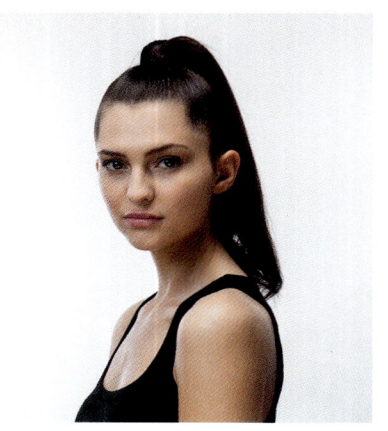

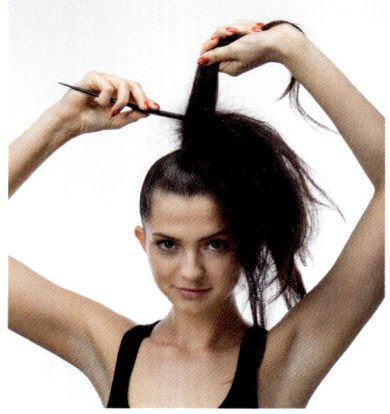

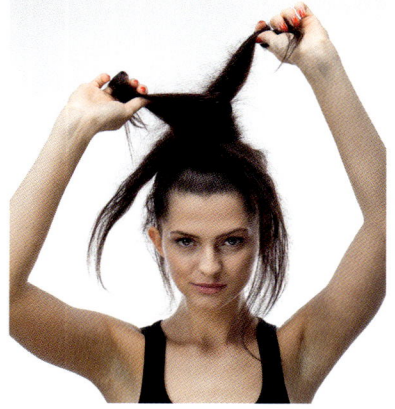

1. ZUSAMMENBINDEN
Den Kopf nach vorn beugen, das Haar nach vorn bürsten und am obersten Punkt des Kopfes mit einem transparenten Haargummi zu einem Zopf abbinden.

2. TOUPIEREN
Den Zopf in mehrere Passées abteilen und jeweils eine Strähne mit einem Stielkamm toupieren. Für mehr Griffigkeit eventuell mit Mineral-puderspray einsprühen.

3. TWISTEN
Die toupierten Passées mit beiden Händen über dem Kopf fassen und so umeinander drehen, dass ein turmartiger Dutt oder länglicher Chignon entsteht.

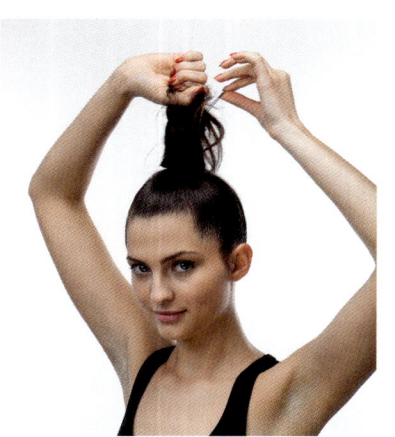

4. FIXIEREN
Die gedrehten Partien mit Haar-nadeln gut feststecken, die Spitzen dürfen lässig herausgucken. Für besseren Halt und Megaglanz mit Haarspray oder Haarlack fixieren.

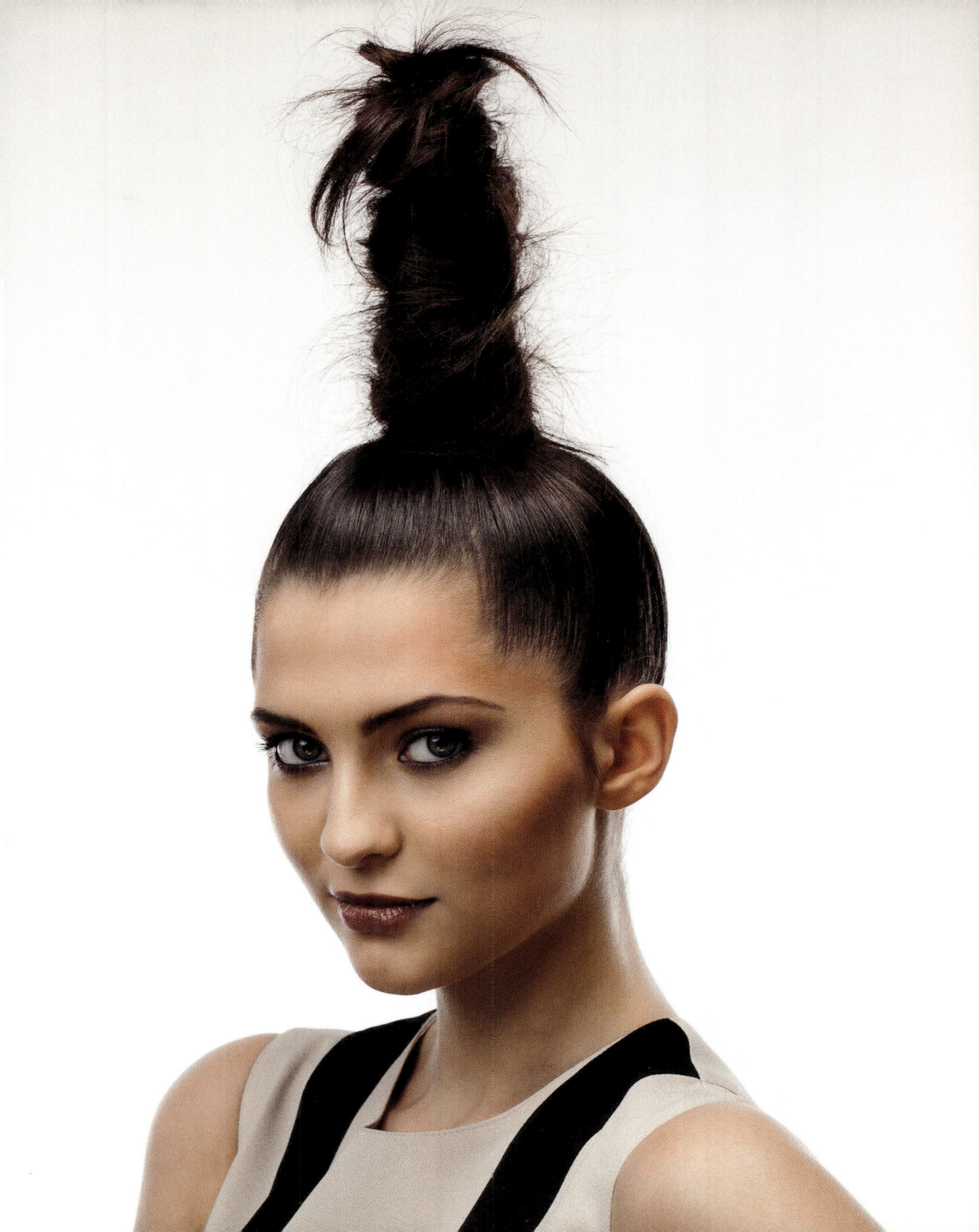

KELLY-STYLE

Ein Look für Großstadtprinzessinnen. Der zeitlose Favorit Banane wird hier, ganz ungewöhnlich, mit Mittelscheitel und überlanger Ponypartie kombiniert. Ergebnis: Ein glamouröser und dennoch lässiger Updo für den ganz großen Auftritt am Abend.

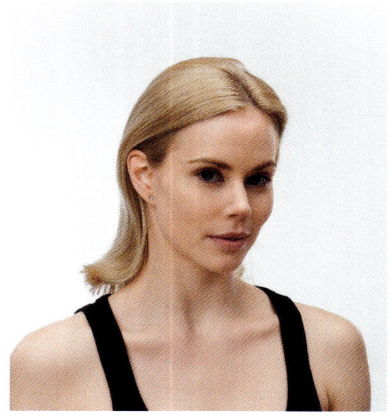

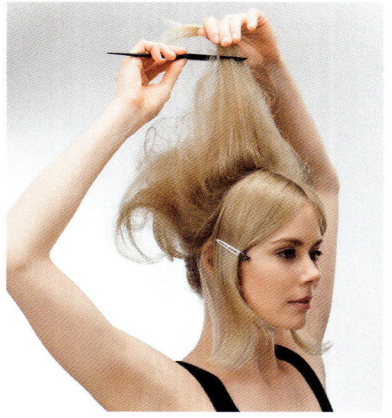

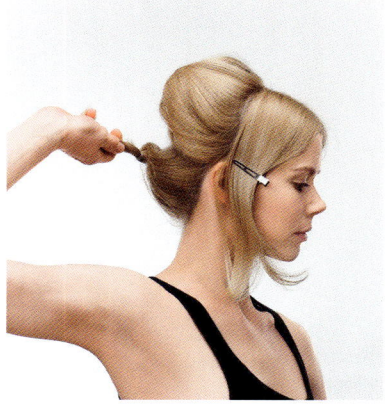

1. VORBEREITEN
Für dieses Styling sollte das Haar wenigstens knapp schulterlang sein. Einen akkuraten Mittelscheitel ziehen und das übrige Haar ganz glatt bürsten.

2. TOUPIEREN
Zwei dicke Seitenpartien abteilen und über den Ohren festclippen. Das Haar am Ober- und Hinterkopf kräftig toupieren und mit ein wenig Struktur-spray für besseren Halt besprühen.

3. TWISTEN
Die untere Partie im Nacken zu einem Zopf fassen, in der Mitte mit einem Haargummi abbinden, twisten und unter dem Volumen-Tuff zu einer Mini-Banane feststecken.

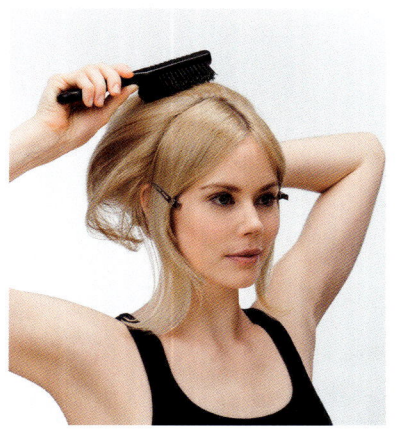

4. BÜRSTEN
Das toupierte Haar mit einer Frisier-bürste oberflächlich glätten und nach hinten bürsten. Die obere Partie nach innen schlagen und mit viel Volumen am Oberkopf feststecken.

5. FIXIEREN
Die Seitenpartien kräftig toupieren, sanft ausbürsten und am Hinterkopf mit Haarnadeln möglichst unsichtbar feststecken. Alles gut mit Haarlack fixieren.

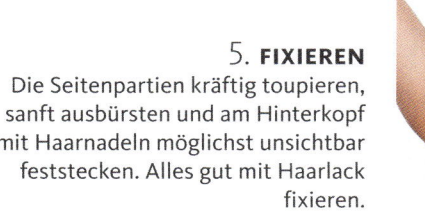

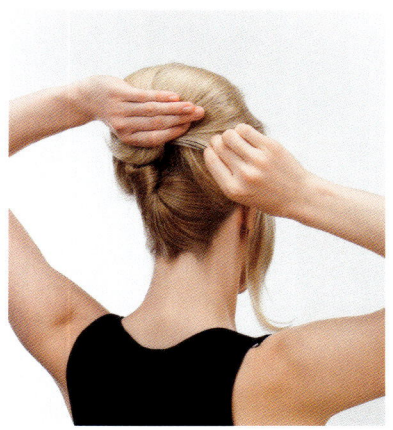

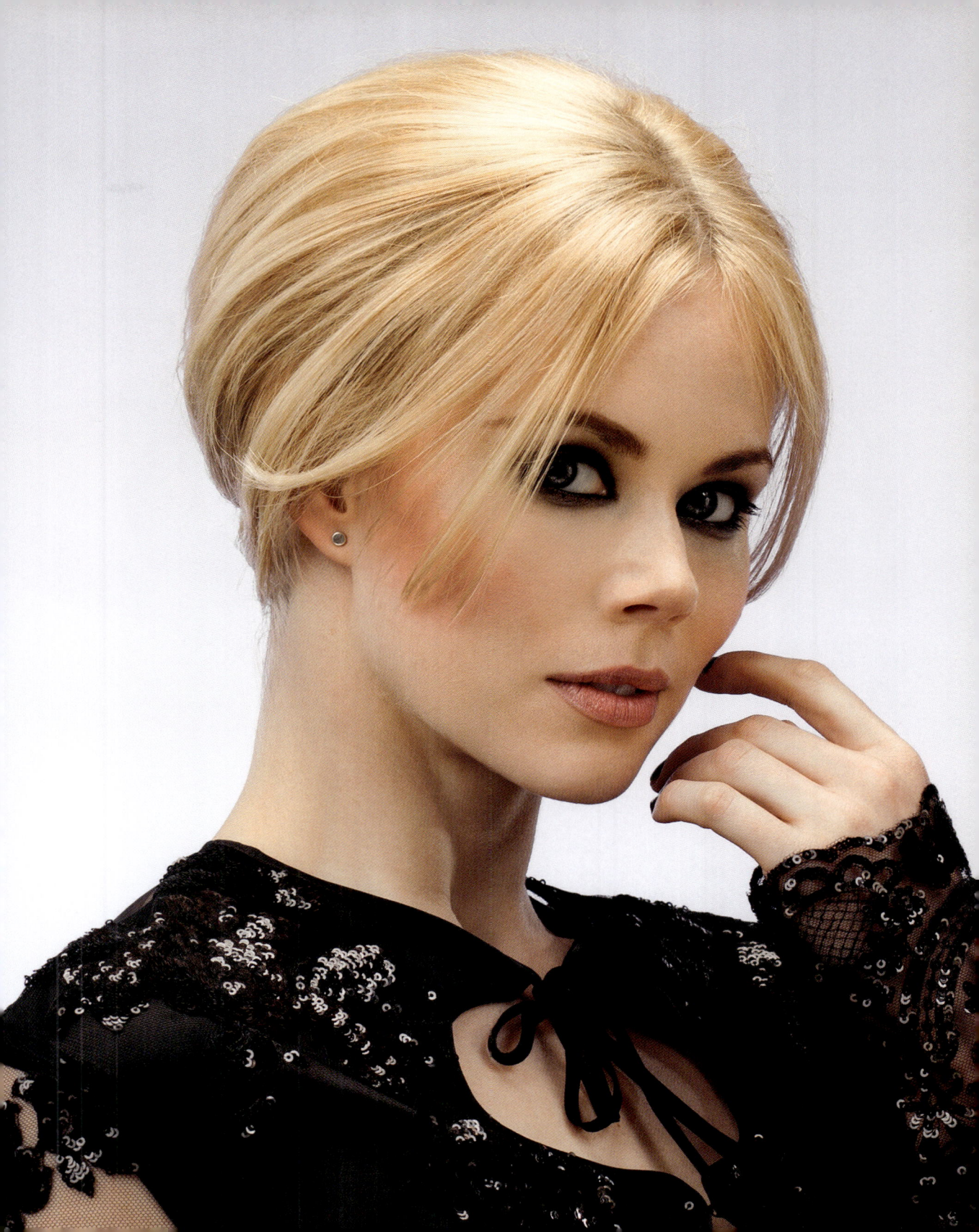

GETWISTETER UPDO

Diese Drehs hat man ganz schnell raus. Sie sorgen für maximales Volumen bei einem ungewöhnlichen Chignon. Ideal für dickeres, am besten überschulterlanges Haar.

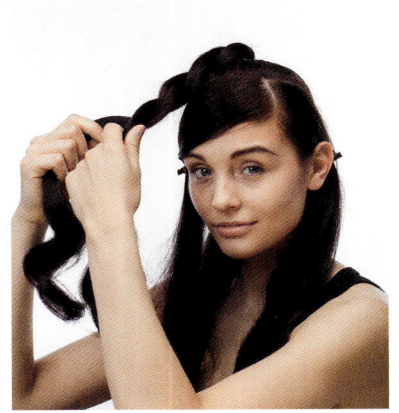

1. KORDELN
Einen tiefen Seitenscheitel und einige Zentimeter über dem Ohr einen horizontalen Scheitel ziehen. Am Oberkopf eine dicke Strähne abbinden, teilen, kordeln, abbinden.

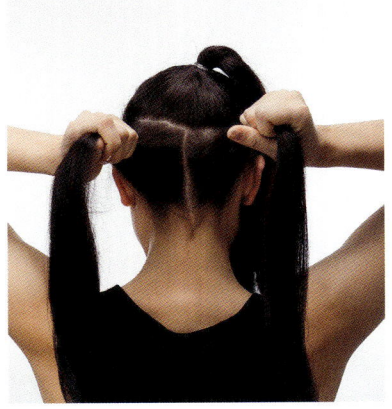

2. TWISTEN
Über dem Ohr, das dem Seitenscheitel gegenüberliegt, eine dicke Strähne abteilen und festclippen. Das restliche Haar im Nacken in zwei dicke Passées teilen und diese twisten.

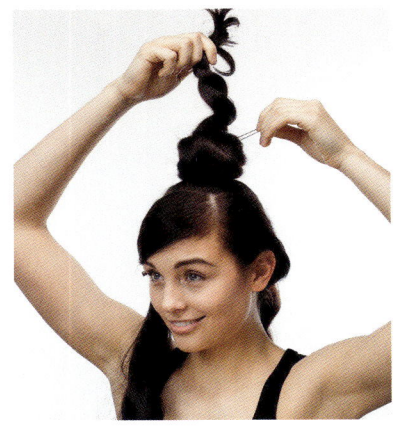

3. FESTSTECKEN
Den gekordelten Zopf am Oberkopf mit Haarnadeln locker zu einem Dutt feststecken. Bei sehr dickem und glattem Haar etwas Strukturspray für mehr Griffigkeit einsprühen.

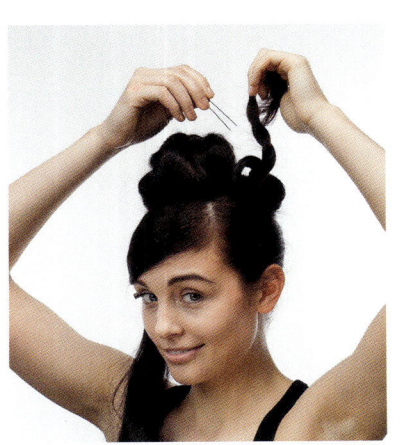

4. FIXIEREN
Die beiden getwisteten Passées vom Nacken neben dem Dutt in gleicher Art mit Haarnadeln feststecken. Das Ponypassée lösen, über die Seite legen und nach innen drehen.

5. LEGEN
Spitzen der Ponypartie über den Dutt legen und ebenfalls mit Haarnadeln feststecken. Haarlack oder Haarspray festigen das Ganze und sorgen für Glanz.

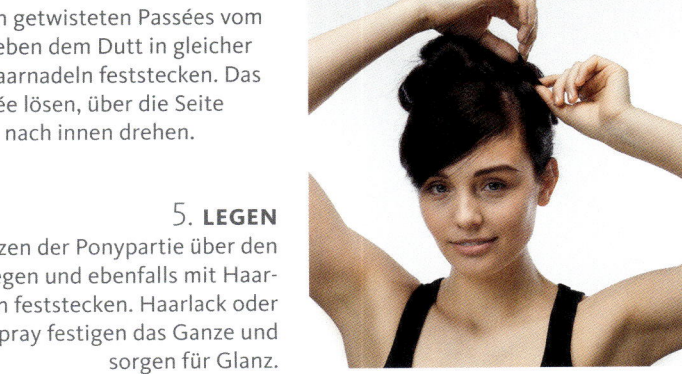

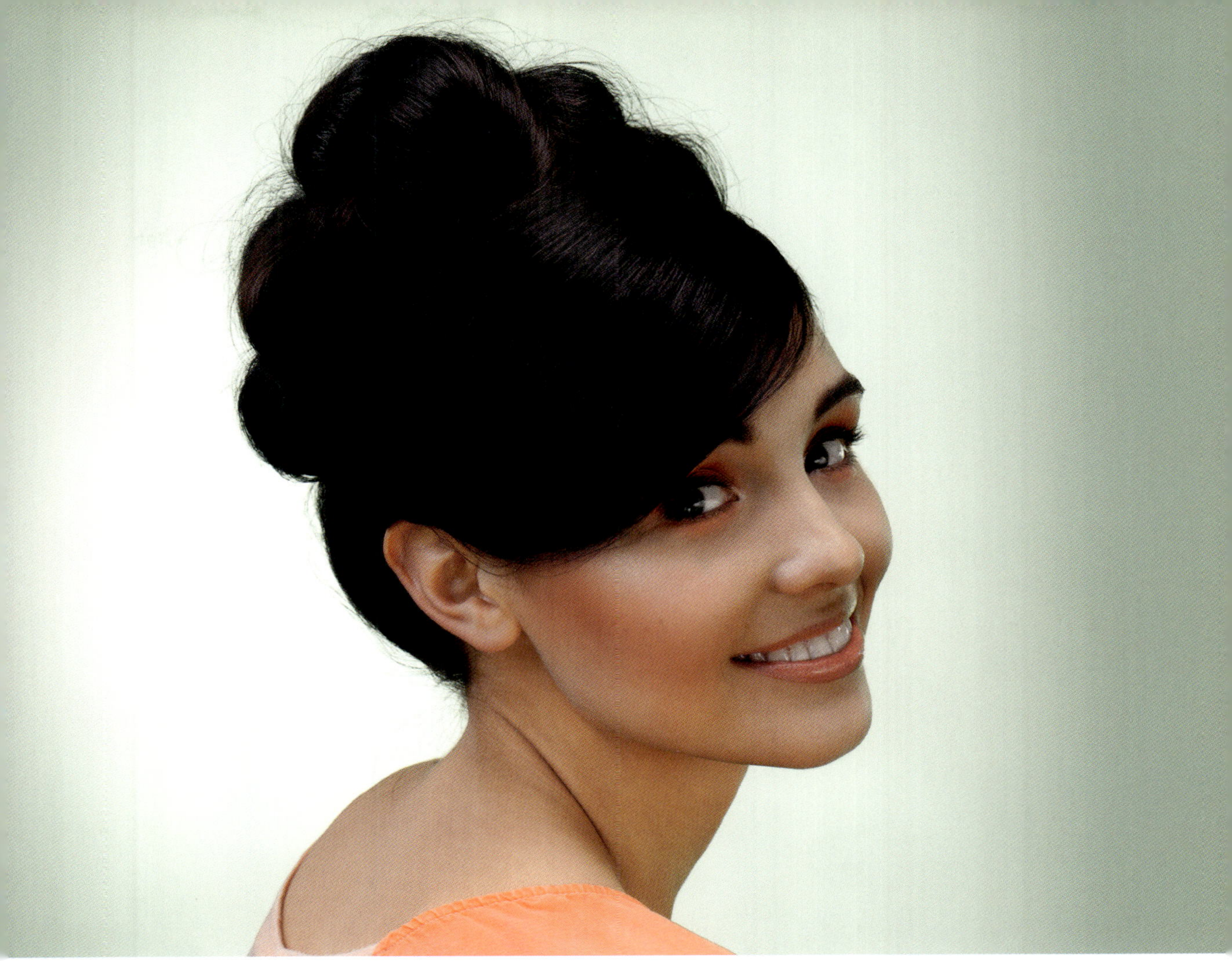

*Raffiniert:
Der hohe Updo
betont den Hinter-
kopf und sorgt für
ein schönes Profil,
die tiefe Ponypartie
schmeichelt.*

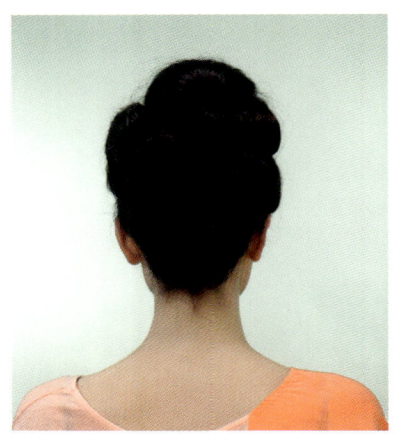
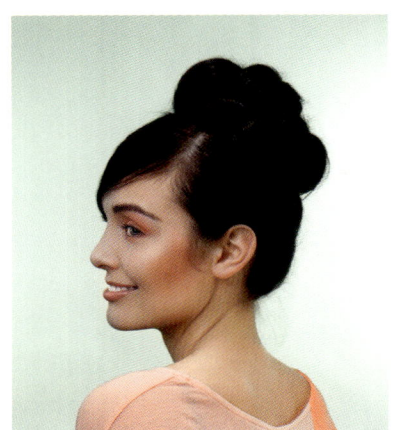

1 SCHNITT – 4 LOOKS
VIELSEITIGES LANGES HAAR

Das Problem kennen viele Frauen: Kaum ist das Haar richtig schön lang, versteckt man es aus praktischen Gründen (und dem Mangel an Ideen) fast täglich in einem simplen Pferdeschwanz. Da geht mehr – hier einige tolle Ideen für das tägliche Styling.

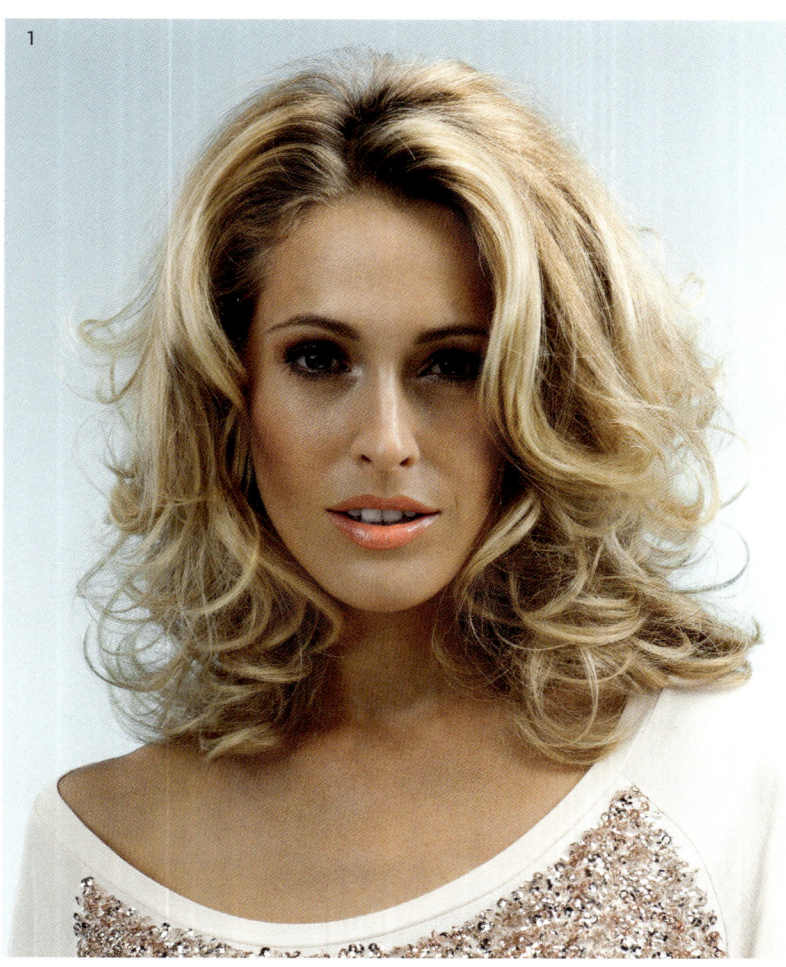

1. WILD

Big Hair, aber bitte ganz lässig? Mit diesem Styling kein Problem. Eine Portion Stylingmousse auf die Ansätze geben, das Haar über Kopf antrocknen und anschließend über eine Rundbürste föhnen – so entsteht viel Volumen am Oberkopf. Danach das Haar partienweise in dünnen Strähnen ab Ohrhöhe über einen Lockenstab mit mittlerem Durchmesser wickeln. Die Strähnen festclippen und auskühlen lassen. So weiterverfahren, bis das gesamte Haar aufgedreht ist. Clips vorsichtig lösen, Locken nicht ausbürsten, sondern nur mit ein wenig Stylingcreme in Form zupfen. Mit viel Haarlack fixieren.

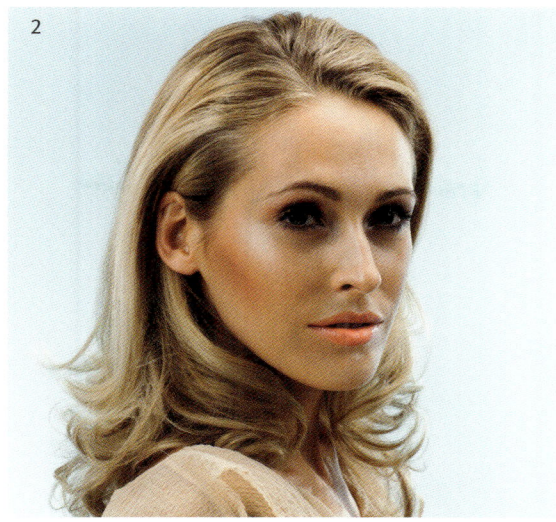

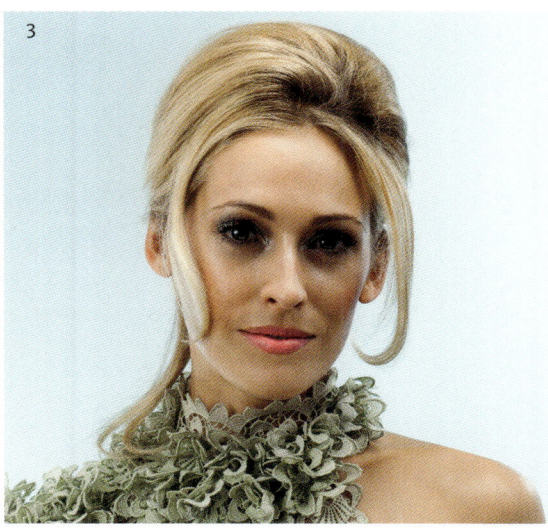

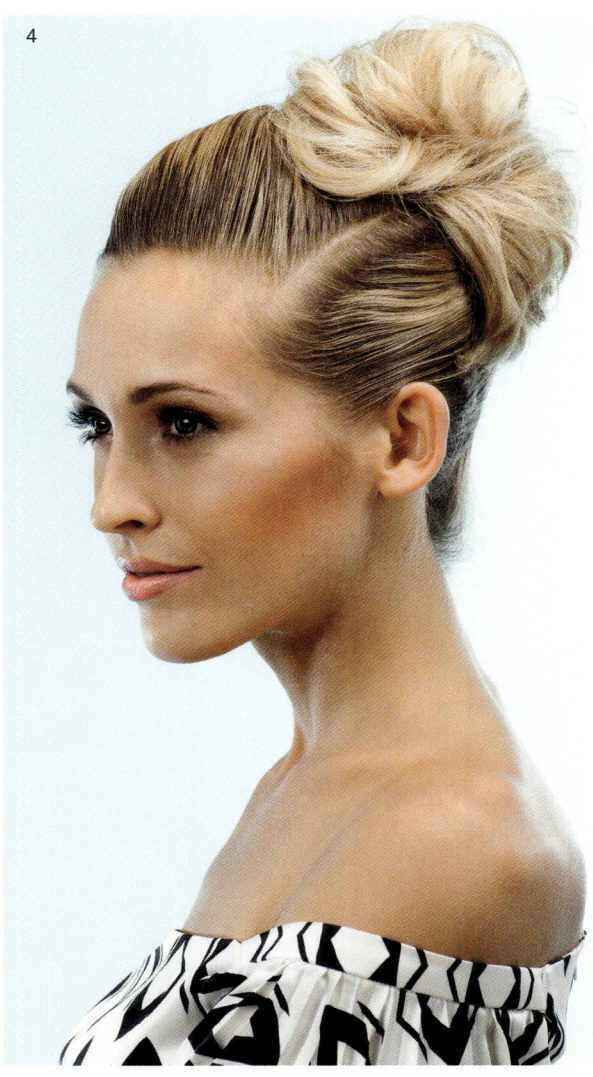

2. NATÜRLICH

Die Oberkopfpartie wird schmal an den Kopf frisiert, die Spitzen wellen sich ganz leicht – fertig ist ein äußerst lässiger Look. Dazu das handtuchtrockene Haar mit einer Paddelbürste glatt föhnen, die Längen über eine Rundbürste mit mittlerem Durchmesser föhnen, sodass sie einen leichten Schwung in den Spitzen bekommen. Die Seitenpartien mit einem Hauch Stylingcreme glatt streichen.

3. GLAMOURÖS

Der perfekte Look für den ganz großen Auftritt: eine Banane mit Megavolumen, charmant kombiniert mit weich ins Gesicht fallenden Strähnchen. Dazu das Haar mit Strukturspray besprühen und kräftig mit dem Stielkamm toupieren. Nach hinten bürsten und zu einer lockeren Banane feststecken. Vorn, seitlich und im Nacken einzelne dickere Strähnen herauszupfen.

4. STYLISH

Traumhafter Look, wie gemacht für eine festliche Sommerparty. Dazu einen sehr tiefen Seitenscheitel ziehen und das Haar am Ansatz mit viel Haarlack nach hinten bürsten, es soll leicht feucht und glänzend aussehen. Die Längen am Hinterkopf zu einem asymmetrischen weichen Dutt feststecken, die Spitzen dabei außen um den Knoten drapieren. Haarlack sorgt für langen Halt.

XXL-CHIGNON

Ein voluminöser Updo, der nach deutlich mehr aussieht? Das funktioniert selbst bei feinem Haar. Für wahre Magie auf dem Kopf sorgen eine geschickte Toupiertechnik, die richtigen Stylingprodukte und ein simpler Finishing-Trick.

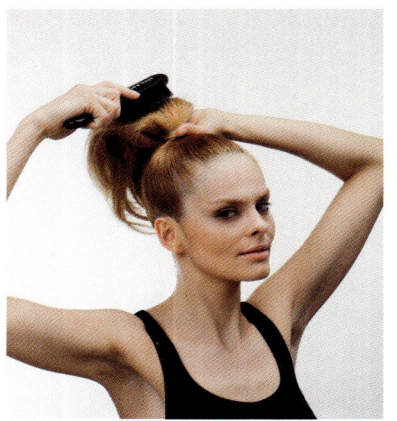

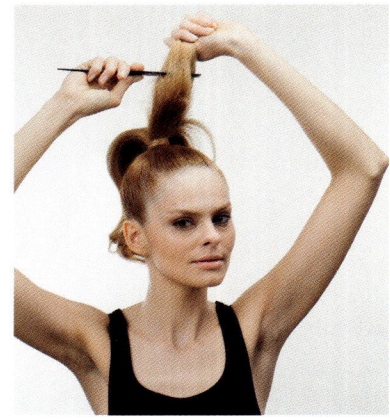

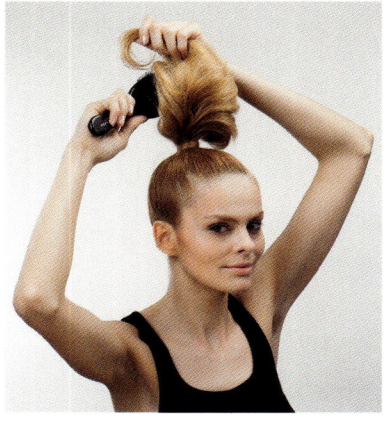

1. ZUSAMMENBINDEN
Das nicht kürzer als schulterlange Haar mit einer Frisierbürste zu einem Pferdeschwanz hoch am Oberkopf zusammennehmen und mit einem transparenten Haargummi abbinden.

2. TOUPIEREN
Den Zopf in mehrere Passées abteilen und jede Strähne einzeln mit einem Stielkamm toupieren. Bei sehr weichem Haar sorgt ein Strukturspray für mehr Griffigkeit und Halt.

3. GLÄTTEN
Das toupierte und damit aufgeraute Haar Strähne für Strähne mit einer Bürste wieder glätten. Dabei nur oberflächlich durchbürsten, damit das Volumen erhalten bleibt.

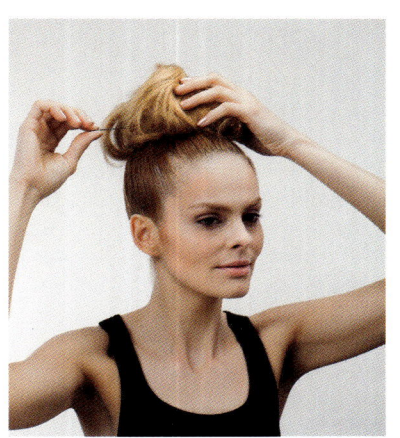

4. FESTSTECKEN
Das Haar am Oberkopf mit Haarnadeln zu einem sehr lockeren Chignon feststecken. Je luftiger es gesteckt wird, umso mehr Volumen entsteht dabei. Mit Haarlack gut fixieren.

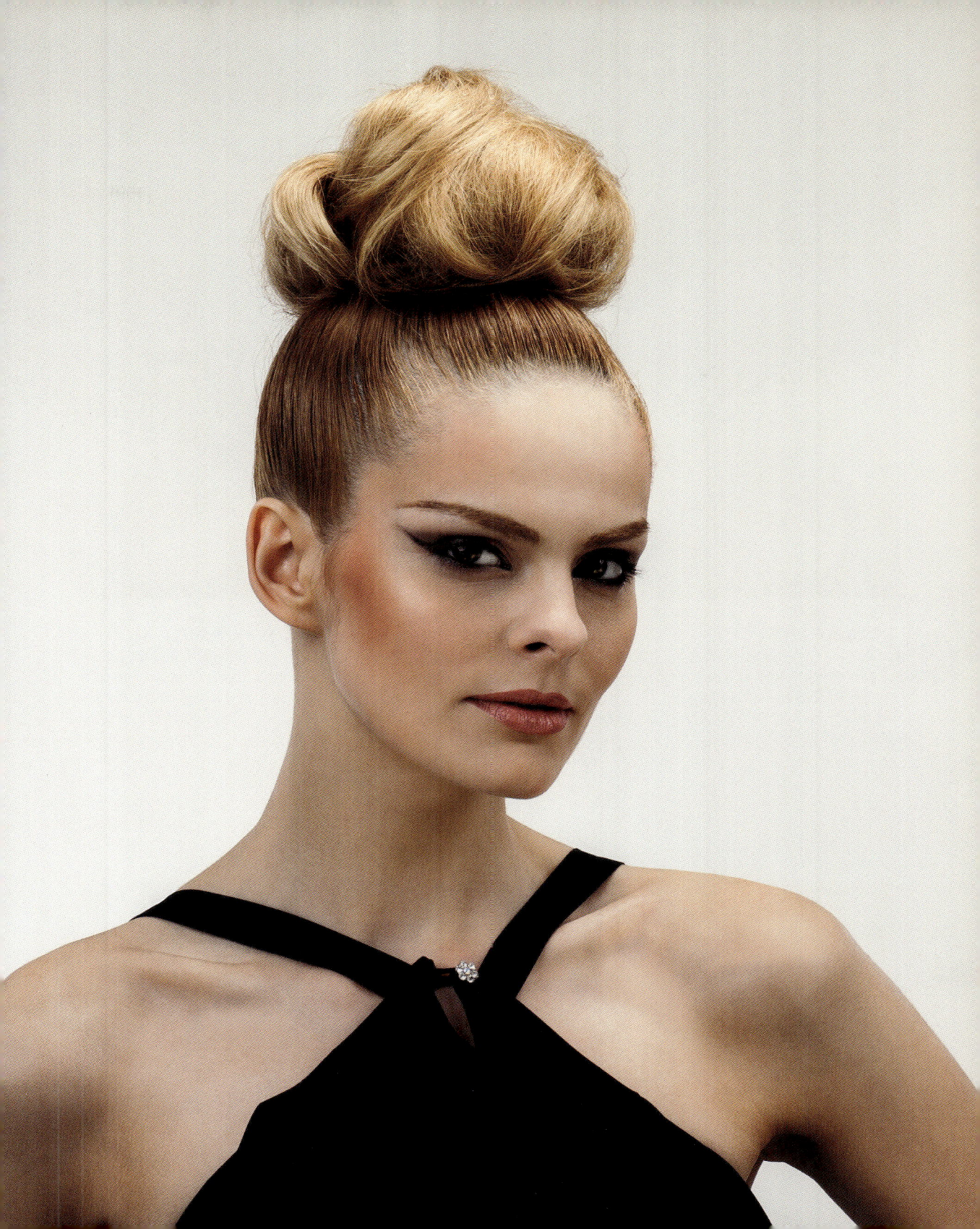

UPDO MIT SPIRALDREH

Wer sagt, dass eine Hochsteckfrisur immer am Hinterkopf platziert sein muss? Dieser Look beweist das Gegenteil: Das Ornament über der Stirn betont schöne Augen, schmeichelt dem Gesicht und sieht sehr sophisticated aus.

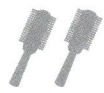

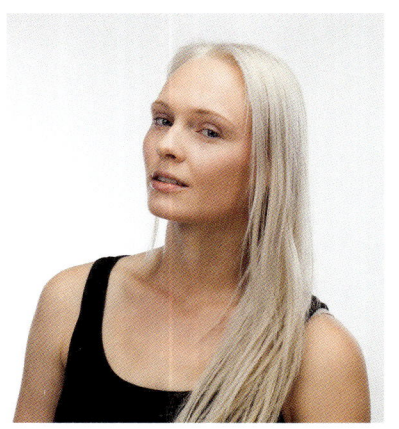

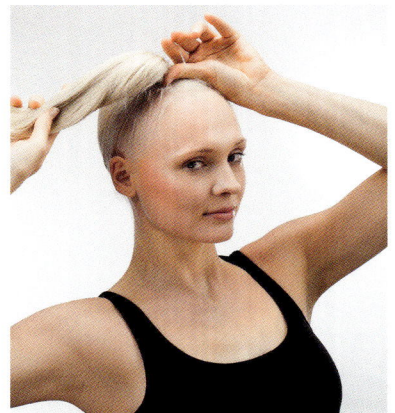

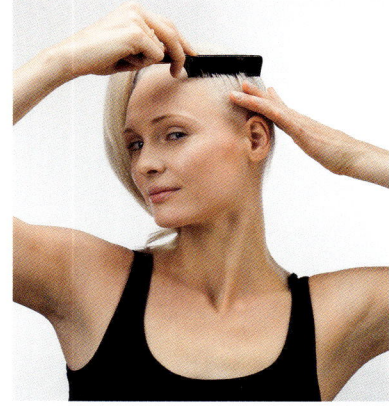

1. VORBEREITEN
Für diese Hochsteckfrisur sollte das Haar deutlich überschulterlang sein. Die Haarspitzen mit einem Lockenstab oder Föhn leicht einrunden.

2. ZUSAMMENBINDEN
Das gesamte Haar ein wenig seitlich am vorderen Oberkopf zu einem Zopf zusammennehmen und mit einem transparenten Haargummi eng am Kopf fixieren.

3. GLATT KÄMMEN
Etwas Haarlack auf die Seite sprühen und mit einem Kamm nachglätten. Das Haar darf ruhig etwas feucht und glänzend wirken, das sieht noch edler aus.

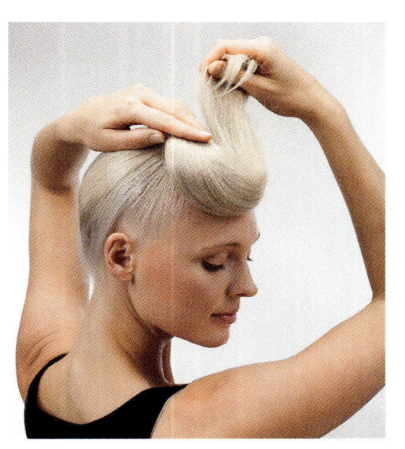

4. DREHEN
Den abgebundenen Zopf zu einer Spirale drehen, dabei darauf achten, dass das transparente Haargummi ganz verdeckt ist. Die Spitzen sollten lässig in die Stirn fallen.

5. FIXIEREN
Die Haarspirale mit Haarnadeln gut und möglichst unsichtbar fixieren. Mit einer großzügigen Menge Haarspray oder Haarlack hält der extravagante Dreh besonders lang.

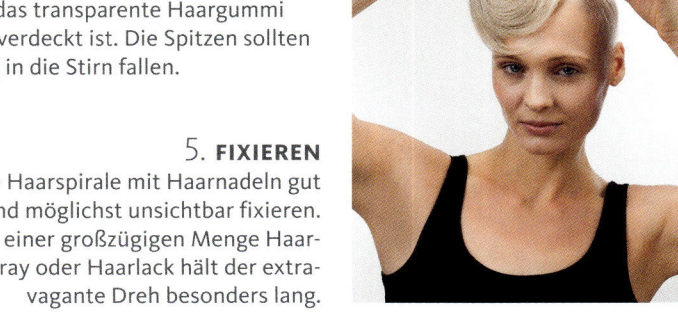

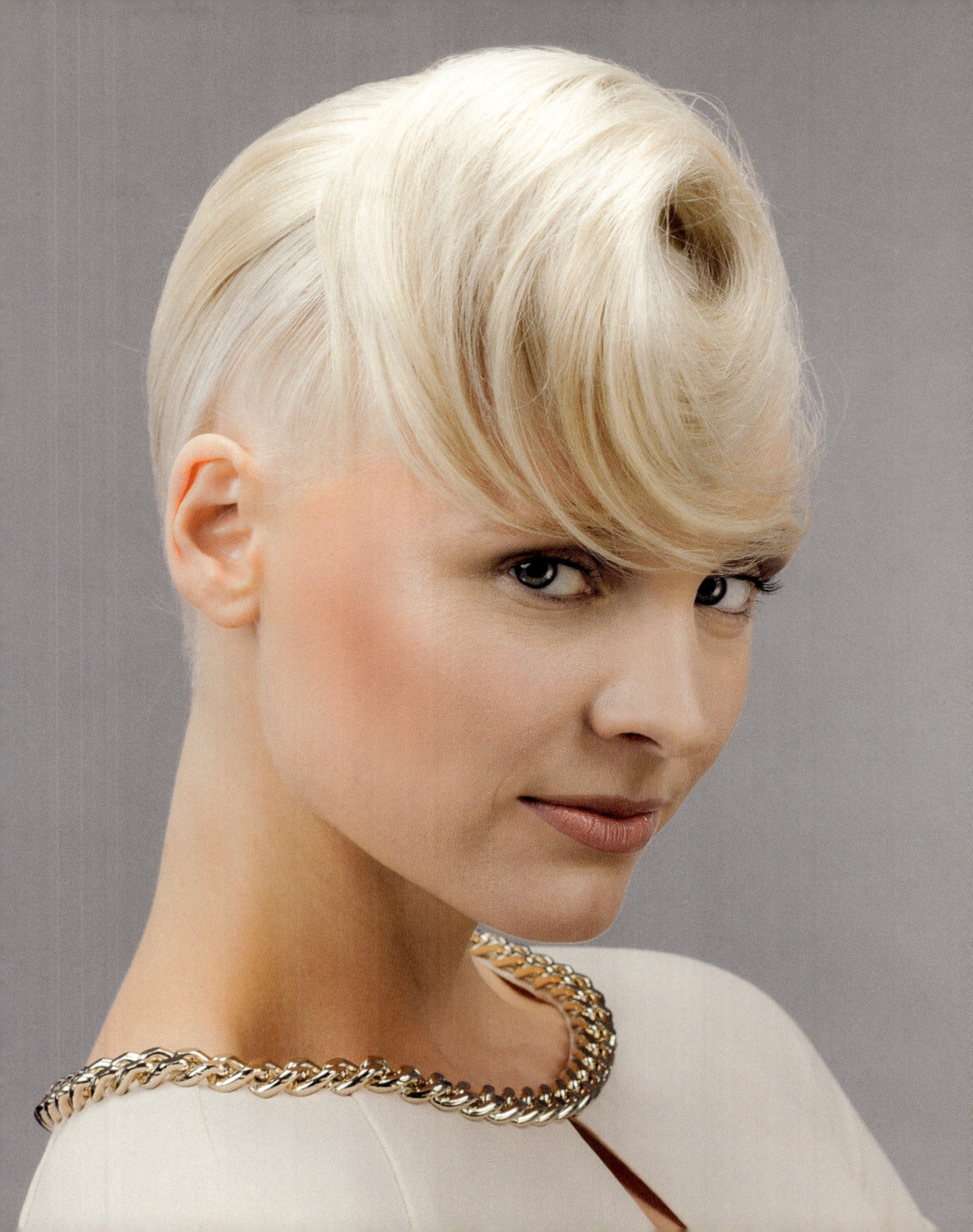

UPDO MIT KLASSIKDREH

Perfekt zum Vorstellungsgespräch, elegant zum Dinner: Diese Hochsteckfrisur ist klassisch, aber garantiert nicht bieder und besticht durch den Schmuck am Hinterkopf.

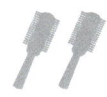

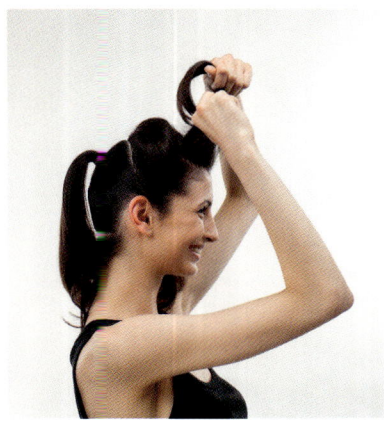

1. ABTEILEN

Einen horizontalen Scheitel von Ohr zu Ohr ziehen. Die hintere Partie mit Ausnahme der untersten Nackenpartie mit einem Haargummi zu einem hohen Zopf zusammenbinden.

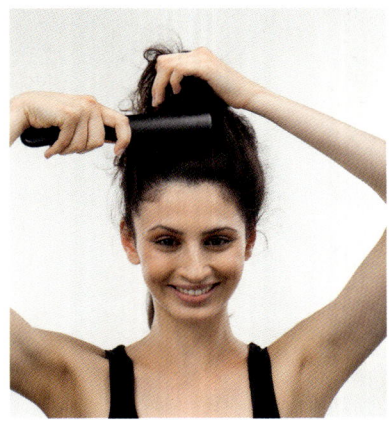

2. TOUPIEREN

Die Vorderpartie mit einem Stielkamm stark toupieren und mit einer Frisierbürste oberflächlich zurückbürsten, um die Haarstruktur wieder ein wenig zu glätten.

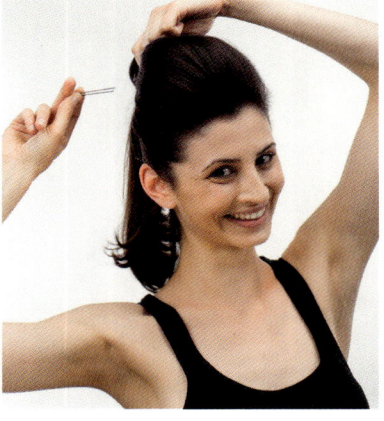

3. FIXIEREN

Die toupierte Oberkopfpartie locker über den hohen Zopf am Hinterkopf legen, verdrehen und mit Haarnadeln unsichtbar am oberen Hinterkopf feststecken.

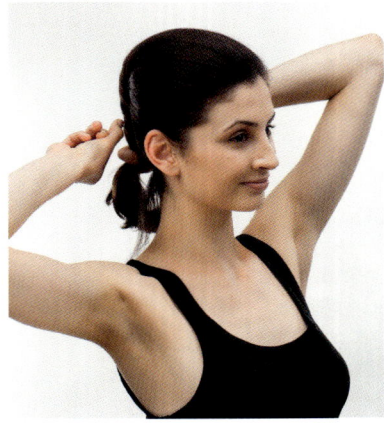

4. UMWICKELN

Den verdrehten Zopf mit der dünnen Strähne aus dem unteren Nackenbereich umwickeln und feststecken. Für einen glänzenden Abschluss kann eine schöne Schmuckspange eingesetzt werden.

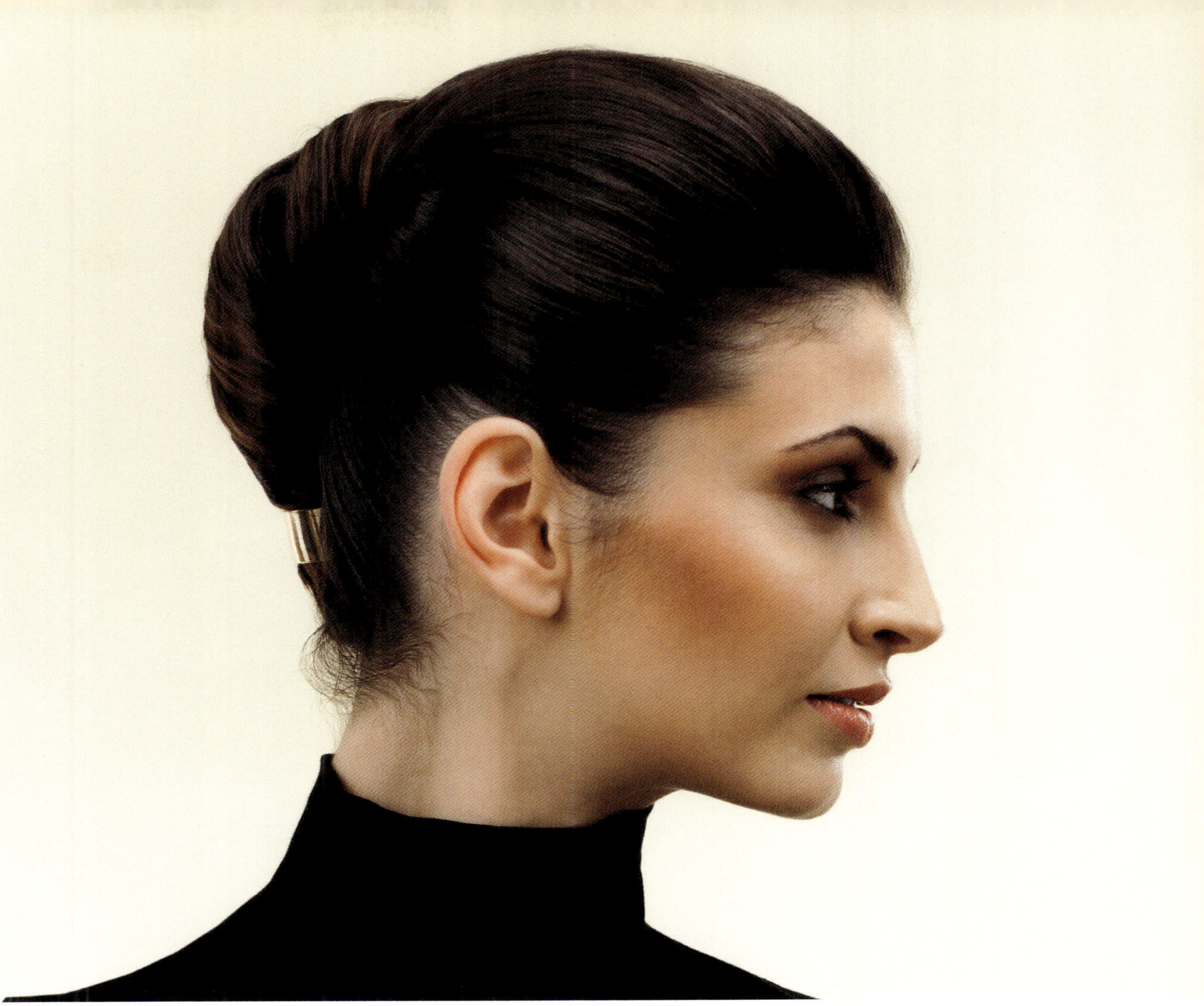

Schmucke Sache: Der Updo betont eine schöne Stirn, legt aber auch den Nacken elegant und graziös frei.

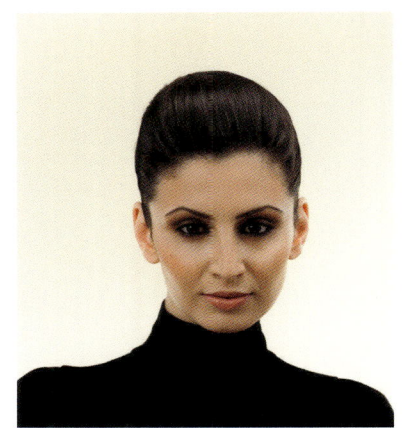

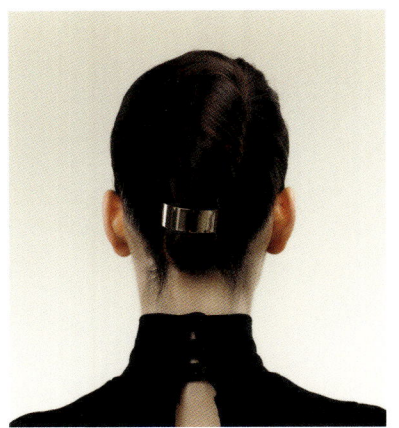

LÄSSIGE BANANE

Zeitlos schön: Die Banane ist ein Klassiker, der sich zu jedem Anlass sehen assen kann. Hier kommt eine äußerst stylishe Variante des Updos perfekt für den Job, aber auch fürs Date.

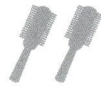

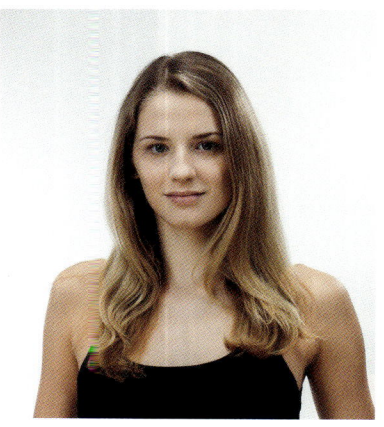

1. VORBEREITEN
Für diese Look sollte das Haar mindestens schulterlang sein, leichte Wellen oder auch Locken sind kein Problem. Glatt bürsten und Mineralpuderspray einarbeiten.

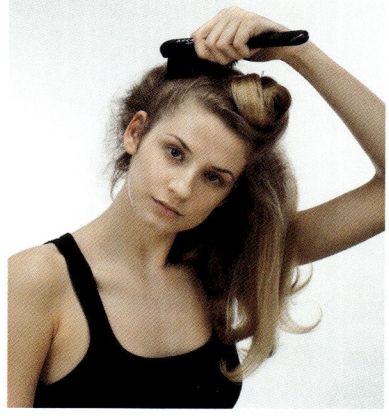

2. TRENNEN
Auf dem Oberkopf ein Rechteck abteilen, die Haarpartie vorläufig mit Clips am Vorderkopf feststecken. Das offene Haar akkurat auf eine Seite bürsten.

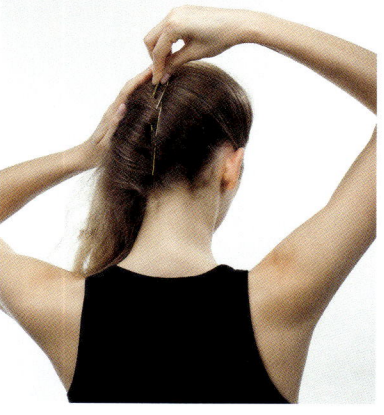

3. FESTSTECKEN
Das glatt gebürstete Haar mit etwas Haarlack besprühen, mit einer Hand festhalten und an der Kopfmitte mit diagonal gesetzten Haarklemmen am Hinterkopf feststecken.

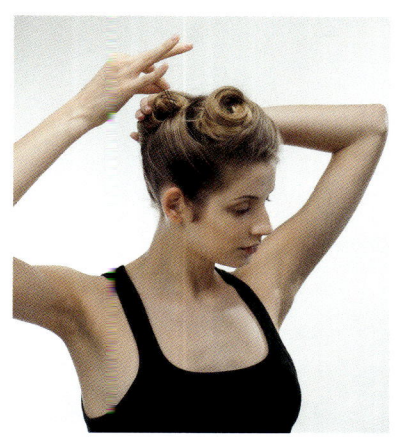

4. FIXIEREN
Das Haar fassen und in Richtung des freiliegenden Ohres zu einer Banane einschlagen. Den eingedrehten Haarstrang mit ausreichend Haarnadeln sicher und unsichtbar feststecken.

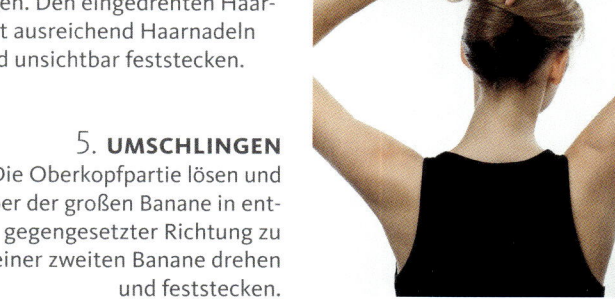

5. UMSCHLINGEN
Die Oberkopfpartie lösen und über der großen Banane in entgegengesetzter Richtung zu einer zweiten Banane drehen und feststecken.

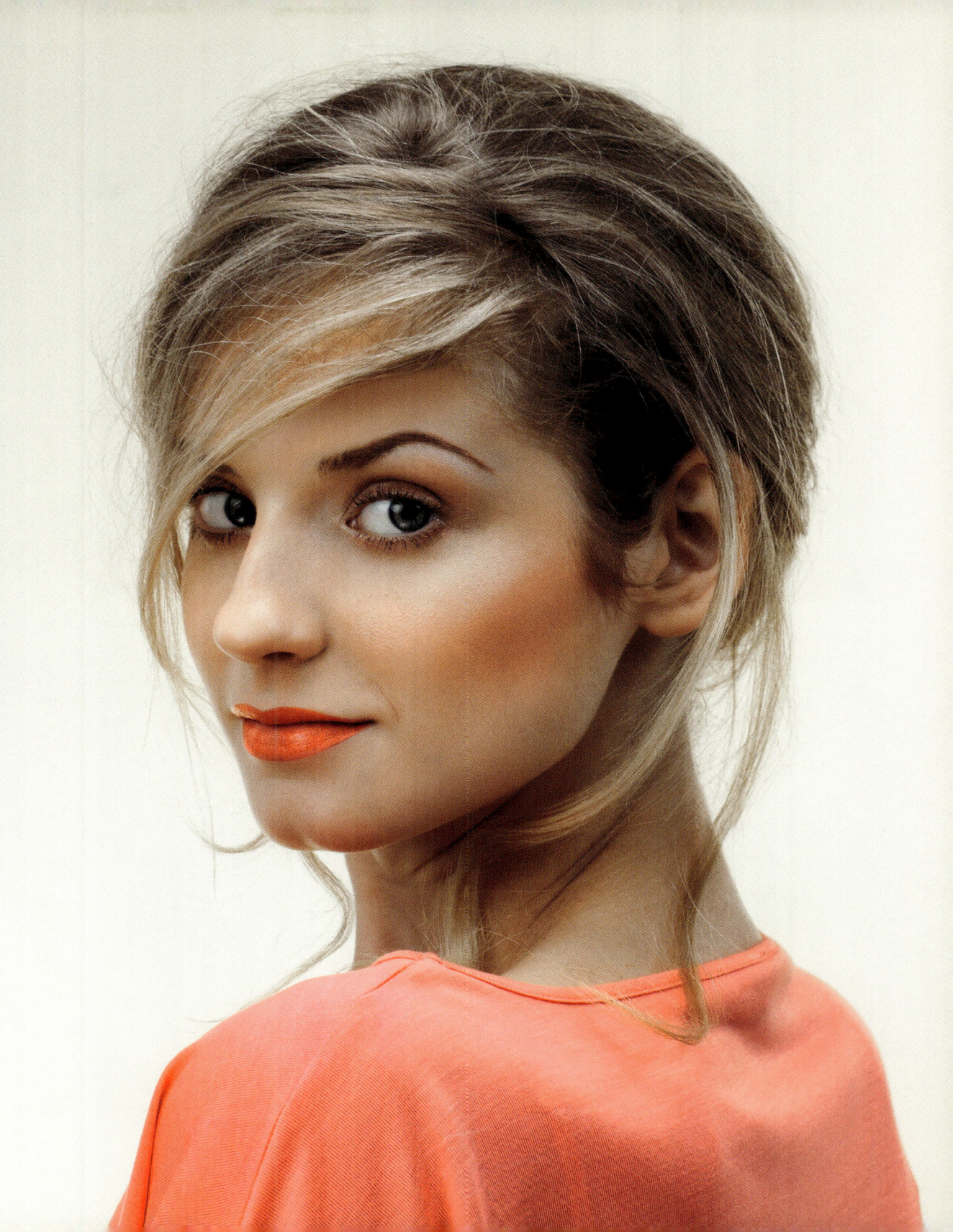

GETWISTETER CHIGNON

Ein Dutt ist ein Dutt ist ein ... Halt! Dieser Chignon präsentiert sich ganz anders als seine schlichten Geschwister. Der pfiffige Dreh: Das Haar wird stark getwistet, so ergibt sich nach dem Hochstecken eine ganz besondere Struktur.

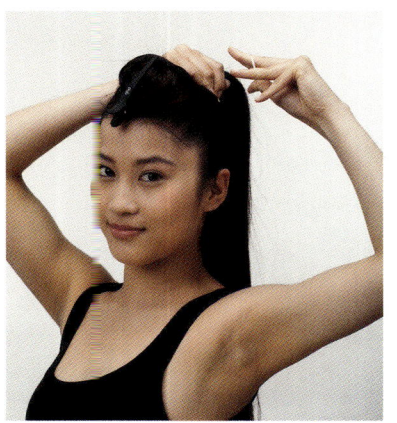

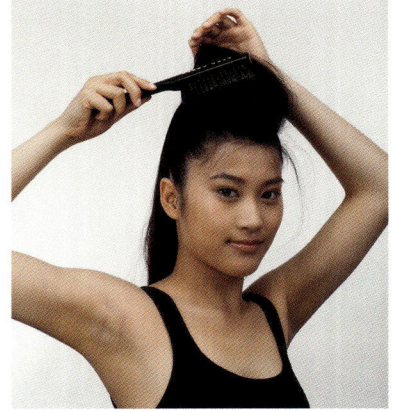

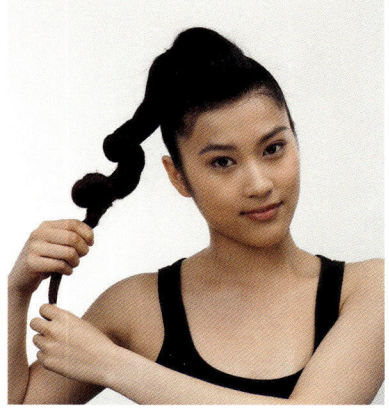

1. ABBINDEN
Je länger und dicker das Haar, desto besser. Am Oberkopf eine Partie abteilen und wegstecken. Das restliche Haar hoch am Hinterkopf mit einem Haargummi abbinden.

2. TOUPIEREN
Die weggesteckte Partie mit einer Bürste antoupieren, oberflächlich wieder glatt kämmen und über den Zopf führen. Etwas Strukturspray sorgt dafür, dass das Haar griffig ist.

3. TWISTEN
Den gesamten Zopf mit beiden Händen festhalten und so lange immer wieder um sich selbst drehen, bis er beginnt, sich von selbst zu einer Schnecke zusammenzuziehen.

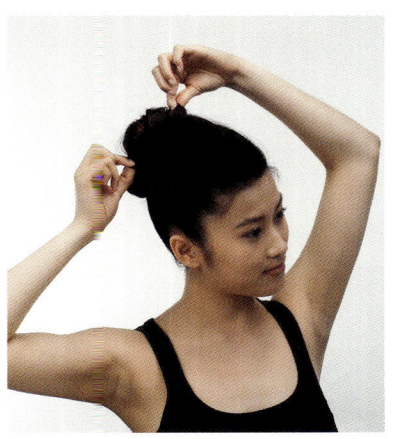

4. FIXIEREN
Den stark getwisteten Zopf am Oberkopf zu einer Schnecke legen und mit Haarnadeln gut feststecken. Viel Haarspray oder Haarlack für besseren Halt darübergeben.

5. RÜCKANSICHT
Ein prüfender Blick auf den Hinterkopf mithilfe eines zweiten Spiegels ist bei Hochsteckfrisuren besonders wichtig, um zu prüfen, ob alles richtig und vor allem mittig sitzt.

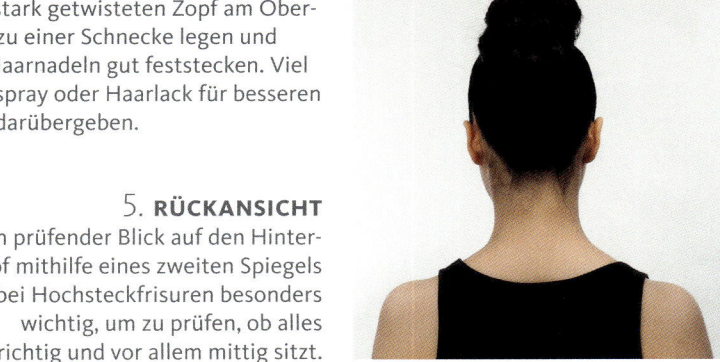

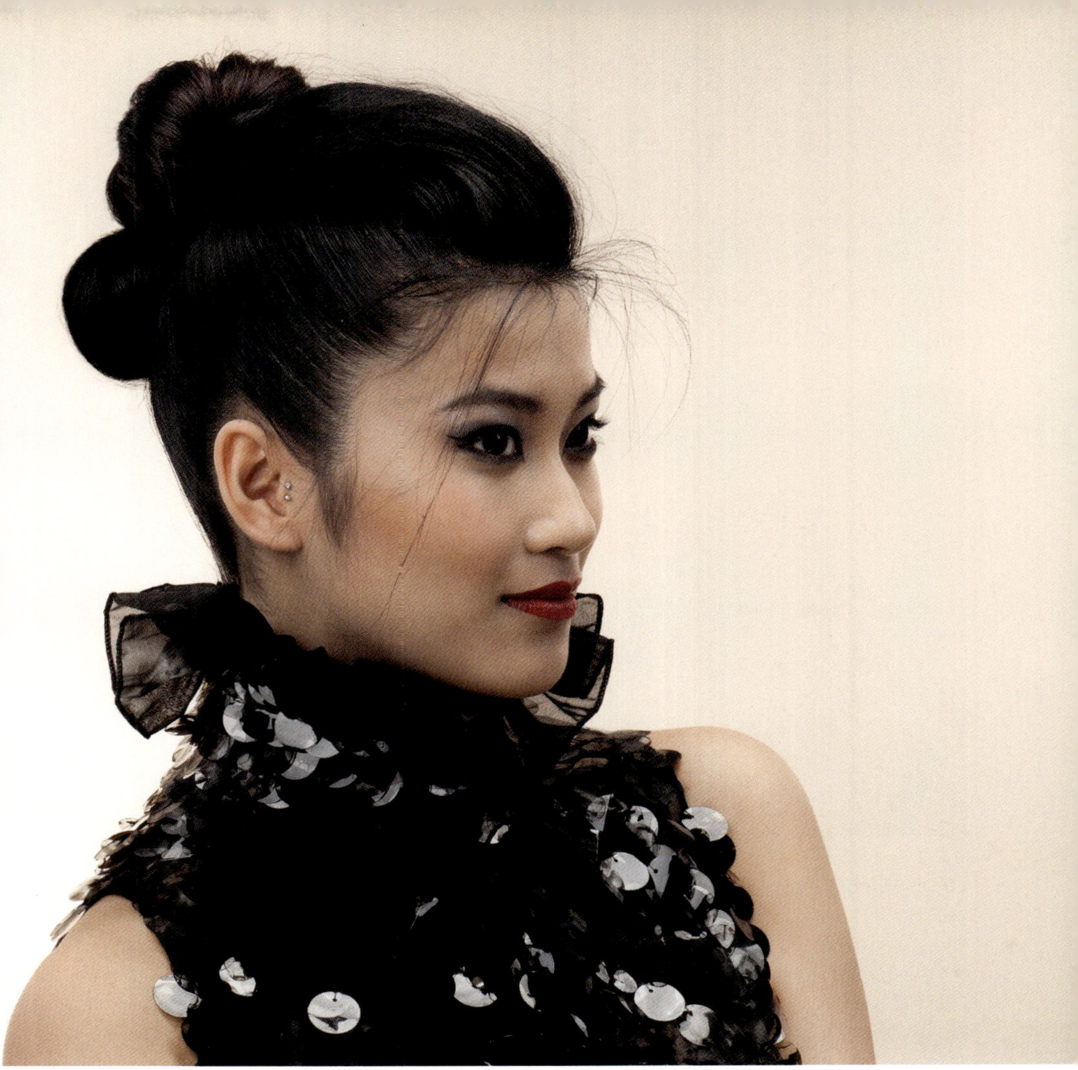

*Très chic:
Der getwistete
Chignon kann sich
sowohl tagsüber als
auch als elegante
Abendfrisur sehen
lassen.*

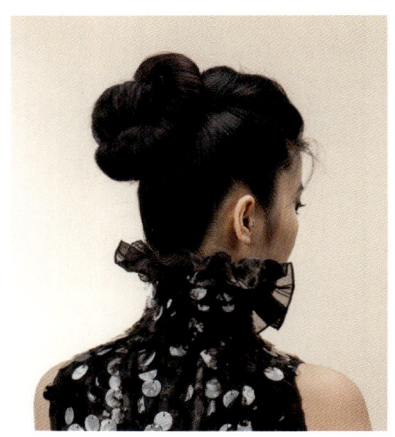
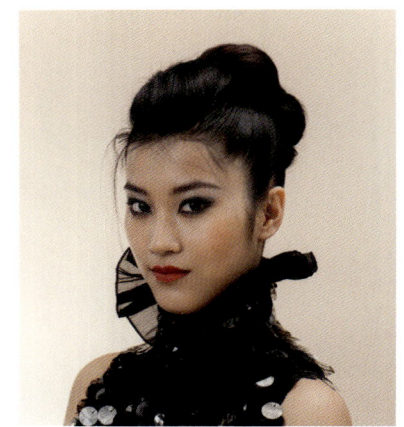

HOHE GLAMOUR-BANANE

Manchmal will man nicht kleckern, sondern klotzen. Etwa, wenn es um den ganz großen Auftritt bei einer Gala, einen Ball oder um die Hochzeit der besten Freundin geht. Hier kommt ein sehr eleganter und festlicher Begleiter für solche Anlässe.

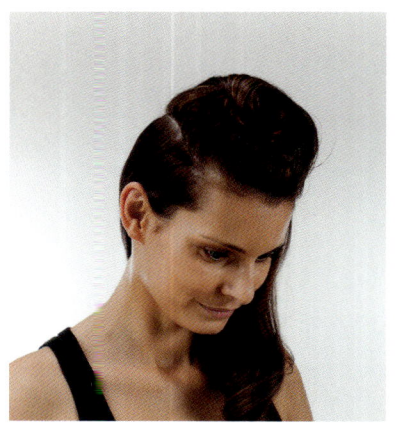

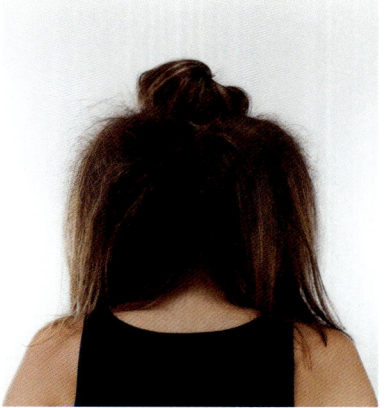

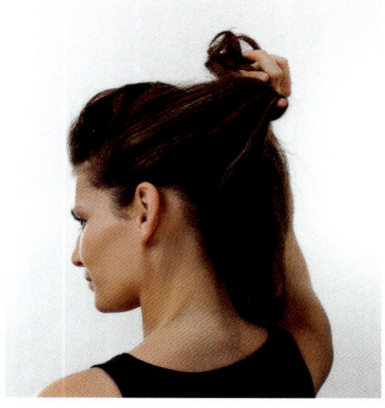

1. VORBEREITEN
Das Haar mit dem Lockenstab volu-minös curlen, die Oberkopfpartie in Höhe der Hutlinie abteilen und vorläufig feststecken. Das übrige Haar gut durchbürsten.

2. ABTEILEN
Das offene Haar im Nacken in der Mitte scheiteln und mit Unterstüt-zung von ein wenig Strukturspray am Ansatz zu beiden Seiten senk-recht auftoupieren.

3. EINSCHLAGEN
Beide Passées mit der Bürste ober-flächlich glätten, die linke Partie nach hinten zur Mitte zu einer Banane einschlagen und mit Haarnadeln gut und unsichtbar feststecken.

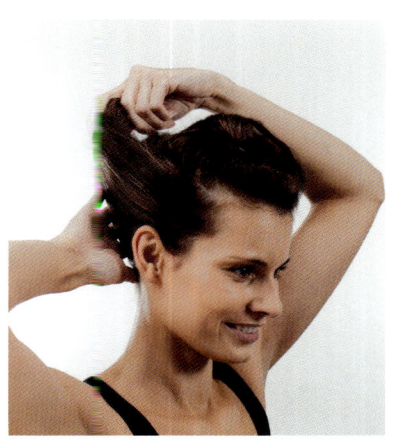

4. FESTSTECKEN
Die rechte Partie gegengleich am Hinterkopf einschlagen und ebenfalls als Banane feststecken. Die Haar-spitzen jeweils unter den Bananen verschwinden lassen.

5. DRAPIEREN
Oberkopfpartie lösen, sehr kräftig toupieren, oberflächlich glatt bürsten, nach hinten innen einschlagen und über der Doppelbanane mit viel Volu-men am Oberkopf feststecken.

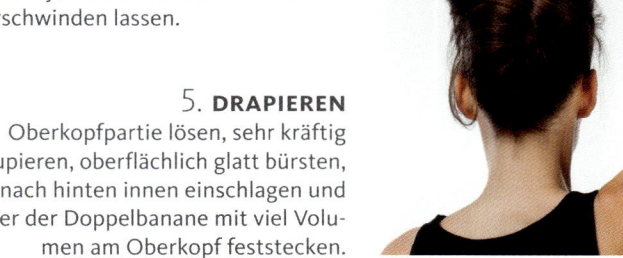

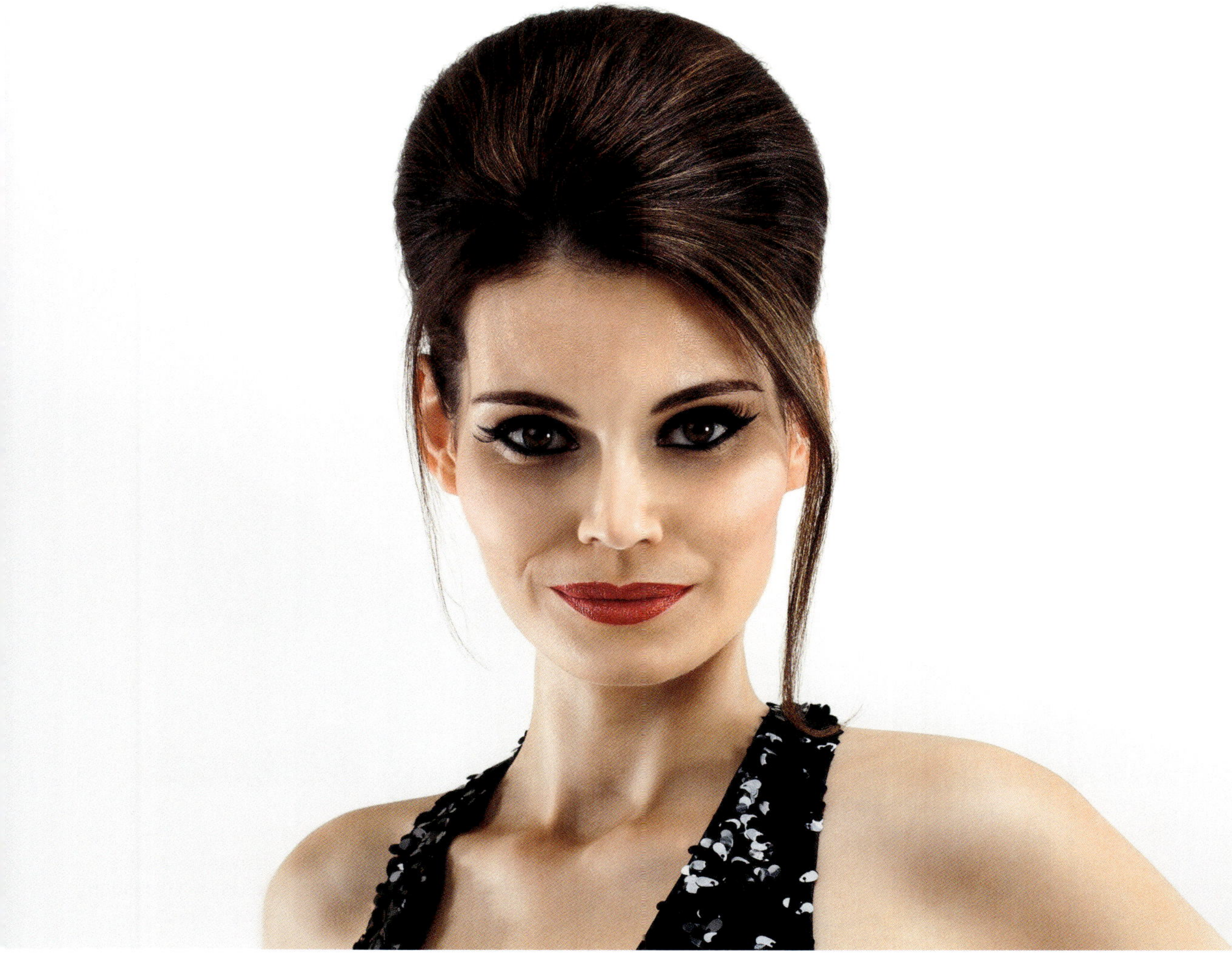

*Asymmetrisch:
Den besonderen
Pfiff bekommt der
Luxus-Updo durch
eine lose Strähne,
die wie zufällig
in die Stirn fällt.*

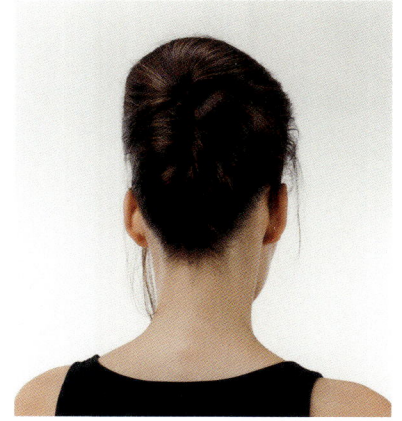

GRUNDTECHNIKEN
HAARSCHMUCK

Tolle Haarspangen, edle Klemmen, filigrane Blütenbänder oder Strassnadeln machen jede noch so schöne Frisur noch ein kleines bisschen schöner und sind Hingucker für jeden Look.

ACCESSOIRES

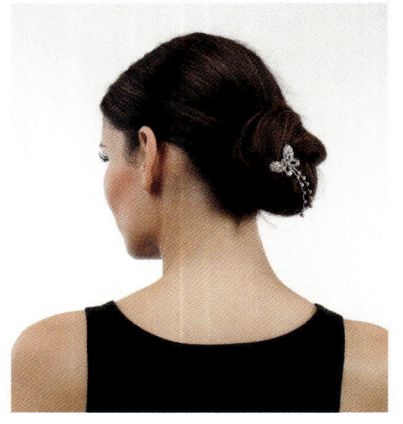

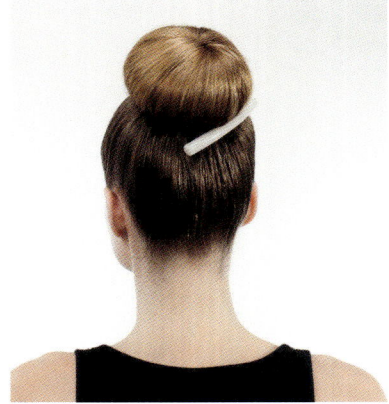

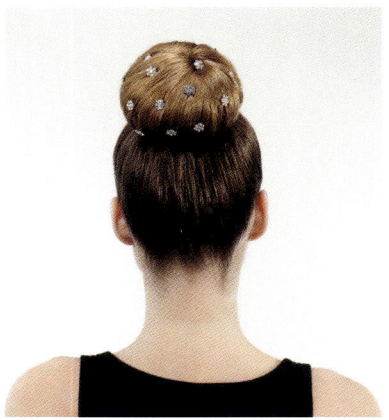

SPANGE
Die Haarspange mit dem glitzernden Schmetterling verleiht dem tiefen Undone Chignon eine romantische Note. Tipp: Chignon erst mit Haarlack fixieren, dann die Spange einsetzen.

XXL-CLIP
Der asymmetrisch und schräg eingesetzte große, weiße Clip setzt ein freches Ausrufezeichen hinter den ansonsten klassisch frisierten Chignon am Oberkopf.

STRASSNADELN
Blumen funkeln im Haar. Edel, luxuriös und trotzdem dezent: Viele kleine Haarnadeln mit Strasssteinchen geben dem hoch angesetzten Riesendutt Glamour.

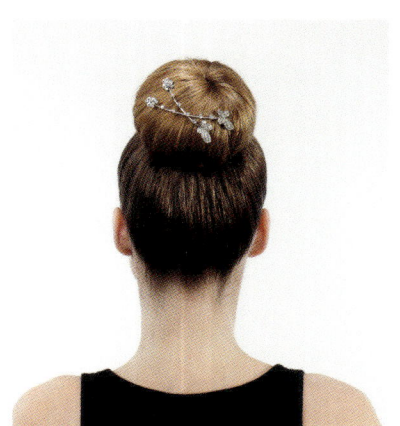

SCHMUCKKLEMME
Trendige Haarschmuckvariante: Zwei strassbesetzte Klemmen werden über Kreuz auf den Chignon gesteckt. Auch mit dezenteren Klemmen sieht so ein Detail interessant aus.

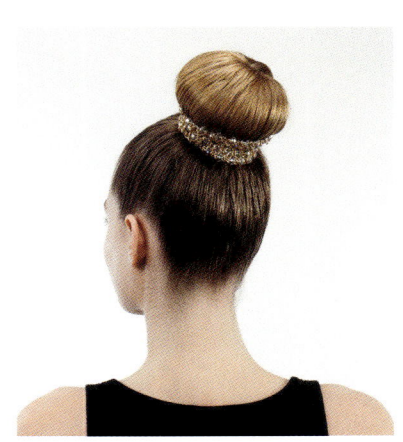

HAARBAND
Ein breites, elastisches Haarband aus Brokatstoff setzt den Chignon noch einmal ganz anders in Szene: modern und sophisticated.

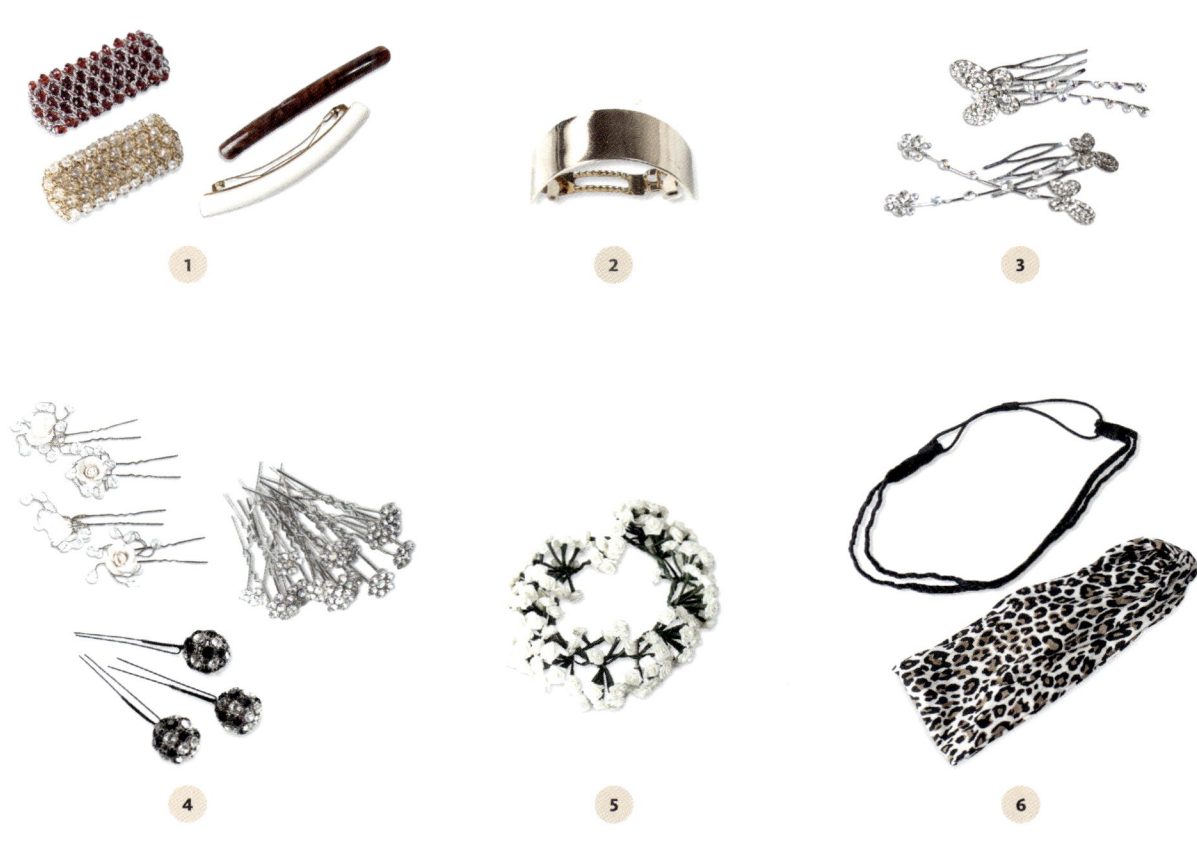

1. HAARSPANGEN
Gibt es in unterschiedlichen Größen und Längen, aus Kunststoff oder – besonders edel – Horn.

4. HAARNADELN
Mit kleinen Schmuckelementen wie Blüten oder Perlen werden aus simplen Haarnadeln raffinierte Highlights fürs Haar.

2. ZOPFSPANGE
Eine halbrunde Metallspange ist beim Pferdeschwanz die ideale Alternative zum klassischen Haargummi.

5. BLÜTENGESTECK
Viele kleine oder größere Blüten sind ein toller Hingucker im Haar. Besser keine echten Blüten verwenden, da diese zu schnell vertrocknen.

3. HAARKÄMMCHEN
Können eine Frisur einfach nur schmücken, in breiterer Form aber auch einen Updo zusammenhalten.

6. HAARBÄNDER
Ob schmal oder breit, gemustert oder unifarben – Haarbänder bringen Abwechslung und können Look und Styling auffällig verändern.

LÄSSIGER LOOK MIT HAARBAND

Ob Rock am Ring oder Coachella Valley: Von den großen Musik-
festivals der Welt ist der Hippie-Look nicht wegzudenken. Langes
Haar mit einem Mittelscheitel wird durch ein zartes, schmales
Band geschmückt – mädchenhaft und ganz natürlich.

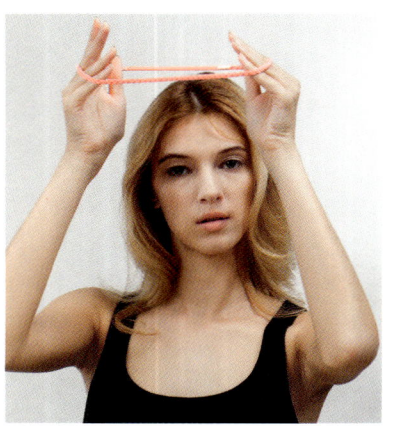

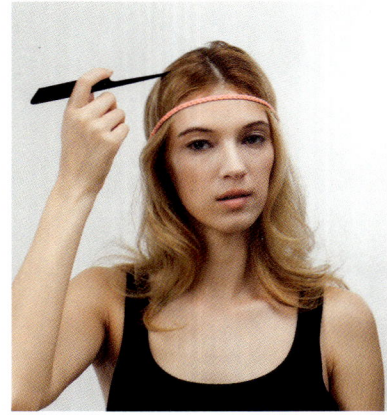

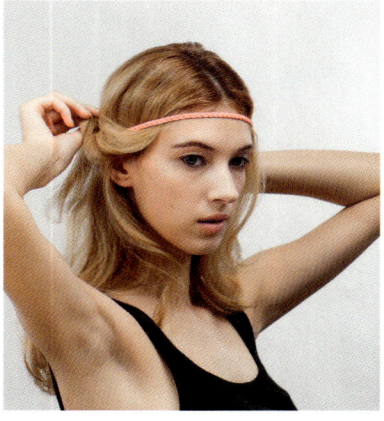

1. EINSETZEN
Einen Mittelscheitel ziehen, das Haar
gründlich durchbürsten. Mit beiden
Händen von innen in das elastische
Haarband greifen, es etwas ausein-
anderziehen und in die Stirn setzen.

2. AUFLOCKERN
Mit der Spitze eines Stielkamms ins
Deckhaar am Oberkopf fahren und
das Haar ganz vorsichtig ein wenig
herausziehen, damit es nicht zu
platt anliegt.

3. EINSCHLAGEN
Über den Ohren jeweils eine dünne
Strähne aufnehmen, leicht antoupie-
ren, nach hinten zu einer weichen
Innenwelle einschlagen und mit
Haarnadeln feststecken.

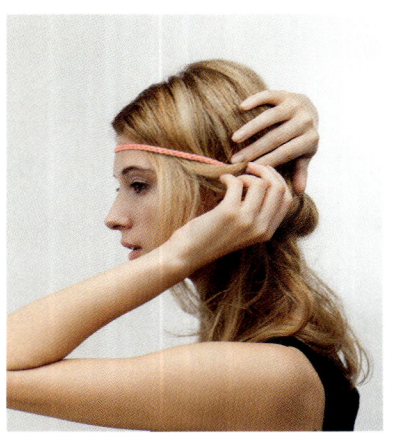

4. STYLEN
Auf jeder Seite jeweils vorn im
Schläfenbereich eine dünne Strähne
wieder herauszupfen, sie soll wie
zufällig ins Gesicht fallen. Mit Haarlack oder extrastarkem Haarspray
besprühen.

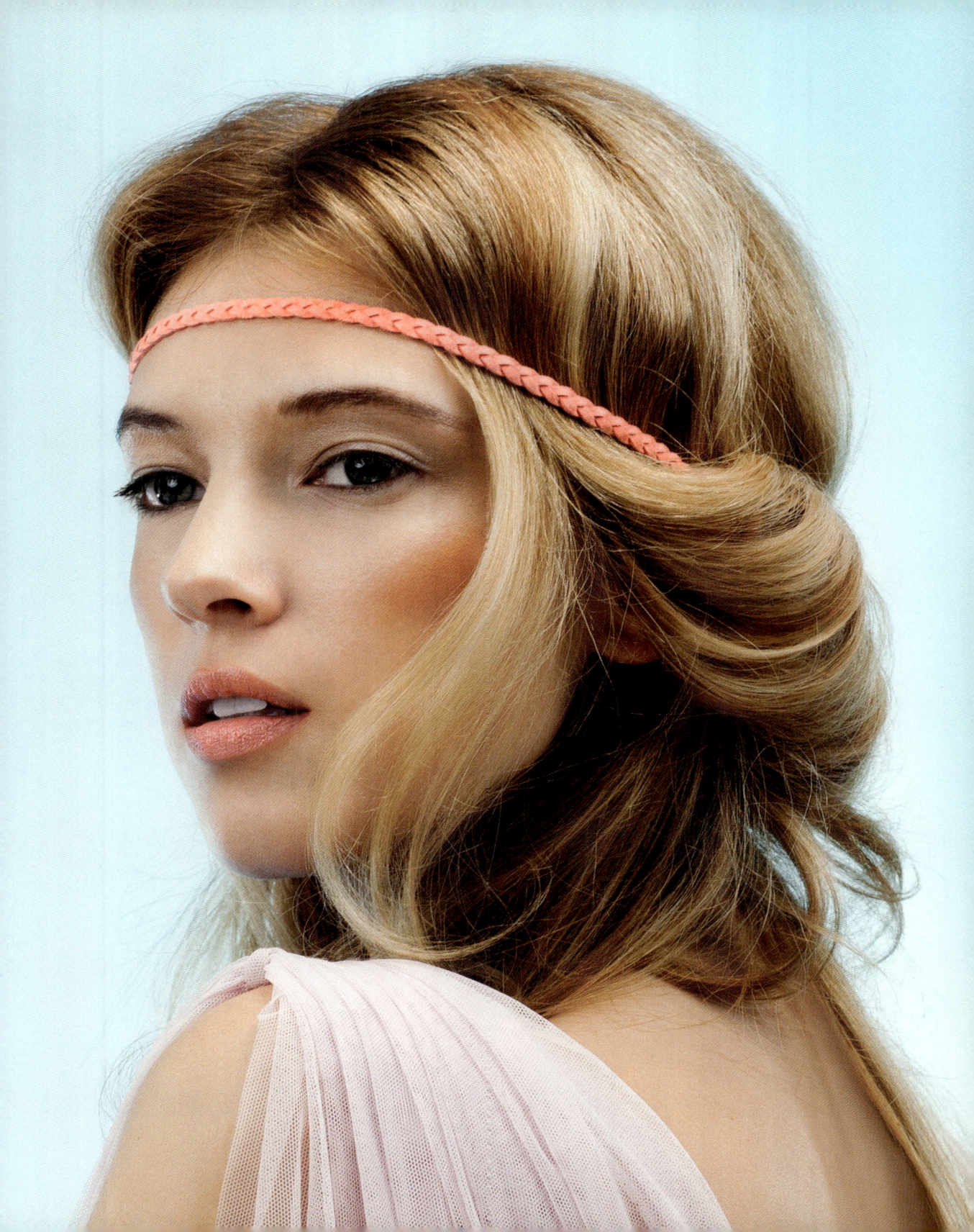

BEEHIVE MIT DIADEM

Die It-Girls dieser Welt machen es vor: Das Diadem ist das hippste Haar-Accessoire überhaupt und macht aus jeder Frisur eine Krone. Hier schmückt es einen Klassiker, den »Bienenkorb«.

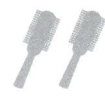

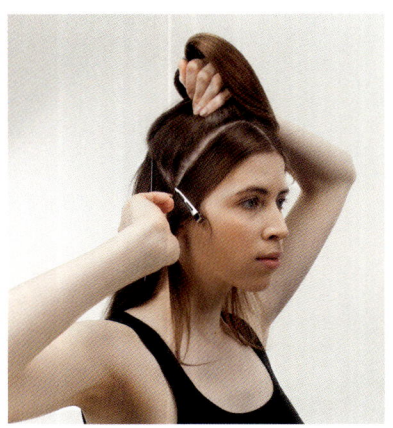

1. ABTEILEN
Mittelscheitel ziehen und vorn über den Ohren jeweils eine nicht zu dünne Strähne abteilen und festclippen. Über den Hinterkopf einen Querscheitel von Ohr zu Ohr ziehen.

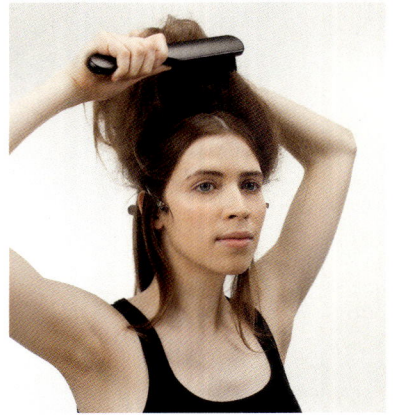

2. TOUPIEREN
Das Haar am Oberkopf Strähne für Strähne mit einer Bürste stark auftoupieren. Dabei zwischendurch immer wieder etwas Strukturspray auf das Haar geben.

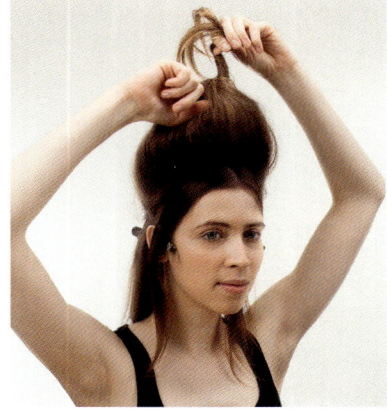

3. EINSCHLAGEN
Die Toupage am Oberkopf relativ locker über zwei Finger wickeln und zu einem hohen Beehive drehen und feststecken. Er dient als Polster für die beiden Seitenpartien.

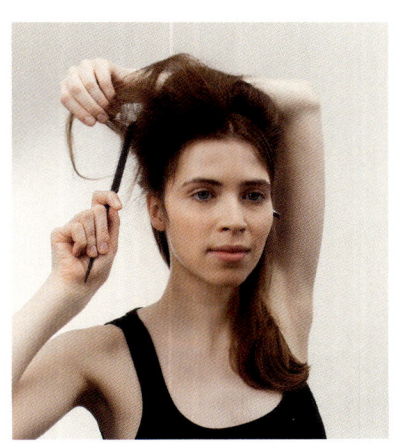

4. FORM DEFINIEREN
Clips über den Ohren lösen und beide Seitenpartien mit einem Stielkamm toupieren, oberflächlich glatt bürsten und locker seitlich über den Beehive nach hinten frisieren.

5. FIXIEREN
Die Seitenpartien am oberen Hinterkopf mittig mit Haarnadeln sicher feststecken und mit etwas Haarlack fixieren. Zum krönenden Abschluss das Diadem einsetzen.

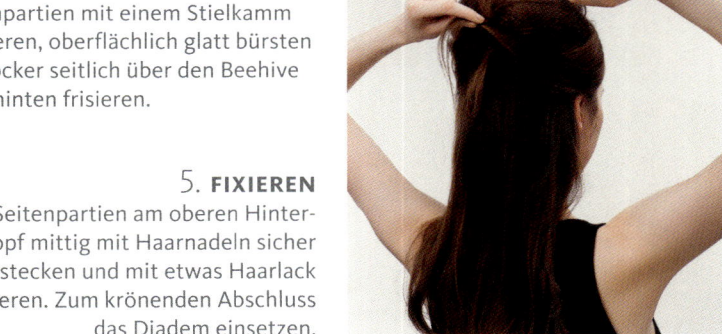

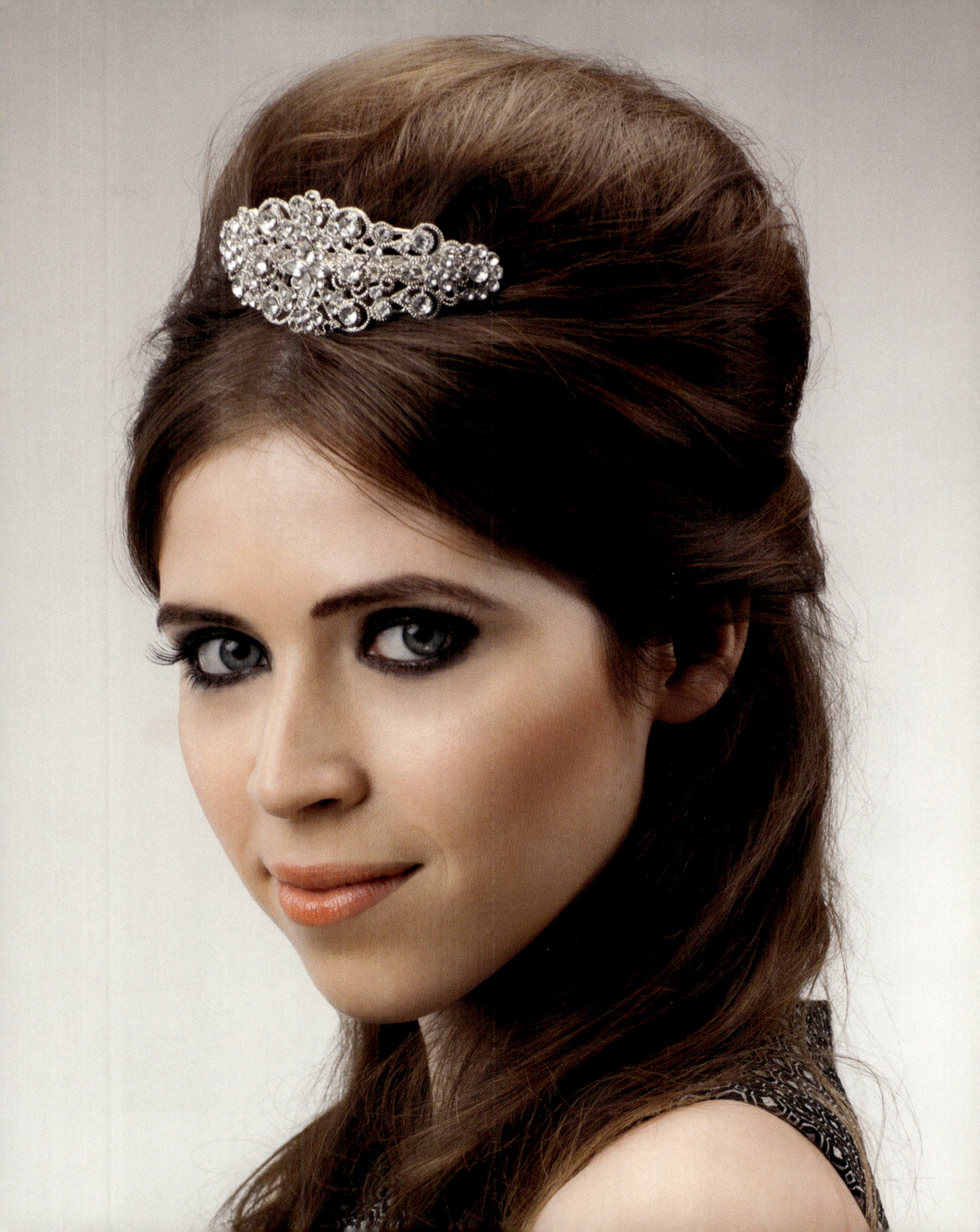

ROMANTIKDREH MIT BLÜTEN

Ein bisschen Hippie, ein bisschen Ballerina. Dieser verträumte Updo erfindet sich immer wieder neu, da er sich erstaunlicherweise mit sehr verschiedenen Outfits kombinieren lässt – vom zarten Chiffonkleid bis zu flippigen Hotpants und Bikerboots.

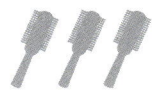

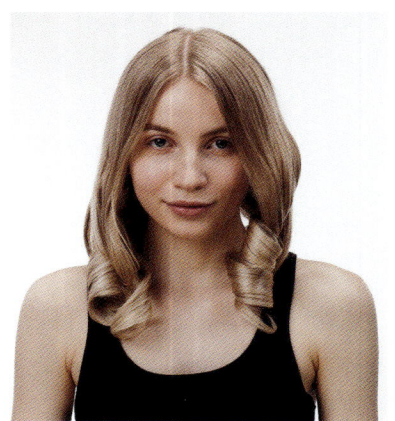

1. VORBEREITEN
Der Romantikdreh ist ein idealer Look für mindestens schulterlanges Haar. Die Haarstruktur ist unwichtig, von glatt bis wellig funktioniert alles gleich gut. Mittelscheitel ziehen.

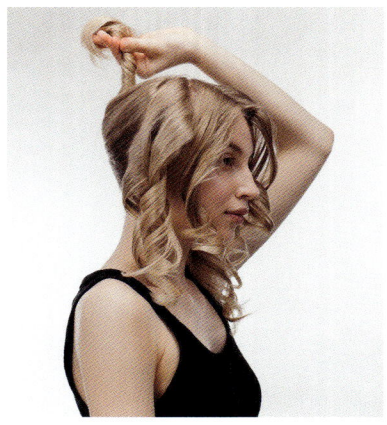

2. LOCKEN
Die Seitenpartien in jeweils vier dicken Strähnen über einen Lockenstab mit dickem Durchmesser wickeln. Locken festhalten, Stab herausziehen, festclippen, auskühlen lassen.

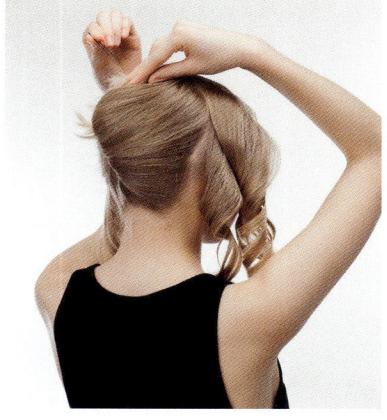

3. EINSCHLAGEN
Das Haar am Hinterkopf zu einem Zopf zusammennehmen und um sich selbst drehen. Zu einer hohen Banane einschlagen und mit Haarnadeln unsichtbar feststecken.

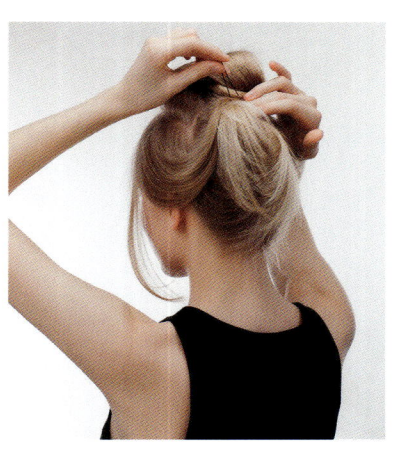

4. FESTSTECKEN
Die lockigen Seitenpartien ausbürsten, leicht toupieren und nach hinten über die Banane legen, die als Haarpolster für viel Volumen am Hinterkopf dient.

5. SCHMÜCKEN
Die Seitenpartien über der Banane nach innen einschlagen und mit Haarnadeln feststecken. Den Updo mit echten oder künstlichen Blüten schmücken.

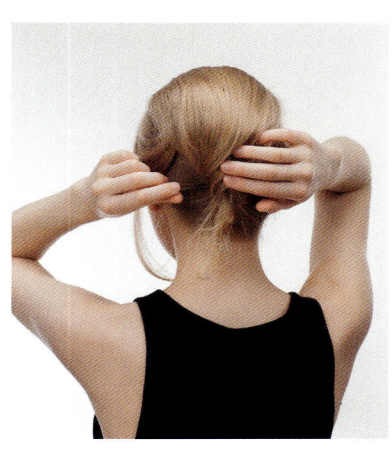

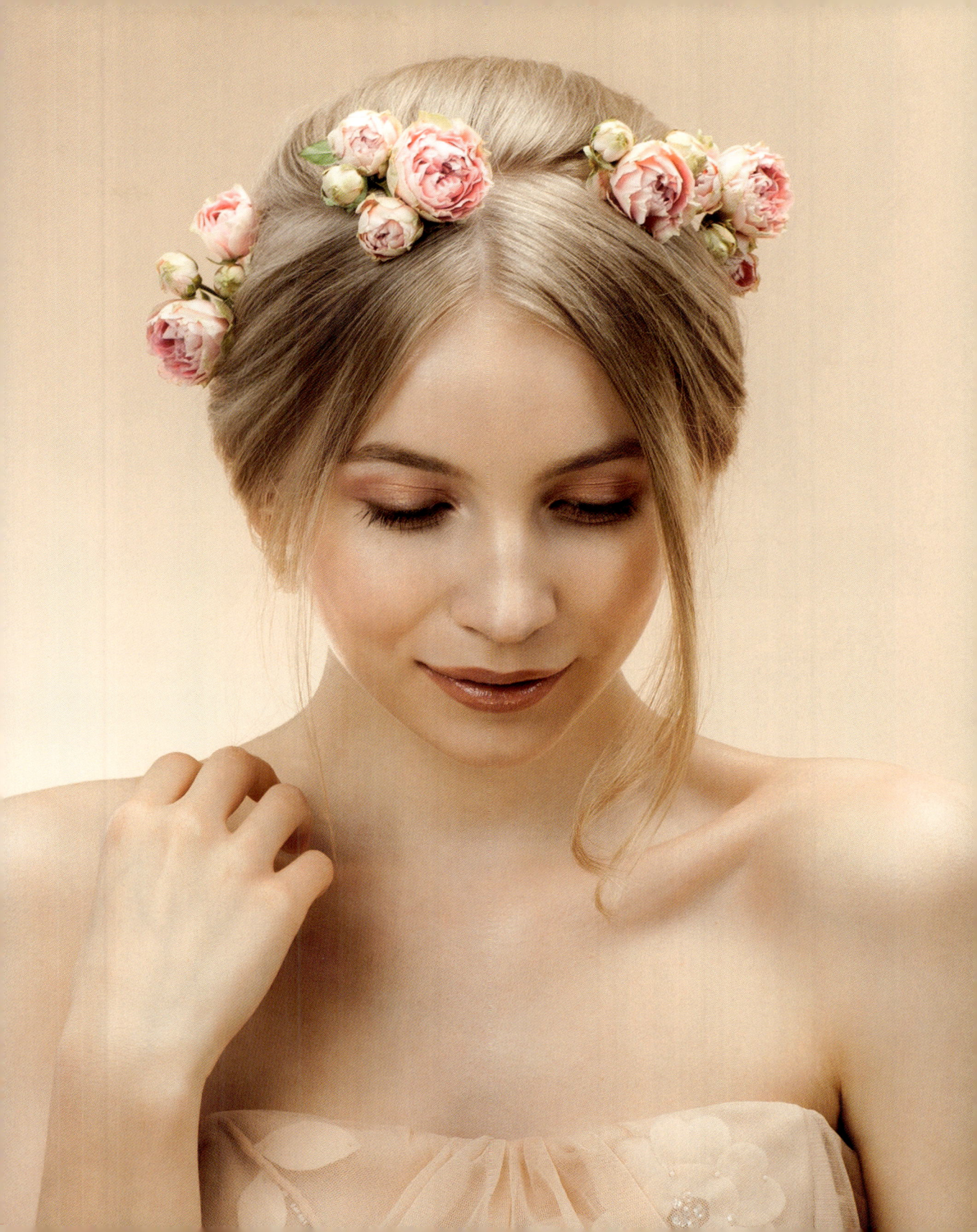

FLOWER-POWER-STYLE

Hier kommt die moderne Version des Flower-Power-Girls: Das Blütenband sitzt ganz tief in der Stirn, den Hinterkopf bringt eine Hochsteckfrisur à la Banane zur Geltung.

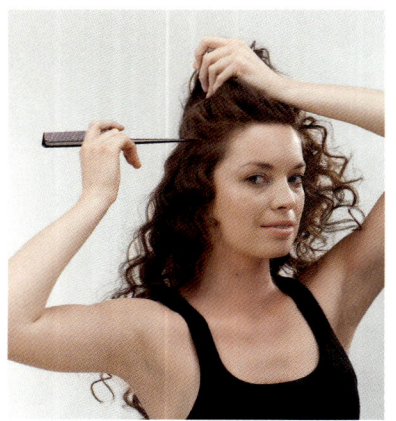

1. ABTEILEN
Mit dem Stielkamm rings um den Kopf einen hohen Querscheitel von Ohr zu Ohr ziehen, das Haar der Oberkopfpartie dabei mit den Händen zusammennehmen.

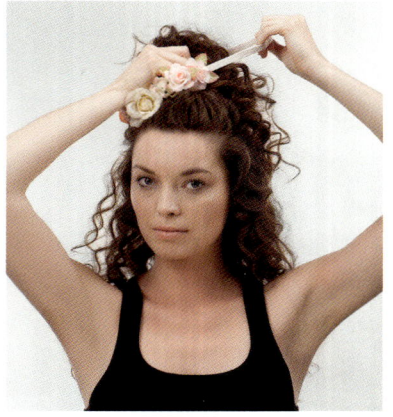

2. EINSETZEN
Das elastische Haarband mit den Blüten über das zusammengehaltene Haar der Oberkopfpartie streifen und knapp über den Ohren auf dem Unterhaar platzieren.

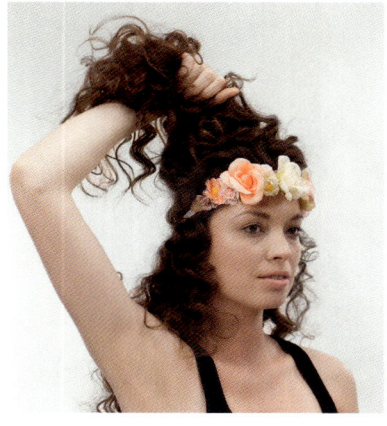

3. ZUSAMMENNEHMEN
Das Haar am Oberkopf leicht mit Stielkamm oder Bürste antoupieren, oberflächlich mit den Händen beruhigen und am Hinterkopf zu einer lockeren Banane einschlagen.

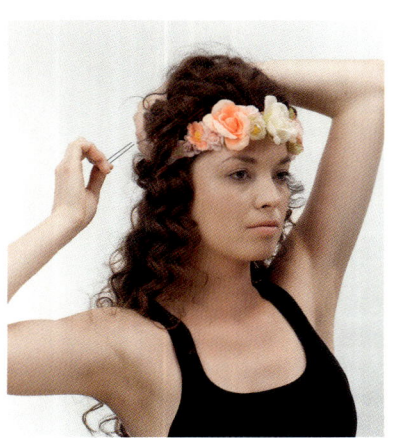

4. FESTSTECKEN
Die Banane über dem Haarband mit Haarnadeln gut und unsichtbar feststecken. Dabei darauf achten, dass das Haar nicht zu eng an den Kopf gesteckt wird, Volumen ist erwünscht.

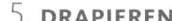

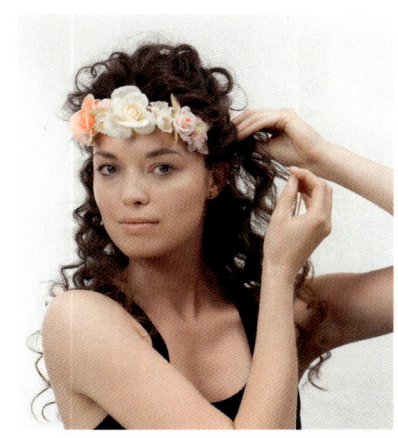

5. DRAPIEREN
Auf beiden Seiten über dem Ohr jeweils eine dünne Strähne abteilen und nach hinten nehmen. Unter der Banane ebenfalls mit Haarnadeln fixieren.

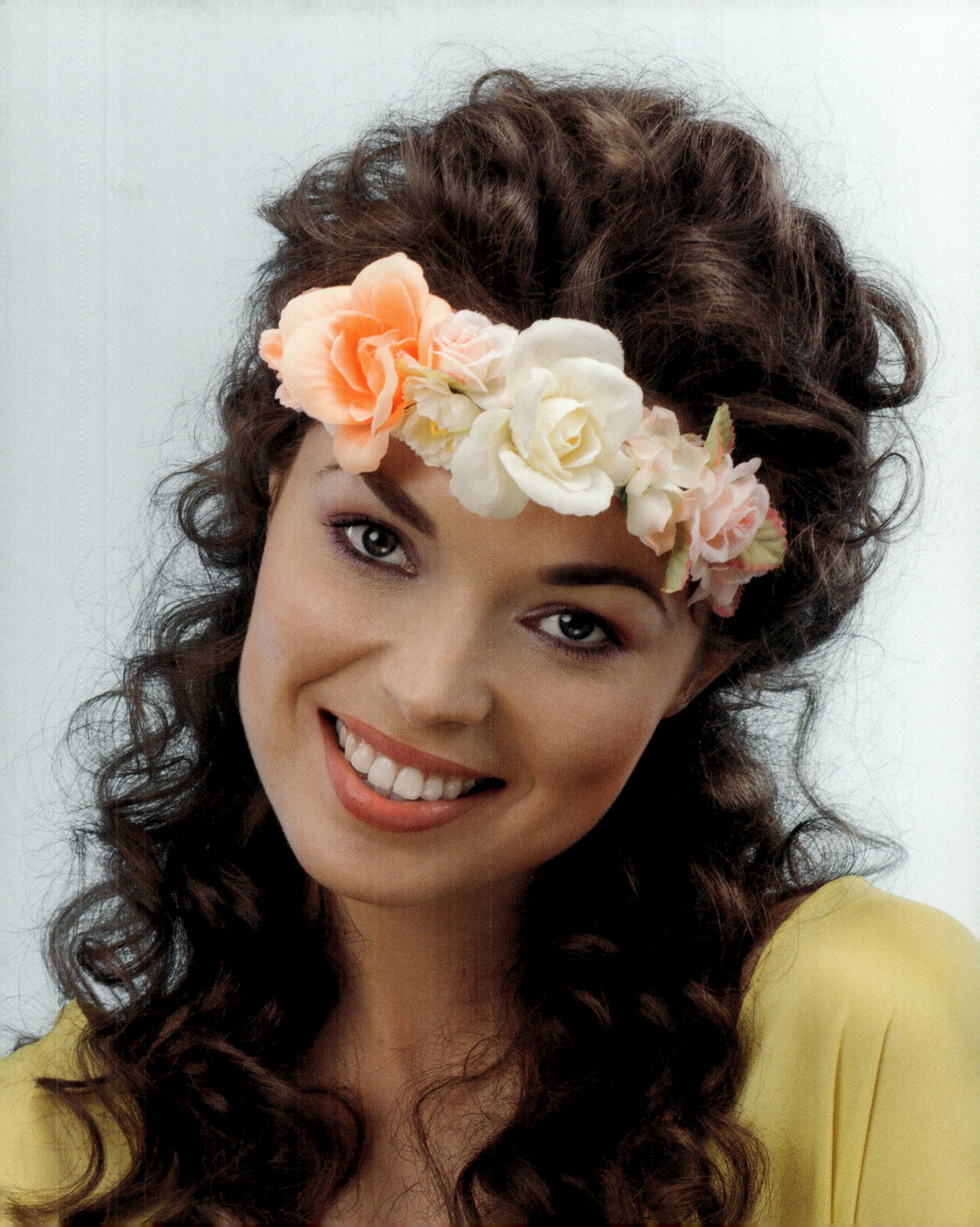

UPDO MIT HAARBAND

In der Rückansicht eine elegante Banane, von vorn sehr stylish und trendy: Diese extravagante Hochsteckfrisur mit einem schmückenden Haarband hat Klasse und Kultcharakter.

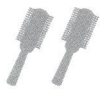

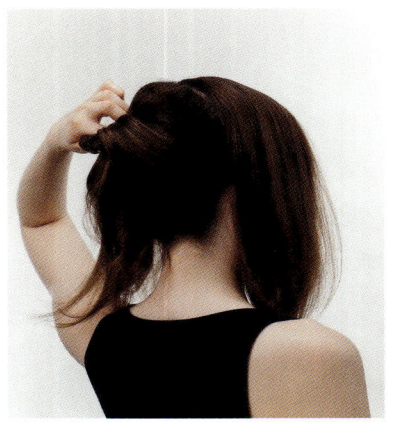

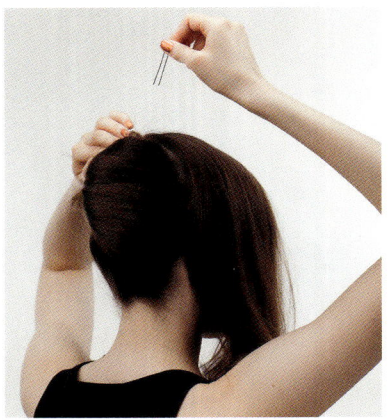

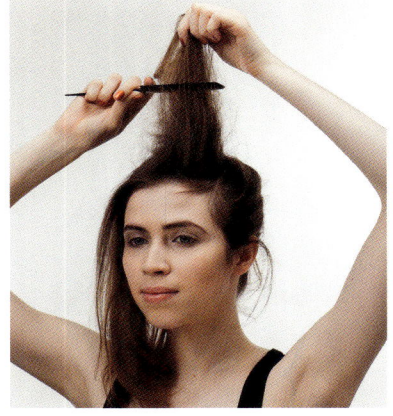

1. ABTEILEN
Auf beiden Seiten das Oberkopfhaar vom Wirbel aus nach vorn bis Brauenhöhe abteilen. Das restliche Haar inklusive der Seitenpartien am Hinterkopf zu einer Banane einschlagen.

2. FIXIEREN
Die Banane mit Haarnadeln sicher und möglichst unsichtbar hoch am Hinterkopf feststecken. Das Haar muss nicht zu ordentlich aussehen, undone ist erwünscht!

3. TOUPIEREN
Das Oberkopfhaar in einzelnen Strähnen kräftig mit dem Stielkamm toupieren, oberflächlich mit der Bürste glätten und am Hinterkopf über die Banane legen.

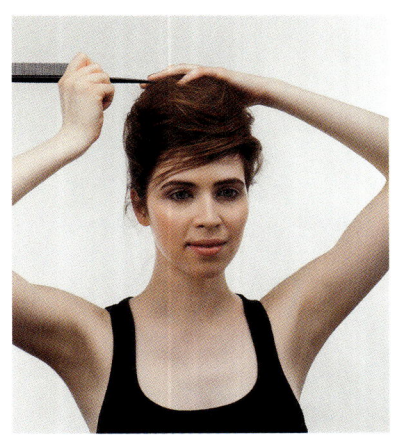

4. HERAUSZUPFEN
Einschlagen und ebenfalls feststecken. Für einen lässigen Look mit der Spitze des Stielkamms das Haar vorsichtig ein wenig herauszupfen, sodass es bauschiger wirkt.

5. BAND EINSETZEN
Mit beiden Händen in das elastische Haarband greifen, es so weit wie möglich auseinanderziehen und vorsichtig über den fertigen Updo streifen. Die Stirnpartie etwas herausziehen.

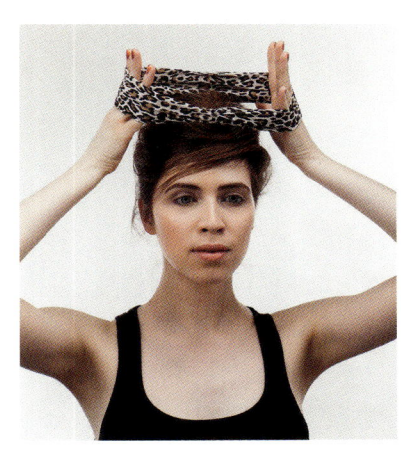

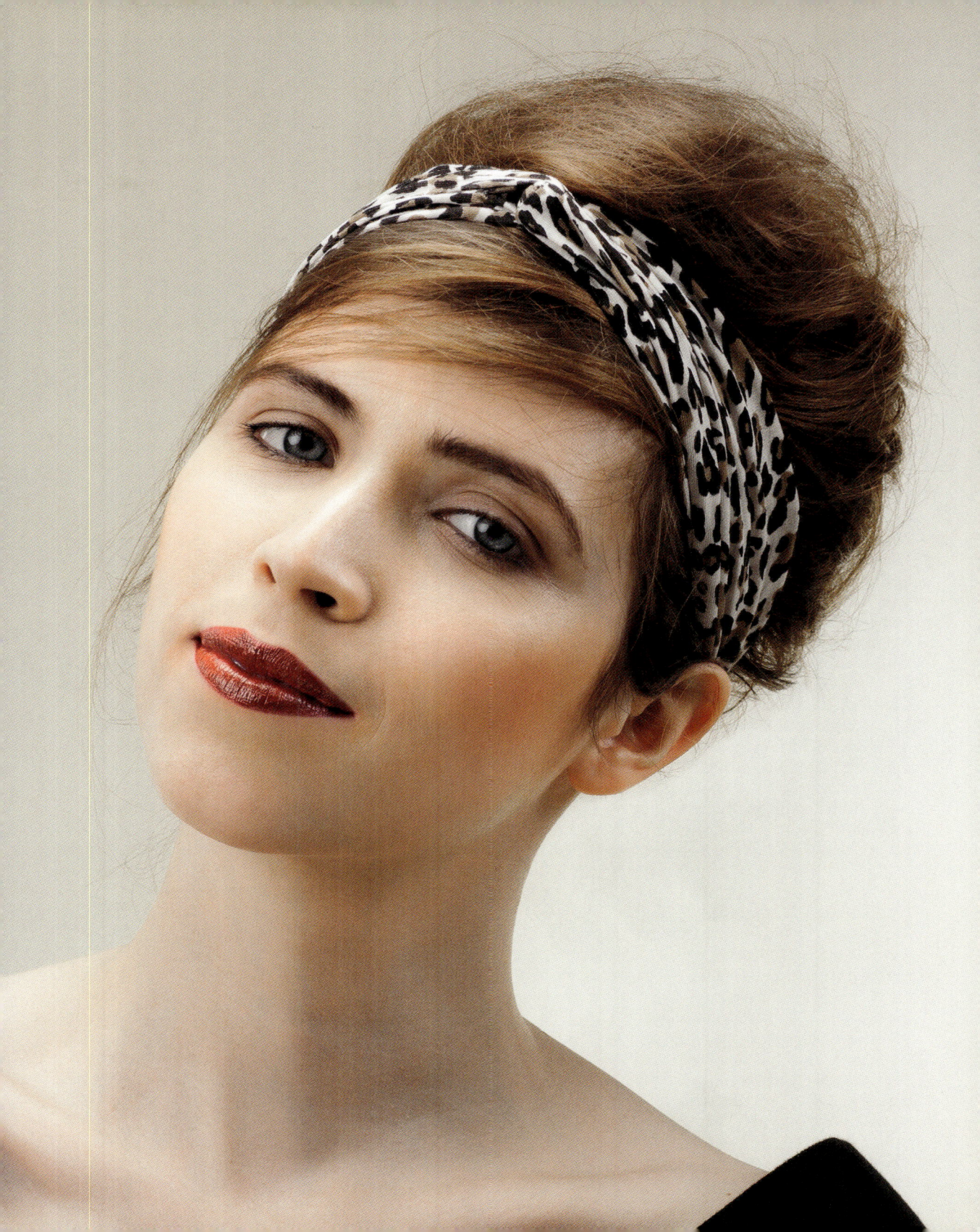

ALLES GANZ NORMAL: HAARBESCHAFFENHEIT

Eine ölige oder trockene Kopfhaut, brüchige Spitzen oder fettiges Haar – Haarprobleme können viele Ursachen haben. Ein Stück weit ist uns die Haarbeschaffenheit in die Wiege gelegt, den großen Rest besorgen Hormone, Umwelteinflüsse und die richtige Pflege.

FETTIGES HAAR

Die Ursache für fettiges Haar ist eine Überfunktion der Talgdrüsen, hervorgerufen beispielsweise durch falsche Ernährung, hormonelle Veränderungen oder Stress. Fettiges Haar sollte man waschen, wenn es nötig ist, notfalls auch täglich. Dass häufiges Waschen die Talgproduktion erst recht anregt, ist ein Mythos. Neben Produkten für fettiges Haar eignen sich auch milde Volumenshampoos. Pflegende Conditioner sollte man stets sehr gründlich ausspülen, damit keine Reste das Haar unnötig beschweren, und nur in den Längen und Spitzen auftragen. Perfekt für zwischendurch sind Trockenshampoos, die überschüssigen Talg wie ein Löschblatt aufsaugen. Eine Hilfe sind Stylingprodukte, die den Haaransatz auf Abstand von der fettigen Kopfhaut halten. Dazu gehören Schaumfestiger und Haarlacke, manche haben durch die enthaltene geringe Menge Alkohol eine leicht entfettende Wirkung.

NORMALES HAAR

Seidig im Griff, glänzend und splissfrei? Glückwunsch, wenn Sie zu den Kandidatinnen mit problemlosem Haar gehören! Damit das so bleibt, sollte das Shampoo in der Formulierung so schonend wie möglich sein. Über einen Conditioner und eine Haarmaske oder -kur von Zeit zu Zeit freut sich auch unkompliziertes Haar. Wer öfter Hitze-Tools wie Föhn, Glätteisen oder Lockenstab einsetzt, sollte unbedingt ein Hitzeschutzprodukt verwenden. Und: Zu häufige chemische Umformung (Dauerwelle, Haarglättung) kann auch normalem Haar zusetzen.

STRAPAZIERTES HAAR

Eigentlich sind Haare relativ gutmütig und machen ganz schön viel mit: Waschen, Föhnen, Colorieren, Glätten, Dauerwellen, Stylen. Doch wenn sich all die kleinen Angriffe häufen, sind sie schon mal überfordert. Die Schuppenschicht, die bei gesundem Haar wie bei einem geschlossenen Tannenzapfen eng anliegt, öffnet sich, wird rau und brüchig. Im schlimmsten Fall wirkt das Haar dann wie Zuckerwatte, hat keine Elastizität mehr und ist stumpf. Wichtig ist dann ein Schonprogramm. Das fängt beim Shampoonieren an. Massieren Sie das Shampoo mit den Fingerspitzen sanft in die Kopfhaut und den Ansatz ein, nicht in die Längen und Spitzen. Ein Conditioner nach der Wäsche ist Pflicht, sehr feines Haar ist eventuell auch mit einem leichten Leave-in-Produkt gut bedient. Moderne Silikonformeln bändigen Frizz sowie splissige Enden und lassen das Haar wieder deutlich gesünder aussehen. Auch ein Hauch von Haaröl in den Spitzen kann Wunder wirken. Eine Haarmaske einmal pro Woche muss sein.

COLORIERTES HAAR

Damit gefärbtes Haar nach der Coloration möglichst lange schön bleibt, sollte man eine Haarpflegeserie speziell für coloriertes Haar verwenden. Sie gibt dem Haar die Pflege, die es braucht, und schützt die Haarfarbe vor allzu schnellem Ausbleichen. Wichtig: Im Sommer braucht coloriertes Haar unbedingt einen Farbschutz mit UV-Filter in Form eines Pflegesprays, das man vor dem Aufenthalt im Freien ins Haar sprüht.

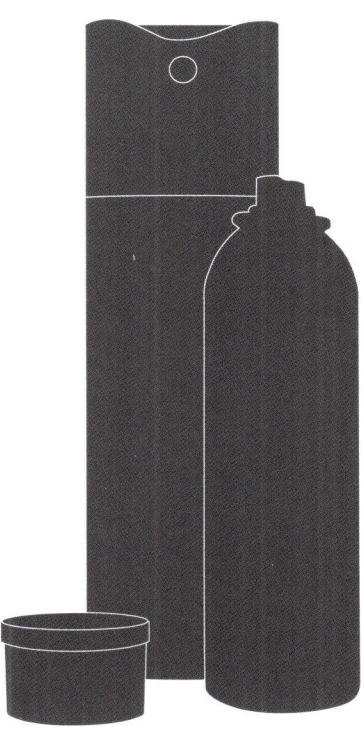

TROCKENES/BRÜCHIGES HAAR

Ursache kann eine strapaziöse Behandlung oder eine Störung im Haaraufbau sein, hervorgerufen durch einen Mangel an Biotin. Dieser Vitalstoff ist ein wichtiger Baustein für die Keratinbildung und trägt entscheidend zum gesunden Wachstum von Haut, Haar und Nägeln bei. Manchmal produziert die Kopfhaut auch zu wenig Talg, die Symptome sind Juckreiz und Spannungsgefühl. Durch den Talgmangel, der unterschiedliche Ursachen haben kann, ist der schützende Talgfilm, der die Haaroberfläche gesunder Haare umschließt, zu dünn. Das führt dazu, dass die Schuppenschicht porös und rau wird und Feuchtigkeit aus dem Haarinneren ungehindert verdunsten kann. Dagegen helfen Produkte mit rückfettenden Ölen und feuchtigkeitsversiegelnden Silikonen.

KLEINE MIMOSE: DIE KOPFHAUT

Wenn Ihr Friseur sich erkundigt »Und wie geht es der Kopfhaut?«, ist das eine aufmerksame Frage. Es gibt viele Gründe, der Kopfhaut Beachtung zu schenken und sie zu pflegen. Ihr Zustand ist nicht zuletzt ausschlaggebend für Aussehen und Beschaffenheit des Haars. Wie die Haut am Körper funkt auch die Kopfhaut von Zeit zu Zeit SOS. Sie juckt, brennt und spannt. Manchmal sind sogar richtige Rötungen zu sehen, häufig gesellen sich fettige oder trockene Schuppen dazu. Der Hintergrund: Die Haut am Kopf bildet, wie die Haut am Körper, eine Schutzschicht gegen schädliche Einflüsse von außen und vor Feuchtigkeitsverlust von innen. Sie besteht dazu, vereinfacht gesagt, aus einer »Mauer« aus Lipiden (Fetten) und Hornzellen. Äußere Einflüsse wie das Klima, trockene Heizungsluft, bestimmte Inhaltsstoffe in Pflegeprodukten, chemische Prozeduren, aber auch Stress können dazu führen, dass weniger Lipide produziert werden. Die Folge: Der Schutzmantel wird dünn und durchlässig. Abhilfe schaffen spezielle beruhigende Haarbäder für eine sensible Kopfhaut und eine ultramilde Pflege. Falls die Symptome sich dadurch nicht lindern lassen, ruhig mal einen Hautarzt aufsuchen. Möglicherweise steckt hinter dem Chaos auf der Kopfhaut auch eine Pilzerkrankung, die sich mit den richtigen Medikamenten und medizinischen Shampoos leicht und schnell behandeln lässt.

SCHUPPEN

Schuppen entstehen durch eine Störung der obersten Zellschicht der Kopfhaut. Mögliche Ursachen: eine durch Erbanlagen verursachte Unter- oder Überfunktion der Talgdrüsen, Erkrankungen innerer Organe, Stoffwechselstörungen, Austrocknen der Haut durch ungeeignete oder aggressive Pflegemittel, schlecht ausgespültes Shampoo, trockene Heizungsluft, Stress oder andere psychische Belastungen. Die Haut verliert dadurch ihre Schutzfunktion, was die Vermehrung von Mikroorganismen wie Bakterien oder Pilzen auf der Kopfhaut begünstigt. Sie reagiert darauf mit einer verstärkten Bildung von Hornzellen, die dann als sichtbare Schuppen rieseln. Schuppen sollte man am besten täglich behandeln und zwar mit einem milden Anti-Schuppen-Shampoo oder einem Peelingpräparat vom Friseur, die spezifisch auf Über- bzw. Unterfunktion der Kopfhaut abgestimmt sind. Beide beruhigen die Kopfhaut und befreien sie durch kosmetisches Ablösen der Schuppen von Rückständen. Eine sehr milde Reinigung ist Voraussetzung, um Schuppenbildung zu verhindern und auf Dauer zu beseitigen.

EINE LÄNGE VORAUS: EXTENSIONS

Sie träumen von einem richtigen Big-Hair-Look? Leider kann
die Natur den Wunsch nach viel Volumen nicht immer erfüllen.
Das Mittel der Wahl sind Extensions: blitzschnell im eigenen
Haar befestigt und mit echtem Wow-Effekt.

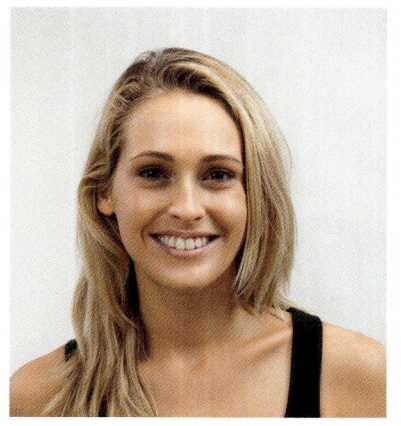

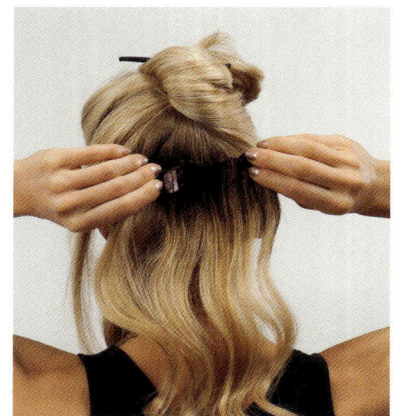

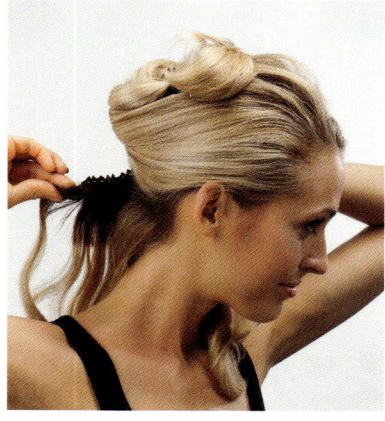

1. VORBEREITEN
Mindestens kinnlanges, gestuftes
Haar ist ideal für Extensions, die es
verlängern und verdichten können.
Zunächst die gewünschte Struktur
(glatt oder lockig) ins Haar bringen.

2. ABTEILEN
Die erste Abteilungslinie verläuft
in Ohrhöhe. Nicht benötigtes Haar
wegclippen. Die Haartresse mit den
Miniclips entlang der Abteilungslinie
am Ansatz des Eigenhaars anlegen.

3. ANBRINGEN
Die Clips an dem Kämmchen der
Tresse nach und nach schließen.
Darauf achten, dass die Extension-
Strähnen fest und an allen Stellen mit
dem eigenen Haar verbunden sind.

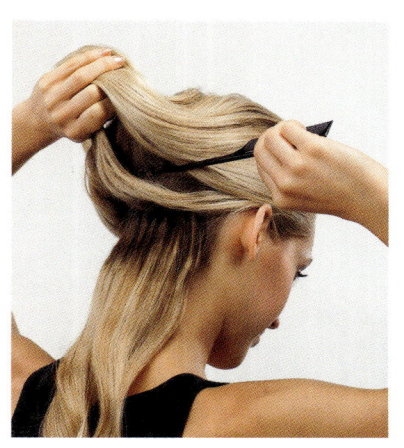

4. SEPARIEREN
2 bis 3 cm über der Abteilungslinie
die nächste Abteilungslinie ziehen.
Übriges Haar wieder wegclippen
und eine weitere Extensiontresse
wie beschrieben einsetzen.

5. KONTROLLIEREN
So weiterverfahren, bis das gesamte
Eigenhaar von den Haartressen
durchsetzt ist. Zwischendurch die
Partien immer gut durchbürsten.

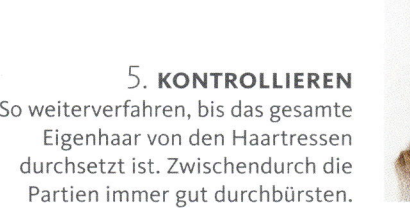

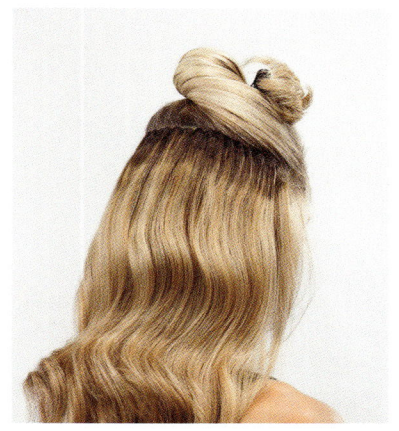

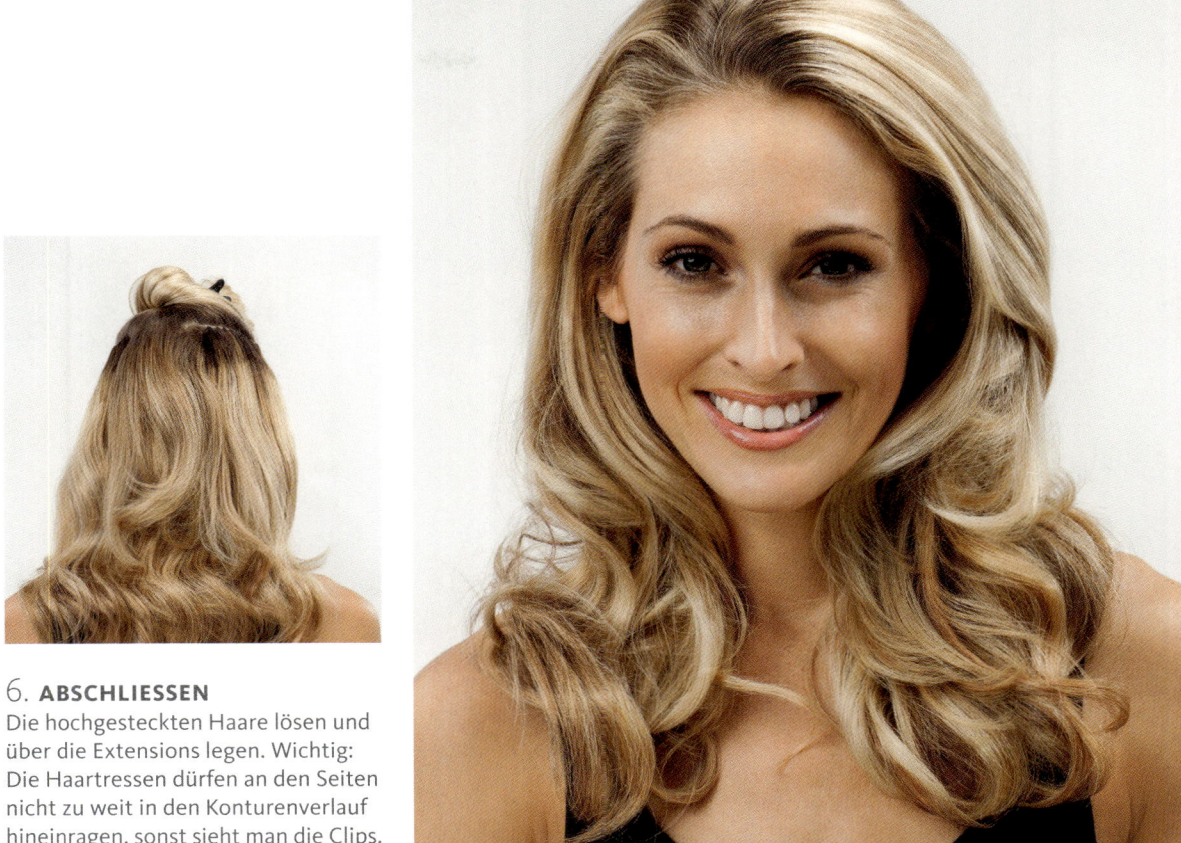

6. ABSCHLIESSEN

Die hochgesteckten Haare lösen und über die Extensions legen. Wichtig: Die Haartressen dürfen an den Seiten nicht zu weit in den Konturenverlauf hineinragen, sonst sieht man die Clips.

Traummähne: Die falschen Strähnchen sind vom Echthaar nicht zu unterscheiden, machen aber einen Riesenunterschied.

FANTASTISCHER EFFEKT

Clipextensions sind eine gute Möglichkeit, Haare wie Schmuck oder ein besonderes Kleid nur für einen bestimmten Anlass zu tragen. Es gibt preiswerte Kunsthaartressen, aber auch solche in diversen Echthaarqualitäten. Kunsthaar hat eine andere Haarstruktur als echtes. Es geht zudem schneller kaputt und ist meist nicht mit Thermo-Tools formbar. Bei allen Haararten sollte man darauf achten, dass die Nuance der eigenen Haarfarbe möglichst nahe kommt. Wer eine dauerhafte Verlängerung oder Verdichtung möchte, kann beim Friseur Extensions mittels Thermoverbindungen (Bonding) anbringen lassen, natürlich am besten in Echthaarqualität und in einer exakt zum Haar passenden Nuance eingefärbt. Sie bleiben bis zu drei Monate im Haar, dann ist der Ansatz so weit nachgewachsen, dass man die Bondings sieht.

DER RICHTIGE TON: HAARE FÄRBEN

Wir kennen das von den Stars: Heute Platinblond, morgen ein sanfter Karamellton und übermorgen schon wieder Brünett. Mit einer neuen Haarfarbe lässt sich das Erscheinungsbild extrem verändern. Was man über die optische Wirkung von Haarfarben und zur Anwendung der Produkte wissen sollte, erfahren Sie hier.

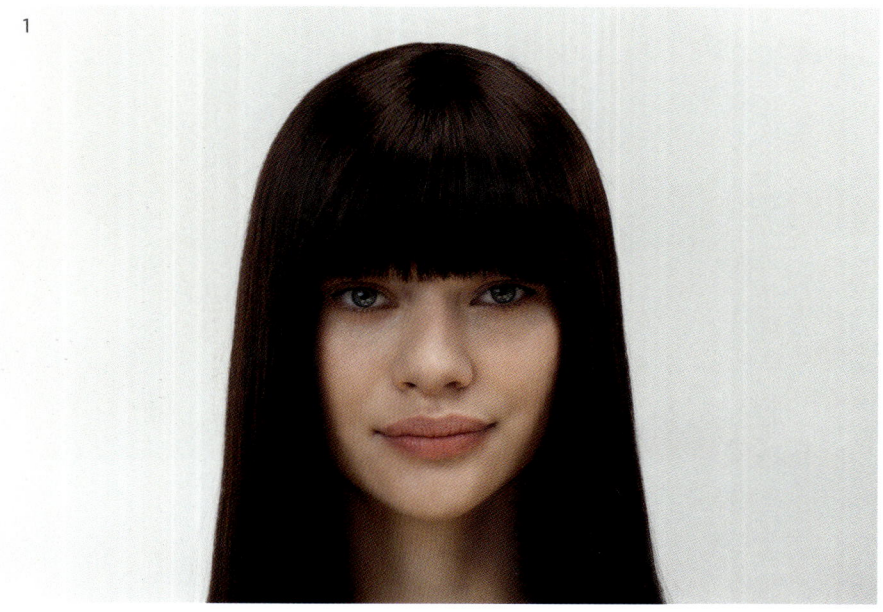

1. VON KARAMELL BIS HASELNUSS: BRAUN

Braun hat Blond den Rang abgelaufen. Rund 30 Prozent aller Frauen in Deutschland haben naturbraunes oder in Brünett-Nuancen coloriertes Haar, nur 18 Prozent sind echte oder falsche Blondinen! Welcher Braunton zum Typ passt, ist auch ein wenig vom Hautton und der Augenfarbe abhändig. Zu einem rosigen Teint und grünen oder grauen Augen sehen oft neutrale Brauntöne ohne Rotanteil am besten aus. Frauen mit einem gelblichen oder olivfarbenen Hautton und dunkleren Augen stehen meistens dunkle und kräftige Schoko-töne besonders gut. Bei einem sehr hellen, ebenmäßigen Teint kann ein Braunton mit einem leichten Rotanteil wie Kastanie hinreißend aussehen. Toll für Blondinen, die sich mal an Brünett heranwagen möchten: Relativ helle Brauntöne wie Goldbraun mit High-lights in einem zarten Honigblondton kombinieren.

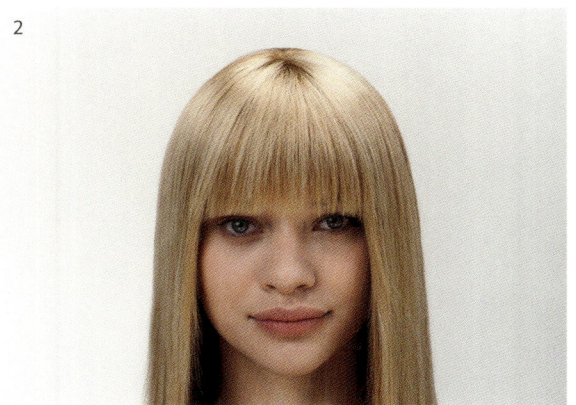

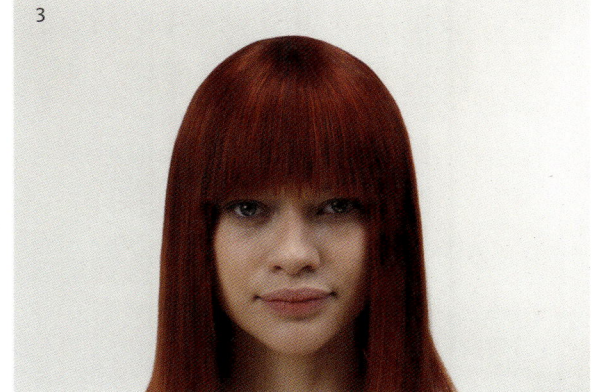

2. VON PLATIN BIS HONIG: BLOND

Naturblond ist eine seltene Haarfarbe. Nur jede 15. Blondine ist heute noch echt. Macht nichts, schließlich kann man der Natur ein wenig nachhelfen. Blond hat viele Facetten. Aschige Blondtöne passen am besten zu einem leicht gebräunten Hautton und sehen bei geometrischen Cuts, beispielsweise einem Bob, gut aus. Achtung: Bei heller, beiger Haut kann Aschblond alt machen, weil der Kontrast zum Teint fehlt. Goldblond ist eine tolle Sommerfarbe und sieht zu einem warmen Bronzeteint gut aus. In Sachen Highlights lässt sich der Ton sowohl mit warmen als auch mit kühlen Nuancen kombinieren. Rotblond-Nuancen passen zu warmen Hauttönen, können aber auch bei einem ganz hellen Porzellanteint toll wirken.

3. VON KUPFER BIS MAHAGONI: ROT

Rot ist mehr als eine Haarfarbe, Rot auf dem Kopf ist ein Statement. Nur zwei Prozent aller Deutschen (aber 14 Prozent aller Schotten und 10 Prozent aller Iren) haben echte rote Haare. Deutlich mehr setzen mit eingefärbten Rottönen im Haar ein Ausrufezeichen. Aber Rot ist nicht gleich Rot, und nicht jeder Ton verträgt sich mit jedem Hauttyp. Bei hellhäutigen Frauen mit Sommersprossen sehen warme, gelbliche Kupfertöne gut aus – ganz wie es die Natur vormacht. Blaustichige Rottöne passen zu sehr heller, ebenmäßiger Haut. Generell gilt: Vorsicht vor Rot im Haar, wenn die Haut im Gesicht zu stärkeren Rötungen und erweiterten Äderchen neigt. In diesem Fall ist von zusätzlichem Rot auf dem Kopf abzuraten.

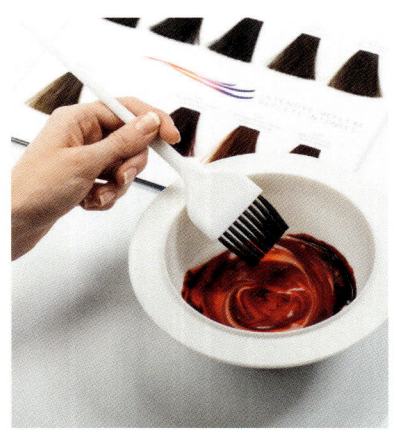

COLORATIONEN MISCHEN

Die zwei Komponenten der Coloration, meist Farbcreme oder -gel
und ein flüssiger Entwickler, in eine
Schüssel aus Kunststoff oder Glas
geben, niemals Metall verwenden.
Mit einem Farbpinsel aus Kunststoff
die beiden Komponenten so lange
miteinander vermischen, bis eine
Emulsion entsteht. Wichtig: Immer
sofort auftragen.

FARBTON FINDEN

Die meisten Frauen schätzen ihre
eigene Haarfarbe viel dunkler ein,
als sie ist, und greifen deswegen
oft zu einer zu dunklen Coloration.
Was Friseure beispielsweise noch
als Dunkelblond bezeichnen, ist
für viele Laien schon Hellbraun.
Tipp: Die Probesträhnchen, die
den Haarfarben im Fachhandel
meist beiliegen, vor dem Spiegel
an das eigene Haar halten.

FARBE IST NICHT GLEICH FARBE

Colorationen und auch Intensivtönungen erkennt man
daran, dass man vor der Anwendung zwei Komponenten
zusammenmischen muss. Beim Färbevorgang findet ein
Pigmentaustausch statt. Zuerst wird das natureigene
Farbpigment abgebaut, dann in einem zweiten Schritt das
neue, künstliche Pigment angelagert. Ammoniak oder ein
alkalischer Ersatzstoff öffnen dabei die Schuppenschicht
des Haars. Tönungen, Farbschäume oder Color-Conditio-
ner dagegen lagern ihre Pigmente nur temporär auf der
Haaroberfläche ab. Die Farbe wäscht sich deshalb nach
und nach wieder aus.

DIE QUAL DER ZAHL

Neben dem Farbnamen stehen auf der Packung von
Färbeprodukten meist auch Zahlen. Die erste Ziffer des
Farbcodes (von 1 bis 10, bei manchen Herstellern auch
bis 12) steht für die Farbtiefe. Die Farbtiefe beschreibt
die Naturfarben von Schwarz (1) bis zu einem sehr hellen
Lichtblond mit der höchsten Ziffer. Die zweite Ziffer steht
für die Farbrichtung, die die Nuancierung der Haarfarbe
beschreibt. Die 0 steht für einen Naturton, es folgen die
Nuancen Asch, Gold, Kupfer, Mahagoni, Rot, Violett.

SACHTE, SACHTE

Vermeiden Sie ständige Farbwechsel. Celebrities, die
heute rot und morgen blond sind, tragen oft Perücken
oder Haarteile. Und: Farbwechsel gehören grundsätzlich
in die Hände eines Fachmanns, der die Ausgangslage
kundig beurteilen und einen entsprechenden, individuell
passenden Farbton auswählen kann.

PLANUNG IST ALLES

Wenn Sie zu Hause colorieren, lesen Sie sich zuerst die
Packungsbeilage des Produkts sorgfältig durch. Legen Sie
sich dann alles, was Sie brauchen, samt Timer zurecht.
Tragen Sie einen Kleidungsschutz, zum Beispiel ein altes
T-Shirt, und benutzen Sie die beiliegenden Schutzhand-
schuhe.

BLOSS KEINEN STRESS

Auch wenn Colorationen heute durch moderne Formeln
und pflegende Inhaltsstoffe sehr mild sind: Muten Sie
Ihrem Haar nicht zu viel Stress auf einmal zu. Zwischen
Färben und einer chemischen Umformung (Dauerwelle/
Haarglättung) sollten immer mindestens zwei Wochen
Pause liegen.

ICH BIN DANN MAL BLOND …

Beim Färben von Dunkel auf Hell ist Fachkenntnis gefragt. Ist das Haar bereits gefärbt? Wie hell oder dunkel ist der Naturton? Je dunkler, desto aufwendiger ist der Aufhellungsprozess. Ab einer Tonhöhe 4 (mittelbraun) wird das Haar vorblondiert und dann mit einer stark aufhellenden Haarfarbe weiterbehandelt. Ist das Haar noch dunkler, muss man es stärker blondieren und hinterher im gewünschten Farbton, etwa mit einer Tönung, einfärben. Bedenken Sie: Je größer die Farbsprünge, umso deutlicher und schneller sieht man den dunklen Ansatz.

STREIFEN IN DER HAARFARBE

Je kontinuierlicher Sie eine Haarfarbe verwenden, desto schöner und gleichmäßiger wird sie. Das bezieht sich sowohl auf das Mischverhältnis, das immer das gleiche sein sollte, als auch auf die Einwirkzeit und die Abstände, in denen Sie Ihr Haar färben. Diese sollten vier Wochen nicht über-, aber auch nicht unterschreiten. Je älter das nicht gefärbte Haar ist, desto stärker verhornt es und die Farbe färbt das Haar dann eventuell nicht so gleichmäßig. Dies gilt vor allem für blonde Haartöne.

STRÄHNEN

Vorsicht beim Hantieren mit Blondiermitteln zu Hause, besonders Strähnchen sind äußerst tricky! Die größte Gefahr besteht darin, dass das Blondier- oder Färbemittel aus den Strähnenfolien austritt und den Ansatz verfärbt. Zudem reagiert die eingepackte Chemie viel schneller und intensiver, sodass noch genauer auf die Einwirkzeiten geachtet werden muss. Diese beginnt bei jeder Folie mit dem Auftragen der Blondierung oder Farbe.

ANSÄTZE KASCHIEREN

Aufhellungssprays wirken nur dann kaschierend, wenn der eigene Naturton schon sehr hell ist. Je dunkler der Ansatz ist, desto weniger sinnvoll sind Aufhellungssprays. Sie können dann beispielsweise zu gelblichen Tönen im Haar führen. Zudem wird der Oxidationsprozess nicht wie beispielsweise bei einer Blondierung nach einer Einwirkzeit unterbunden. Einmal aufgesprüht, wirken Aufhellungssprays bis zur nächsten Haarwäsche. Diese sogenannte schleichende Oxidation kann das Haar und den empfindlichen Ansatz nachhaltig schädigen.

LICHTGESTALTEN

Eine Blondierung ist ein strapaziöser Vorgang fürs Haar. Besonders, wenn man sich von einer relativ dunklen Ausgangshaarfarbe in ein richtig helles Köpfchen verwandeln möchte. Zudem ist der Blondierungsvorgang relativ heikel: Spült man die Farbmischung zu früh aus, kann das Haar gelblich bis orange wirken. Lässt man sie zu lange einwirken oder ist die Konzentration an Wasserstoffperoxid zu hoch, kann das Haar eine gummiartige Struktur bekommen oder sogar abbrechen. Überlassen Sie deshalb so eine Behandlung am besten einem Friseur. Er weiß genau, wie lange eine Blondierung einwirken muss, und hält die Belastung für das Haar so gering wie möglich.

SOS-TIPPS

Pleiten, Pech und Pannen: Es gibt Tage, da geht alles schief. Das passiert leider auch beim Pflegen und Stylen der Haare. Macht nichts, wenn man die effektivsten Gegenmaßnahmen zur Rettung der Frisur kennt.

ZU VIEL WACHS ERWISCHT

Passiert leider schnell: Ein Griff in den Wachstiegel, ab ins Haar und schon sehen die Haare fettig aus. Da hilft nur eins: Waschen – oder Nachlegen und im glänzenden Sleek-Look zum Pferdeschwanz abbinden, wenn das Haar lang genug ist. Bei kurzen Haaren ist der Griff zu Wasser und Shampoo oft die einfachere und schnellere Lösung.

HAARFARBE ZU DUNKEL

Wer zu Hause coloriert, vergreift sich manchmal im Ton. Wenn die Haarfarbe zu dunkel ausgefallen ist, hilft folgender Trick: Das Haar zweimal mit einem Anti-Schuppen- oder Peelingshampoo waschen, danach für mindestens eine Stunde eine Haarmaske ins Haar geben. Durch das Shampoo öffnet sich die Schuppenschicht leicht, die Maske zieht einen Teil der Pigmente wieder aus dem Haar und pflegt zusätzlich.

HAARANSATZ PLATT

Gestern stundenlang gestylt und am nächsten Morgen liegt das Haar platt am Kopf? Versuchen Sie mithilfe von Volumenpuder und kleinen massierenden Bewegungen am Haaransatz, das Haar wieder aufzurichten. Wenn das nicht funktioniert, etwas Stylingschaum in die Ansätze einkneten und das Haar mit einer Paddelbürste gegen die Wuchsrichtung föhnen, schon kommt der Stand zurück.

ÖLKRISE AUF DEM KOPF

Wenn die Zeit zum Haarewaschen nicht mehr reicht, der Schopf aber dringend eine Auffrischung braucht, da das Haar fettig wirkt, einfach etwas Trockenshampoo aufsprühen, kurz einmassieren und dann gründlich ausbürsten.

KNICK IM HAAR

Haarspangen und Haargummis hinterlassen besonders in frisch gewaschenem Haar oft Druckstellen und Knicke. Es gibt spezielle spiralförmige Haargummis, bei denen solche Knicke ausbleiben. Ansonsten hilft ein Föhntrick: Die Stelle mit Wassser, etwas Föhnfestiger oder Stylingspray befeuchten und über eine dicke Rundbürste föhnen, fertig.

HAARE IM HÖHENFLUG

Besonders im Winter, wenn man, aus der Kälte kommend, einen deutlich wärmeren Raum betritt, kommt es häufig vor, dass sich das Haar unter der Wollmütze plötzlich elektrisch auflädt und zum Höhenflug ansetzt. Erster Tipp: Das Haar nie sofort kämmen oder bürsten, das begünstigt den Struwwelpeter-Effekt. Zweiter Tipp: Etwas Wasser aus einem Blumensprüher in der Luft über dem Haar zerstäuben und vorsichtig mit den Händen über das Haar streichen. Das sollte es wieder bändigen.

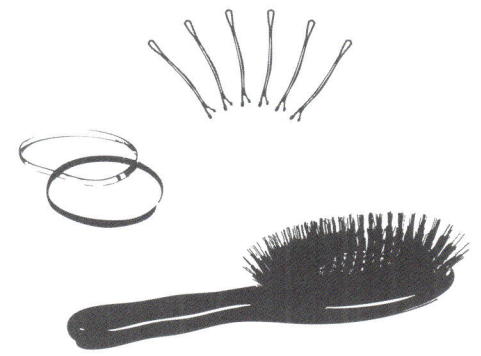

FRIZZ IM HAAR

Gerade noch perfekt gestylt, aber nach einem Gang durch die feuchte Luft stehen plötzlich überall kleine Härchen aus der Frisur? Der Fachmann nennt das »Frizz«, und es gibt ein Mittel dagegen: Eine stecknadelkopfgroße Menge Haarwachs zwischen den warmen Händen gut verreiben und mit den flachen Händen über das Haar fahren oder Anti-Frizz-Spray benutzen.

EINE NUANCE ZU RÖTLICH

Ein ungewollter Rotstich nach einer Coloration kann umwerfend aussehen, aber auch blass machen. Notfalls eine Coloration oder Tönung in einer aschigen oder neutralen Nuance darübergeben, das kaschiert die rötlichen Pigmente.

ÜBERMÜTIGER WIRBEL

Wirbel können beim Styling ganz schön lästig sein. So können Sie Wirbel temporär bändigen: Etwas Stylingspray auf den Wirbelansatz sprühen, Haar mit Föhn und Paddelbürste glätten und mit viel Haarlack fixieren. Achtung: Niemals gegen einen Wirbel frisieren, dabei kann das Haar abbrechen! Besser ist es, eine Frisur zu finden, in die der Wirbel natürlich und elegant integriert werden kann.

NACH BLONDIERUNG ORANGE

Wer beim Blondieren die Haarfarbe nicht lange genug einwirken lässt, hat im Ergebnis oft einen unschönen Orangestich im Haar. In dem Fall unbedingt ab zum Profi, der kann die Farbe in der Regel ohne allzu große Strapazen für das Haar retten.

VERBRANNTE KOPFHAUT

Gerade bei blondem und/oder dünnem Haar ist es schnell passiert: Nach einem langen Tag am Strand oder am Abend beim hochsommerlichen Städtetrip zeigt sich im Bereich des Scheitels oder sogar auf dem ganzen Kopf ein Sonnenbrand. SOS-Maßnahme: Etwas Aloe-Vera-Gel auf der Kopfhaut verreiben. Das kühlt herrlich, lindert die Entzündung und fettet nicht. Noch besser: Vorbeugen und tagsüber eine Kopfbedeckung tragen.

HAAR GRÜN NACH POOL

Nach einem Sprung in den Pool schimmert das Haar plötzlich grünlich? Kann passieren. Blondierte Haare mögen kein Chlor, und es kann zu chemischen Reaktionen kommen. Eine Haarspülung aus zwei Tabletten Acetylsalicylsäure (ASS) auf einen Liter stilles Mineralwasser soll helfen. Zur Vermeidung besser eine Bademütze aufsetzen, auch wenn das nicht besonders chic aussieht.

KEIN FÖHN ZUR HAND

Man ist auf Reisen und im Hotelzimmer gibt es keinen Föhn. Das Haar nicht mit einem Frotteehandtuch unsanft trocken rubbeln, sondern an der Luft trocknen lassen. Längeres Haar dafür zu einem festen Knoten am Hinterkopf feststecken. Locken und Wellen den Tag über immer mal zusammendrücken.

TARNUNG FÜR DEN ANSATZ

Wer sein Haar coloriert, sieht meist schon nach vier Wochen den ersten Ansatz. Falls mal überhaupt keine Zeit zum Nachfärben ist, hilft der Trick mit Augenbrauen-Mascara, die es in verschiedenen Farbtönen gibt. Einfach mit dem Bürstchen über die Ansätze fahren; das farbige Gel kaschiert bei mittelblondem bis schwarzem Haar bis zur nächsten Haarwäsche einen grauen oder dunklen Nachwuchs.

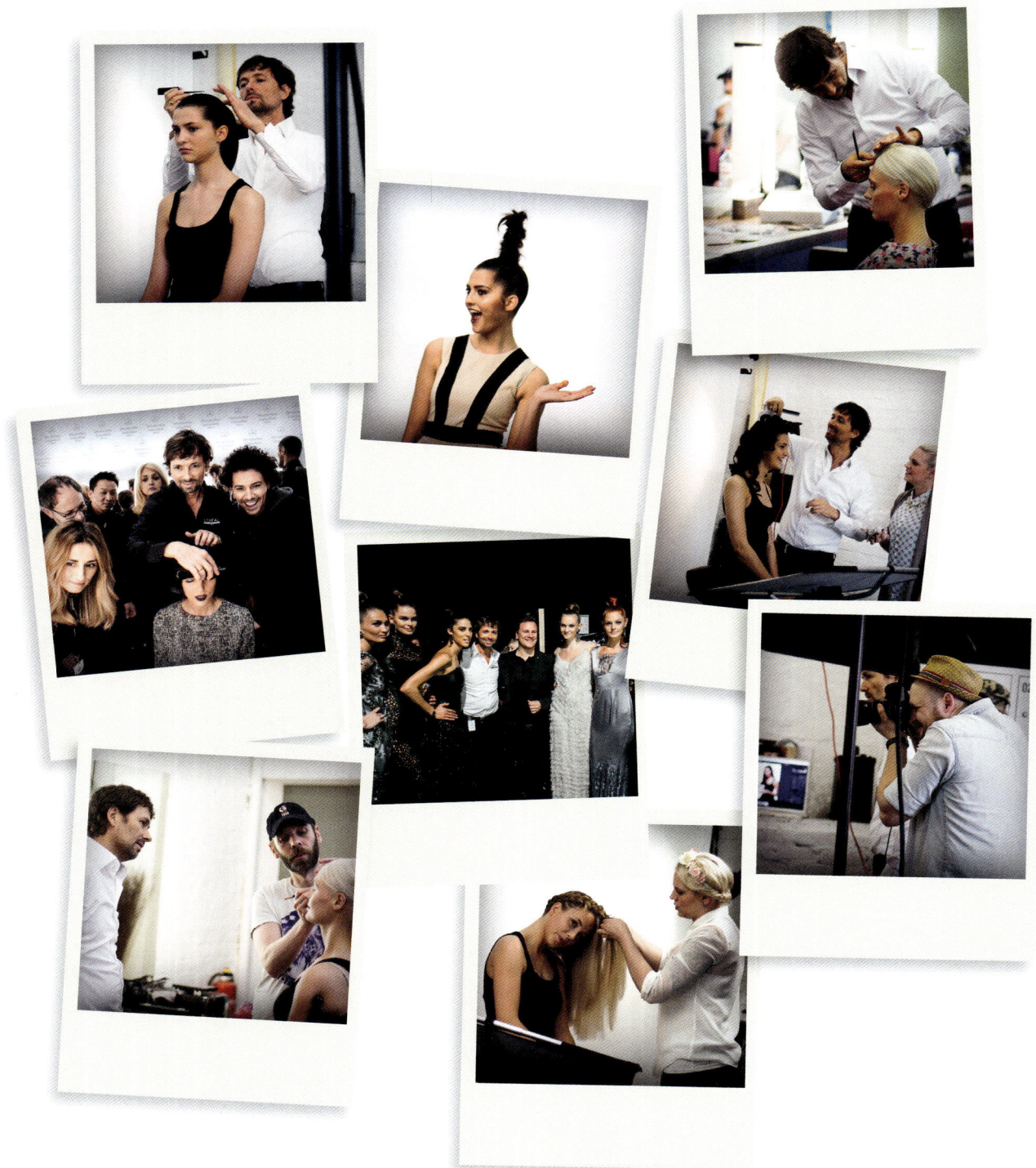

DANKE

Danke an Gerhard Roll, der mich zur Friseurfachschule Harder nach Duisburg brachte und an meine Lehrer Hans Becks, Dirk Glass und Michael Prinz, die mir wichtige Grundlagen für diesen Beruf beigebracht haben, an meinen Freund Ralf Lutter, mit dem meine ersten Fotos entstanden sind, an Bernd Michalke, Günter Backhaus, Horst Fett sowie Kerstin Lehmann und Gabriele Legouez von L'Oréal, die mich gefördert und an mich geglaubt haben.

Danke an Ekaterina Schmuhl für den perfekten Cast für dieses Buch.

1000 Dank an Eugen Mai für seinen Blickwinkel und die wundervollen Bilder.

Vielen Dank an alle Designer für die schönen Outfits: Blacky Dress, Dimitri, Elisabetta Franchi, Elisabetta Franchi Gold, Ella Singh, Ewa Herzog, Four Flavor, Guido Maria Kretschmer, Guido Maria Kretschmer ebay-Kollektion, H&M, Irene Luft, Mango, Marcel Ostertag, Matthias Ophoff, Pull&Bear, Sack's, Wolford, Zara, Zara W&B Collection.

Herzlichen Dank an alle Models, die gutgelaunt mit vollem Einsatz für dieses Buch zur Verfügung standen, nicht zu vergessen an deren Agenturen, die dieses Projekt so freundlich unterstützt haben: Agnieszka B., Aicha Harna M./Procast, Amira Elisa S./Procast, Anna-Lea B., Anne L./Modelpool, Buki A./4Play, Carmelina C./Modelpool, Carolin S., Claudia B./Procast, Cora M./Procast, Dora/Procast, Fata H., Germaine Shakira M./Volta Models, Jennifer S./McFit-Models, Katarina P., Katharina D., Katrin B., Lena L./Procast, Linda B./Modelfabrik, Luzie G./Procast, Lynn G./Volta Models, Maria B./Modelfabrik, Maria S./Splendide, Michaela S./Most Wanted Models, Mirela K., Nele H., Olga P./Procast, Paulina/4Play, Peo S./Procast, Rebecca K., Rixa Christina W./Procast, Sarah R./Procast, Sophie Luise S., Stephanie W., Sussan Z./Volta Models, Tu Anh L. T.

Danke an mein großartiges Team im Salon, das mich inspiriert und mir die Freiheit gibt, solche Projekte zu realisieren.

Vielen Dank an meine Assistentin am Set, Nadine Brönner, und an Michael Schmidt für das tolle Make-up sowie an Nabil El-Rayan für das Styling und Silke Amthor für die passenden Worte.

Liebe Monika Schlitzer (DK Verlag), vielen Dank für das Vertrauen in meine Arbeit und dafür, dass ich dieses Buch machen durfte.

Vielen Dank, liebe Sigi, dass du mir so viele Türen öffnest, du bist die Beste.

Vielen Dank meinen wundervollen Eltern, insbesondere dem Geschick meines Vaters und dem Talent meiner Mutter, von der ich diesen vielleicht schönsten Beruf der Welt erlernen durfte.

Für meinen Sohn.

Danke Susann.

ANDRÉ MÄRTENS

Zurückblickend auf 100 Jahre Familientradition war die berufliche Entscheidung für den gebürtigen Berliner André Märtens leicht: Er startete mit einer klassischen Friseurausbildung im elterlichen Salon und an der renommierten Friseurfachschule Harder in Duisburg. Seit 2000 ist er Inhaber eines eigenen Salons in Berlin. Er ist nicht nur Experte für langes Haar, sein Name steht für Leistung, Qualität und elegante Formen, die durch ihre Einfachheit begeistern. Durch seine Fähigkeiten als Friseur und Trendgeber ist er unter Profis genauso gefragt wie auch als Ratgeber für Endverbraucher in den entsprechenden Medien, so zum Beispiel als Haarexperte an der Seite von Guido Maria Kretschmer im TV-Format »Hotter than my daughter«. André Märtens arbeitet zudem als Hair Artist für Fashion-Shows, Werbe-, Video- und Filmproduktionen, Musicals, Theater, Tourneen, Präsentationen und Profischulungen. Als Botschafter von L'Oréal Professionnel frisiert André Märtens seit mehr als 20 Jahren nicht nur Persönlichkeiten für ihre öffentlichen Auftritte, sondern auch Topmodels für internationale Modenschauen. Seit 2007 ist André Märtens »Head of Hair« und somit der Hauptverantwortliche Créateur hinter nahezu allen Looks auf der Mercedes-Benz Fashion Week Berlin für L'Oréal Professionnel. In seinem Berliner Salon zählt André Märtens neben Menschen aus Wirtschaft und Politik zahlreiche Prominente zu seinen Kunden. André Märtens berät mit dem Auge des international erfahrenen Meisters und arbeitet mit der Leidenschaft für Haar.

ANDRÉ MÄRTENS
Lietzenburger Straße 83
10719 Berlin
Tel. +49 30 88709500
www.andremaertens.de

MANAGEMENT UND PR VON ANDRÉ MÄRTENS
BrandFaktor . Die Markenmacher . Sigrid Engelniederhammer
Georgenstraße 5 . 80799 München . Tel. +49 (0)89 3837715 12
www.brandfaktor.com

EUGEN MAI

Eugen Mai ist Kreativkopf und Fotograf mit Hauptsitz in Berlin. Er ist jung, erfahren und steht im Wesentlichen für ästhetische Bilder. Der Wahlberliner ist verantwortlich für multimediale Erlebnisse in den Bereichen Fashion, Advertising und Film. Sein Augenmerk liegt als Fotograf sowie Art Direktor für Bildproduktionen auf emotional aufgeladenen Bildern. Natürlichkeit und Eleganz liegen ganz eng beieinander. www.eugenmai.com

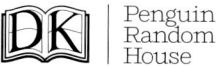

© Dorling Kindersley Verlag GmbH, München, 2015
Ein Unternehmen der Penguin Random House Group
Alle Rechte vorbehalten

Jegliche – auch auszugsweise – Verwertung, Wiedergabe, Verviel-
fältigung oder Speicherung, ob elektronisch, mechanisch, durch
Fotokopie oder Aufzeichnung, bedarf der vorherigen schriftlichen
Genehmigung durch den Verlag.

FOTOGRAFIE, ORGANISATION & RETUSCHE Eugen Mai
MAKING-OF-BILDER S. 142 Edward Schmuhl,
außer Mitte links und Mitte: Thomas Rafalzyk
CASTING & ORGANISATION Ekaterina Schmuhl
HAARE André Märtens
HAARE ASSISTENZ Nadine Brönner
MAKE-UP Michael Schmidt
STYLING Nabil El-Rayan
TEXTE Silke Amthor
LEKTORAT Julia Niehaus
GESTALTUNG Diana Dörfl

FÜR DEN DK VERLAG
PROGRAMMLEITUNG Monika Schlitzer
PROJEKTBETREUUNG Andrea Göppner, Katharina May
HERSTELLUNGSLEITUNG Dorothee Whittaker
HERSTELLUNGSKOORDINATION Katharina Dürmeier
HERSTELLUNG Sophie Schiela

ISBN 978-3-8310-2693-7

REPRO Farbsatz
DRUCK UND BINDUNG TBB, Slowakei

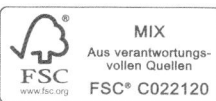

MIX
Aus verantwortungs-
vollen Quellen
FSC® C022120

Besuchen Sie uns im Internet
www.dorlingkindersley.de

HINWEIS
Die Informationen und Ratschläge in diesem Buch sind von den Autoren und vom Verlag sorgfältig erwogen und geprüft, dennoch kann eine Garantie nicht übernommen werden. Eine Haftung der Autoren bzw. des Verlags und seiner Beauftragten für Personen-, Sach- und Vermögensschäden ist ausgeschlossen.